全国医药高职高专规划教材

（供护理及相关医学专业用）

人体功能学

第2版

主编　曲英杰

中国医药科技出版社

内 容 提 要

本书是全国医药高职高专规划教材之一，依照教育部教育发展规划纲要等相关文件要求，结合卫生部相关执业考试特点，根据《人体功能学》教学大纲的基本要求和课程特点编写而成。

全书共分为 13 章，并附实验指导，分别介绍了人体功能学的主要内容，包括绪论、细胞的基本功能、血液、血液循环、呼吸、消化与吸收、能量代谢与体温、排泄、感觉器官、神经系统、内分泌系统、生殖以及老年生理；实验指导包括总论与各论，总论主要有实验的目的、基本要求、实验报告的书写及常用实验器材简介；各论包括22 个实验内容。各学校可根据不同专业、不同课时选用教材和实验内容。

本书本着"理论适度够用，技术应用能力突显"的原则，注重培养医药卫生类高职学生的综合职业能力，适合医药卫生高职教育及专科、函授及自学高考等相同层次不同办学形式教学使用，也可作为医药行业培训和自学用书。

图书在版编目（CIP）数据

人体功能学/曲英杰主编 . —2 版 . —北京：中国医药科技出版社，2012.9

全国医药高职高专规划教材 . 供护理及相关医学专业用

ISBN 978 - 7 - 5067 - 5562 - 7

Ⅰ . ①人… Ⅱ . ①曲… Ⅲ . ①人体生理学 - 高等职业教育 - 教材 Ⅳ . ①R33

中国版本图书馆 CIP 数据核字（2012）第 179445 号

美术编辑	陈君杞
版式设计	郭小平
出版	中国医药科技出版社
地址	北京市海淀区文慧园北路甲 22 号
邮编	100082
电话	发行：010 - 62227427　邮购：010 - 62236938
网址	www.cmstp.com
规格	787 × 1092mm ¹⁄₁₆
印张	18¾
字数	359 千字
初版	2009 年 7 月第 1 版
版次	2012 年 9 月第 2 版
印次	2012 年 9 月第 2 版第 1 次印刷
印刷	北京市松源印刷有限公司
经销	全国各地新华书店
书号	ISBN 978 - 7 - 5067 - 5562 - 7
定价	**39.00 元**

本社图书如存在印装质量问题请与本社联系调换

第2版 编写说明

作为我国医药教育的一个重要组成部分，医药高职高专教育为我国医疗卫生战线输送了大批实用技能型人才。近年来，随着我国医药卫生体制改革的不断推进，医药高职高专所培养的实用技能型人才必将成为解决我国医药卫生事业问题，落实医药卫生体制改革措施的一支生力军。

《国家中长期教育改革和发展规划纲要（2010～2020年)》提出当前我国职业教育应把提高质量作为重点，到2020年，我国职业教育要形成适应经济发展方式转变和产业结构调整要求、体现终身教育理念、中等和高等职业教育协调发展的现代职业教育体系。作为重要的教学工具，教材建设应符合纲要提出的要求，符合行业对于医药职业教育发展的要求、符合医药职业教育教学实际的要求。

2008年，根据国发［2005］35号《国务院关于大力发展职业教育的决定》文件和教育部［2006］16号文件精神，在教育部和国家食品药品监督管理局的指导之下、在与有关人员的沟通协调下，中国医药科技出版社与全国十余所相关院校组建成立了全国医药高职高专规划教材建设委员会，办公室设在中国医药科技出版社，并于同年开展了首轮护理类25种教材的规划和出版工作。

这批教材的出版受到了全国各相关院校广大师生的欢迎和认可，为我国医药职业教育技能型人才培养做出了重大贡献。

2010年，相关职业资格考试做出了修订调整，对医药职业教育提出了新的、更高的要求。本着对教育负责、对该套教材负责的态度，全国医药高职高专规划教材建设委员会经多方调研，于2011年底着手开展了本轮教材的再版修订工作。

在本轮教材修订再版工作中，我们共建设24个品种，涵盖了医药高职高专专业基础课程和护理专业的专业课程。

在修订过程中我们坚持以人才市场需求为导向，以技能培养为核心，以医药高素质实用技能型人才培养必需知识体系为要素，规范、科学并符合行业发展需要为该套教材的指导思想；坚持"技能素质需求→课程体系→课程内容→知识模块构建"的知识点模块化立体构建体系；坚持以行业需求为导向，以国家相关执业资格考试为参考的编写原则；坚持尊重学生认知特点、理论知识适度、技术应用能力强、知识面宽、综合素质较高的编写特点。

该套教材适合医药卫生职业教育及专科、函授、自学高考等相同层次不同办学形式教学使用，也可作为医药行业培训和自学用书。

全国医药高职高专规划教材建设委员会
2012年6月

全国医药高职高专规划教材建设委员会

委　员 （以姓氏笔画为序）

　　　　　　王所荣（曲靖医学高等专科学校）

　　　　　　邓翠珍（邵阳医学高等专科学校）

　　　　　　文宇祥（重庆市医科学校）

　　　　　　许建新（曲靖医学高等专科学校）

　　　　　　邬贤斌（怀化医学高等专科学校）

　　　　　　朱荣林（江西中医药高等专科学校）

　　　　　　李久霞（白城医学高等专科学校）

　　　　　　陈月琴（漯河医学高等专科学校）

　　　　　　陈　军（海南省卫生学校）

　　　　　　姜新峰（安徽省皖北卫生职业学院）

　　　　　　胡小和（长沙卫生职业学院）

　　　　　　胡玉萍（保山中医药高等专科学校）

　　　　　　昝雪峰（楚雄医药高等专科学校）

　　　　　　赵修斌（湘潭职业技术学院）

　　　　　　黄学英（山东中医药高等专科学校）

　　　　　　蒋小剑（永州职业技术学院）

　　　　　　谢玉琳（永州职业技术学院）

办 公 室　高鹏来（中国医药科技出版社）

顾　　问　马祥志（湖南师范大学医学院）

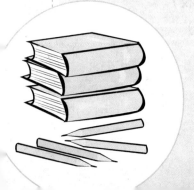

本书编委会

主　编　曲英杰
副主编　阳泽华　孙秀玲　贾银花　纪　中
编　者（以姓氏笔画为序）
　　　　曲英杰（山东中医药高等专科学校）
　　　　刘　平（江西中医药高等专科学校）
　　　　刘晓艳（益阳医学高等专科学校）
　　　　纪　中（哈尔滨医科大学大庆校区）
　　　　孙秀玲（山东中医药高等专科学校）
　　　　阳泽华（益阳医学高等专科学校）
　　　　陈丹丹（山东中医药高等专科学校）
　　　　唐　云（曲靖医学高等专科学校）
　　　　贾银华（曲阜中医药学校）
　　　　黄伏连（益阳医学高等专科学校）

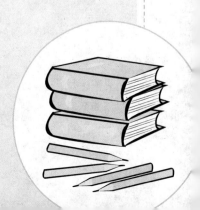

前言

为适应全国高职高专护理专业教育教学改革的需要，由中国医药科技出版社组织、指导，于2009年编写出版了《人体功能学》教材，主要供全国高职高专院校三年制专科和五年制高职专科护理专业使用。

第2版教材的修编，是依据高职高专实践性教学的要求，秉承"以岗位群技能培养为目标，具备适度理论深度"的高职高专教学特点，凸显职业教育"学中做，做中学"的特色，总结和汲取第1版教材的编写经验和成果，做到扬长、避短，更新、补缺，提高教材质量，使教材更加适应教学需要。

《人体功能学》第1版受到了各使用院校师生的欢迎和认可，第2版教材修订以第1版为基础，教材各章节内容有不同程度的变动，原则上不做大的修改，教材大框架仍然是十三章，后附实验指导。各院校可根据专业教学计划和教学大纲对本门课程的要求选用。

本书根据人体功能学在整个课程的定位，以"必需、够用为度"，尽量精简高、深理论，以掌握基本理论、强化应用为目的原则，删除了一些高深的内容。

教材编写中，本书强调教材内容必须符合高职高专护理专业的培养目标，本着"重能力，强实训"的基本思路；把握"基本知识、基础理论、基本技能"的要点；体现思想性、科学性、先进性、启发性和实用性的要求。本版教材力求克服内容偏多的弊端，突出"简明扼要"的特色，删繁就简、重点突出；特别注重密切联系相邻课程和联系临床，阐明人体生理功能和疾病发生的功能学基础；注重突出护理专业的特点，使学生能学而知其用，为学习其他专业课程奠定扎实的基础。

本版教材在编写过程中，得到了山东中医药高等专科学校、益阳医学高等专科学校、江西中医药高等专科学校、哈尔滨医科大学大庆分校、山东菏泽医学高等专科学校、曲靖医学高等专科学校、曲阜中医药学校的大力支持以及全国许多兄弟院校同道们的帮助。教材的编写始终在中国医药科技出版社的指导下进行，以保证教材的质量。在此一并致以衷心的感谢。

由于编者水平所限，加之写作周期较短，时间仓促，教材中不足之处在所难免，敬请兄弟院校和广大读者在使用本教材的过程中，提出建议和意见，以便再修订时参考。

编　者
2012 年 6 月

目 录

CONTENTS

第一章 | 绪 论

1. 掌握新陈代谢、刺激、反应、兴奋性、反射、内环境稳态、反馈的概念；正、负反馈的生理意义。

2. 熟悉人体功能学研究的对象与任务；机体功能活动的基本调节方式和特点。

3. 了解人体功能学的研究方法和学习方法、人体与外环境；组织器官的自身调节。

第一节　人体功能学研究的对象、任务和方法

一、人体功能学研究的对象和任务

人体功能学（也称生理学）是研究生物机体功能及其生命活动规律的科学。有生命现象的个体，称为有机体或机体。所谓的机体是包括从单细胞生物到复杂的人体在内的一切有生命物体的总称。机体功能是细胞、组织、器官或整体的活动所表现出的生命现象。

人体功能学是以人体为研究对象，专门研究正常人体及其细胞、组织、器官等组成部分所表现来的各种生命现象的基本活动规律，例如循环、呼吸、消化、肌肉运动等等。随着科学的发展和社会生产的需要，人们用不同的方法从不同的角度多方面对机体的功能进行研究，动物和植物及一切有生命物体的功能活动相继纳入功能学的研究范围，也就相应产生了动物功能学、植物功能学等。

人体功能学的任务就是要研究在正常状态下人体及其各部分生命活动的发生过程、产生原理以及机体内外环境变化对这些功能活动的影响和机体所进行的相应调节等，从而认识和掌握各种生命活动发展、变化的规律，为人类防治疾病、增进健康、延长寿命，提供科学的理论依据。

二、人体功能学与医学的关系

人体功能学的发展和医学的发展是紧密相连的，在漫长的医学史上，人们在寻求对疾病医治的过程中，必然要求对疾病的产生原理及人体正常功能的诸多知识进行探

索，而人体功能学的知识是随人类社会的发展，尤其是在医学实践、科学研究和技术发展的过程中不断积累起来的。

人体功能学是一门重要的基础医学理论课程。它以人体解剖学、组织学为基础，同时又是病理学、药理学等后续课程的基础，起着承前启后的重要作用。医学的主要目的是防治疾病，促进人类健康。只有全面系统掌握机体各系统、各器官的正常生命过程和规律，才能正确认识、正确预防和治疗各种疾病。而人体功能活动的特点，是各个器官或系统在发挥其各自功能的同时，还必须保持其相互间的联系和协调，使机体功能活动处于一种相对恒定的状态。而各种疾病的基本变化是维持机体正常功能的相对恒定状态发生了紊乱。为了做出正确的诊断和治疗，就必须正确地掌握正常人体功能活动的特点及其规律，才能为以后学习其他学科和医疗工作实践提供重要的理论基础，更好地认识生命活动的过程，探索疾病的发生、发展及防治规律。也就是说人体功能学是指导临床工作者做好一切临床医疗、护理工作的理论基础。同时临床实践工作也不断为人体功能学提出新的研究课题和新任务，不断扩大人体功能学的研究领域，丰富人体功能学的研究内容，从而推动了人体功能学的不断向前发展。

三、人体功能学的研究方法

（一）人体功能学实验方法

人体功能学是一门实验性科学。一般来说，人体功能学实验是在人工创造的条件下，对生命活动的现象进行客观观察和分析，以获得人体功能学知识的一种研究手段。在进行人体功能学的实验时，往往需要对完整机体、器官、组织或细胞某一特定功能活动进行实验分析。人体功能学的某些研究可在不损害人体健康的前提下直接在人体上进行观察，但大多数情况下需要利用活体动物实验进行研究，以获得人体功能知识，探讨人体的某些生理功能。实验方法包括急性实验方法和慢性实验方法两大类。

1. 急性实验方法 急性动物实验可分为离体与在体实验两种方法。离体实验是从活着的或刚处死的动物身上取出所需要的器官组织，放置于适宜环境下观察其功能状态（如离体蛙心灌流）；在体实验是在动物麻醉条件下，手术暴露出需要观察的组织器官，当即进行实验（如神经、体液因素对血压的影响）。急性实验方法的优点是条件控制较好，便于进行直接的观察和细致的分析；结论比较可靠；但与机体正常、完整的功能状态有一定区别；尤其是离体实验的结果。

2. 慢性实验方法 慢性实验方法是以完整、清醒的动物为研究对象，且尽可能的在接近正常状态下进行实验，以便能在较长时间内观察和记录某些生理功能的改变（如消化液的分泌）。慢性实验方法的结论更接近正常整体状态，但实验周期长，干扰因素难于全部消除，实验条件不易控制。

（二）人体功能学研究的三个水平

人体功能学研究发展是与物理、化学及生物学等自然科学的发展密切关联的。随着其他自然科学的不断进步，新的技术和方法不断地应用到人体功能学实验，使人体功能学研究得以不断深入和进步。从总体上看，人体功能学研究是从细胞和分子、器官和系统、整体三个水平上进行的。

1. 细胞和分子水平的研究　细胞是组成机体结构和功能的基本单位。而细胞本身则又是由各种不同的有机和无机分子构成的。因此，分析和阐明细胞的共同生理特性，以及寻找每类细胞的个别生理特性，对于理解器官和系统的生命过程是非常必要的。同样，对细胞的生物大分子的结构和功能进行深入的探索，将有助于我们理解各类细胞的各种生理过程与特性。在细胞或分子水平上研究生命过程及规律的生理学称为细胞生理学或普通生理学。当今生命科学研究的基因工程和蛋白质工程等热门课题都属于这一水平的研究。

2. 器官和系统水平的研究　器官和系统水平是研究某一器官或系统的功能，以及这一器官系统在整个机体中的作用，有哪些因素影响和控制它的活动。例如要了解气体如何由外界入肺，又如何由肺排至外界，就必须以肺、胸膜腔、呼吸肌等为对象，研究肺通气的动力、阻力和影响因素等。这就是器官系统水平的研究。

3. 整体水平的研究　整体水平的研究是关于机体内各器官、系统之间的相互联系和相互影响。机体的各种功能活动相互协调，从而使机体形成一个完整的密不可分的整体。以整个机体为对象，分析研究在各种环境下各器官系统如何相互协调、相互联系、相互影响的规律，称为整体水平的研究。

四、人体功能学的学习方法

要学好人体功能学，除了遵循一般的学习规律之外，还必须根据人体功能学的学科特点，在学习过程中特别要加强以下四个方面的相互联系。

（一）结构与功能联系

生物进化理论认为，机体的结构与功能是相适应的，各器官、组织和细胞的结构是一切功能活动的物质基础，而功能活动则是这些结构的运动形式。临床经验表明，一旦结构变化，功能随之变化；而功能长期改变，也可逐渐演变成结构的改变。因此学习各器官、系统功能时，及时复习有关形态结构对理解和掌握相应功能活动是十分必要的。

（二）局部与整体联系

重视和强调机体的整体性、统一性是学习医学的主要特点。构成机体整体的各器官、各系统虽然各具独特的结构与功能，但这些局部的结构和功能并非孤立的，而是机体不可分割的组成部分。本教材的编写和本课程教学按器官系统分章进行只是为了便于学习和理解。因此我们在学习各器官、各系统的功能时，一定要有一个明确的各部分功能相互联系、相互影响的整体观念。绝不可片面孤立地理解各器官、各系统的功能活动。

（三）机体与环境联系

机体生活于环境之中，并通过与环境不断进行的物质、能量和信息交换而生存。这样，环境的变化必然直接或间接地影响到机体的功能。祖国医学早有"天人相应"思想，认为机体的功能活动与天时地理、气候条件等变化是相适应的。特殊环境下机体的功能活动必然表现为特殊的变化，当前，随着科技的进步，人类活动空间已向极地、太空、深海等特殊空间延伸，这就给人体功能科学带来了更多研究课题，我们在学习和理解生命活动时，一定要注意环境条件对人体功能活动的影响。

（四）理论与实践联系

正如前述，人体功能学是一门实验科学，因此实验教学与课堂、书本理论教学是相辅相成的。在实验教学中需要积极参与，认真观察，仔细分析，养成严谨的科学态度。特别是一些非损伤性的人体实验，如正常心音听取、正常体温与血压测定等，一定要在本课程教学中达到熟练掌握的要求。通过动物实验操作训练，要达到培养观察问题、分析问题、解决问题的能力以及动手操作能力的最终目的。

第二节 生命活动的基本特征

生命现象多种多样，生物学家通过广泛而深入的研究，发现生命活动的基本特征包括新陈代谢、兴奋性、生殖和适应性等四个基本特征。了解这些特征，有助于理解机体活动的规律。

一、新陈代谢

机体与环境之间不断进行物质和能量交换，以实现自我更新的过程称为新陈代谢（metabolism）。新陈代谢包括合成代谢（同化作用）和分解代谢（异化作用）两个方面。一方面机体不断从外界摄取营养物质，经过改造、转化为自身成分，以实现生长、发育、更新、修复，并贮存能量的过程称为合成代谢；另一方面机体不断将自身成分分解、转化为代谢产物排出体外，并释放能量的过程称为分解代谢。在物质代谢过程中，同时伴随能量的产生、转化、贮存、释放和利用，即能量代谢。新陈代谢是有机体整个生命过程中一个最重要的生命现象，一旦新陈代谢停止，生命活动也就随之终止。

二、兴奋性

当机体所处的内外环境发生变化时，其功能活动会发生相应变化，例如刺激性气味引起打喷嚏或屏气；气温下降时皮肤血管收缩等。

（一）刺激与反应

凡能引起机体功能活动改变的内外环境变化称为刺激（stimulus）。机体接受刺激后功能活动的变化则称为反应（response）。刺激的种类很多，按其性质不同可分为：①物理性刺激，如声、光、电、机械、温度、射线等；②化学性刺激，如酸、碱、离子、药物等；③生物性刺激，如细菌、病毒、抗体等；④社会心理性刺激，如社会因素、心理因素、情绪波动等。

并非所有刺激都能引起机体发生反应，实验证明，任何能引起机体或组织发生反应的刺激必须具备三个条件：强度（刺激强度）、时间（刺激持续时间）和强度时间变化率（刺激强度变化速度）。

1. 足够的刺激强度 如将刺激的时间和强度变化率保持不变，刺激必须要达到一定的强度，才能引起组织发生反应。能引起组织发生反应的最小刺激强度称为阈强度（threshold）（刺激阈或阈值）。强度等于阈值的刺激称为阈刺激（threshold stimulus）；大于阈值的刺激称为阈上刺激；小于阈值的刺激称为阈下刺激。阈刺激和阈上刺激都能引起组织发生反应，所以称有效刺激。

2. 足够的刺激时间 刺激必须持续一定的时间，才能引起组织反应。如果刺激持续时间太短，即使刺激强度足够，也不能引起组织的反应。

3. 强度时间变化率 单位时间（秒）内刺激强度增减的量，即强度变化速度称为强度时间变化率。即指作用到组织的刺激需多长时间其强度由零达到阈值而成为有效刺激。强度时间变化率愈大，刺激作用愈强。

（二）兴奋与抑制

机体在安静时，无明显的功能活动表现，但其内部理化过程仍不断进行，处于一种相对静息状态，称为生理静息状态。在此基础上，当机体接受有效刺激时，就会发生反应。根据接受刺激后机体功能变化的情况，可将反应分为兴奋和抑制两种形式。机体接受刺激后由生理静息状态转变为活动状态，或活动由弱变强称为兴奋（excitation）。如心交感神经作用于心脏，使心跳加快，心肌收缩力加强，心输出量增多等都是相应组织兴奋的表现。相反，机体接受刺激后由活动状态转变为生理静息状态，或活动由强减弱则称为抑制（inhibition）。如当人体吸入过多的 CO_2 可使呼吸运动减弱甚至暂停；心迷走神经作用于心脏，引起心跳减慢，心肌收缩力减弱，心输出量减少，这些都是组织抑制的表现。

（三）兴奋性与阈强度

机体接受刺激后发生反应的能力或特性称为兴奋性（excitability）。机体不同的组织以及机体在不同生理状态下其兴奋性是不相同的。肌肉、神经、腺体三类组织兴奋性较高，只需要很小的刺激即可引起明显的反应，称为可兴奋组织（excitable tissue）。组织兴奋性的高低与阈强度呈反变关系（兴奋性∝1/刺激阈），即阈强度越小，说明组织的兴奋性越高；阈强度越大，说明组织的兴奋性越低。因此常以阈强度作为衡量组织兴奋性高低的客观指标。

三、生殖

生物体生长发育到一定阶段后，能产生与自己相似的子代个体，这种功能称为生殖（reproduction）或自我复制（self - replication）。生物个体均具有一定的生存寿限，为了繁衍种族，延续生命过程，只有通过生殖过程产生新的个体来延续种系。所不同的是，人类及高等动物已经分化为雌性和雄性两种个体，分别发育产生雌性生殖细胞和雄性生殖细胞，由这两种生殖细胞结合以后才能产生子代个体。通过生殖人类和生物均能延续，所以生殖是生命的特征之一。

四、适应性

机体能根据外部情况而调整内部关系的生理特性称为适应性。以体温的调节为例，适应性分为行为适应和生理适应两种类型，当外界气温高于体温时，机体可通过减少衣着，借助空调、风扇以维持体温正常，此为体温的行为调节；与此同时，在环境气温较高时，机体皮肤血管扩张，血流加快，通过辐射、传导、对流、蒸发等散热过程，以维持体温正常，为生理性体温调节。

第三节 人体与环境

一、人体与外环境

人体生活在自然界中，所以把自然界称为人体的外环境。外环境与人是相互对立又相互制约，相互依存又相互转化的。只有当人与外环境两方面关系达到良性平衡时，人才能保持正常的生理状态。对人类来说，外环境包括自然环境（natural environment）与社会环境（social environment）。它们对人体的各种活动都具有重要意义。

（一）自然环境对人体的影响

自然环境即存在于人们周围的客观物质世界。可分为原生环境（primary environment）与次生环境（secondary environment）。原生环境指天然形成的环境条件，其中许多自然因素，它们都对健康起促进作用。但有些地域水源或某些化学成分含量过多或过少，可以导致某些疾病，如地方性甲状腺肿、地方性氟中毒等。次生环境是由于人类生产、生活对自然环境造成的破坏，如森林过度砍伐、大气的污染、超量的开采地下水以及工矿企业产生的废水等，严重影响生态的平衡，已经成为危害人类健康和生存的主要问题。

（二）社会环境对人体的影响

社会环境又称非物质环境，是指人类在生产和生活中相互间形成的特殊关系，包括社会因素和心理因素。由于心理因素与社会环境是密切联系的，故常称为社会心理因素。

社会环境因素是随着社会条件的改变，病因和致病条件的改变而成为影响健康的重要因素之一，它不但可直接影响人群的健康状况，而且还可以影响人的心理环境。常见的社会环境刺激是人们工作和生活环境的紧张。过度紧张可引起心理状态失去平衡，导致心理上或情绪上的波动，从而通过神经系统、内分泌系统和免疫系统引起机体功能活动的变化。出现诸如精神障碍、各种变态、各种心理障碍等严重问题。社会心理因素也已成为目前严重威胁人类健康的心脑血管疾病、恶性肿瘤、胃肠溃疡、内分泌紊乱等疾病的主要原因。

二、人体的体液

人体的绝大多数细胞并不直接与外环境相接触，而是生活在体内的液体环境中。人体内的液体总称为体液，成人体液总量约占体重的60%。按其分布分为细胞内液和细胞外液两大部分：存在于细胞内的体液称为细胞内液，约占体液总量的2/3（约占体重的40%）；其余1/3（约占体重的20%）存在于细胞外的称为细胞外液。细胞外液包括血浆、组织液、淋巴液、脑脊液、房水、体腔液（胸膜腔液、滑膜液、心包液）等。细胞外液中，血浆约占1/4（约占体重的5%），组织液约占3/4（约占体重的15%）。

体液的各部分彼此隔开而又互相沟通。在细胞内液与细胞外液之间隔有细胞膜，而血浆与组织液之间则隔有毛细血管壁。细胞膜和毛细血管壁都具有一定的通透性，水分和一切能透过细胞膜和毛细血管壁的物质均可在细胞内液、组织液和血浆之间进行交换。血浆的组成与性质不仅可反映机体与外环境之间物质交换情况，而且成为沟通各部分体液与外界环境进行物质交换的媒介，并能反映组织代谢与内环境各部分之间物质交换的情况。

三、内环境及其稳态

由于细胞外液是体内细胞直接生存的环境，在人体功能学上为区别于整个机体所处的大自然外环境，将细胞外液称为内环境（internal environment）。正常情况下，内环境的化学成分和理化特性，如O_2和CO_2的含量、离子的组成与浓度、温度、渗透压和酸碱度等，虽然经常处于变动中，但变动范围很小，这说明内环境具有相对稳定性。内环境的化学成分和理化特性保持相对稳定的状态，称为内环境稳态。机体在正常生命活动过程中，外界环境经常发生剧烈的变化；体内细胞又不断地通过细胞外液与外环境进行物质交换，随时都在影响或破坏内环境稳态。由于体内各器官、系统在神经系统和体液因素的调节下，进行各种复杂的生理协调活动，因而能保持内环境相对稳态。

内环境稳态是细胞进行正常生命活动的必要条件。机体的一切调节活动最终的生物学意义在于维持内环境的相对稳态。一旦调节系统或器官组织的活动不能正常进行，内环境稳态就不能得以维持，将会引起内环境中各种理化因素的平衡发生紊乱，细胞新陈代谢障碍，并导致疾病。

第四节　人体功能的调节

人体功能的调节是指人体对内、外环境变化所产生的适应性反应的过程。机体对于环境变化的适应性反应是以整体进行的，它能根据体内外的变化来调整和控制机体的各种功能活动，使机体内部各器官与系统功能协调一致，以达到维持内环境的相对稳态。

一、人体功能的调节方式

人体对各种功能活动调节的方式主要有神经调节（nervous regulation）、体液调节（humoral regulation）和自身调节（autoregulation）三种调节机制。

（一）神经调节

通过神经系统的活动实现对机体生理功能的调节称为神经调节。神经调节是人体功能调节中最主要的调节方式。神经调节的基本方式是反射（reflex）。反射是指在中枢神经系统的参与下，机体对内外环境变化刺激所做出的规律性反应。反射的结构基础是反射弧（reflex arc），它由感受器、传入神经、中枢、传出神经和效应器五个部分组成（图1-1）。反射活动的完成有赖于反射弧的完整。反射弧任何一部分结构破坏或功能障碍，反射活动都将不能产生。

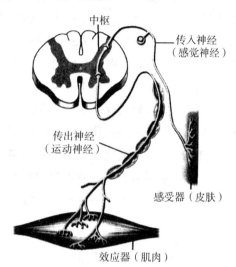

图1-1 反射与反射弧

反射的种类很多，按其形成过程、条件和反射弧特点的不同，可将反射分为非条件反射（unconditioned）和条件反射（conditioned reflex）两大类。

1. 非条件反射 非条件反射是由种族遗传因素决定的，人与动物共有的一种初级反射。例如吸吮反射、唾液分泌反射、角膜反射等。非条件反射的中枢在大脑皮质以下，反射弧较固定、数量有限。多与维持生命的本能活动有关，对个体生存及种族繁衍具有重要意义。

2. 条件反射 条件反射是经后天获得，是在非条件反射的基础上根据个体生活实践建立起来的反射。是一种高级的神经活动。例如"望梅止渴"等。条件反射的中枢在大脑皮质，反射弧不固定，反射活动灵活多变，数量无限，并具有预见性。通过建立条件反射，可以使大量无关刺激成为预示某些环境变化即将来临的信号，从而极大地提高了人体对环境变化的生存与适应能力。

神经调节具有反应迅速、作用时间短暂而精确，作用范围较小等特点。

（二）体液调节

体液调节是指体内某些化学物质通过细胞外液或血液循环途径，对人体器官或组织功能活动进行的调节。参与体液调节的化学物质主要是由内分泌腺和散在的内分泌细胞所分泌的激素。例如肾上腺髓质分泌的肾上腺素，通过血液循环运输到心脏，使心跳频率加快、心肌收缩力增强、心输出量增多。这种激素经血液运至远隔的组织器官，并影响全身多种组织器官功能活动，称为全身性体液调节。除激素外，体内某些组织、细胞产生的一些化学物质或代谢产物如组胺、5-羟色胺、CO_2、H^+、乳酸、腺苷、激肽等，虽不能随血液到达机体其他部位发挥作用，但可以在局部的组织液内扩散，调节邻近组织的功能活动。如局部血管扩张、通透性增加等，这种调节称为局部性体液调节。局部性体液因素的调节作用，主要是使局部与全身的功能活动相互配合、协调一致。

体液调节与神经调节比较，其作用出现比较缓慢，作用范围较广泛，作用持续时间较长。主要适合对机体新陈代谢、生长发育、水与电解质平衡及器官功能活动水平的调节。

在完整机体内，神经调节和体液调节相辅相成，密切相关。各种内分泌腺体构成的内分泌系统作为一个独立的调节系统，其中一部分内分泌腺或内分泌细胞可以感受内环境中某些理化成分或性质的变化，直接作出相应的反应。神经调节在多数情况下处于主导地位。神经系统与全身各器官有广泛的联系，大多数内分泌腺或内分泌细胞直接或间接地接受神经系统的调节，这种情况下体液调节就成为神经调节的一个传出环节，是反射传出途径的延伸，这种调节称为神经 – 体液调节。如肾上腺髓质受交感神经支配，当交感神经兴奋时，可使肾上腺髓质分泌肾上腺素和去甲肾上腺素增加，从而使神经与体液因素共同参与机体功能的调节活动。

（三）自身调节

自身调节是指组织细胞不依赖于神经或体液调节，由其自身对刺激产生的一种适应性反应过程。通常是在组织或器官的活动超过一定限度时，由其自身活动进行调节，使之不发生过度活动。这种调节只局限于少部分组织和器官，在心肌和平滑肌表现较明显。如随着全身动脉血压在一定范围内升高或降低时，脑的血流量在体动脉压变化时要保持相对不变，就是通过颈动脉舒缩来实现的。当体动脉压在一定范围内升高时，脑血管自动收缩，增大血流阻力，使脑的血流量不因血压增高而过度增多；反之，体动脉血压在一定范围内降低时，脑血管舒张，降低血流阻力，保障脑血流量不因血压下降而减少过多。一般说来，自身调节的特点是作用准确，稳定与局限，影响范围较小，灵敏度较低，但对维持某些组织细胞生理功能相对稳定仍具有重要的意义。

二、人体功能的自动控制系统

人体功能的各种调节过程和工程技术中的控制过程有许多相同的规律，按照控制论的原理，可将人体的各种功能调节系统看作是一种自动控制系统。人体的自动控制系统由控制部分和受控部分组成。在人体，控制部分相当于反射中枢或内分泌腺；受控部分相当于效应器或靶细胞。将后者的状态或所产生的效应称为输出变量。控制部分与受控部分存在着双向的信息联系，通过一种闭合环路来完成。控制部分发出的指令作为控制信息到达受控部分改变其功能活动状态，来自受控部分反映输出变量变化情况的反馈信息返回到控制部分，使控制部分不断的根据反馈信息来调整其功能活动，从而实现自动精确的调节。这种由受控部分发出的反馈信息影响控制部分功能活动的过程称为反馈（图 1 – 2）。反馈（feedback）包括负反馈与正反馈两种方式。

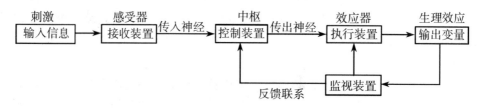

图 1-2　人体自动控制系统

1. 负反馈　负反馈（negative feedback）是指受控部分发出的反馈信息减弱控制部分功能活动的过程。在正常生理功能调节中负反馈较为多见。动脉血压的压力感受性反射就是一个极好的例子。当动脉血压升高时，压力感受器传入冲动通过心血管中枢的整合作用，再由中枢发出指令到心脏和血管，调整心血管功能状态，使心跳减慢、减弱，血管舒张，动脉血压降至正常水平；相反，当动脉血压降低时，这种对心血管中枢的抑制作用减少，使心血管活动增加，血压得以回升，从而使动脉血压保持于某种相对稳定的水平。机体任何一种功能活动，总是处于相对恒定的状态，仅在一定的生理范围内波动。当机体功能偏离生理波动范围时，多是通过负反馈调节，使各系统功能得以维持相对稳定状态，因此，负反馈调节是机体维持内环境稳态的最重要的一种调节方式。

2. 正反馈　正反馈（positive feedback）是指受控部分发出的反馈信息加强控制部分功能活动的过程。正反馈使控制效应得到加强，促使生理控制过程加强加快。这种反馈在机体调节控制中常见于需要快速完成的一些生理过程，如血液凝固、排尿反射、排便反射、分娩等均为正反馈的实例。其生理意义在于促使某些生理功能一旦发动起来就会迅速加强直至完成，保障在最短的时间内得以完成。

反馈控制系统是保持机体正常功能活动的重要调节机构，反馈作用反映了人体功能活动调节的自动化。通过反馈作用，使机体能自动、及时、适度地调节功能活动状态，从而更好地适应内、外环境的变化。

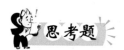
思考题

1. 何谓人体功能学？其研究对象是什么？
2. 为什么说新陈代谢是生命活动的最主要特征？
3. 何谓机体内环境稳态？有何生理意义？
4. 比较机体三种主要调节方式的概念与特点。

第二章 | 细胞的基本功能

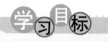

1. 掌握细胞膜的物质转运形式及机制；静息电位、动作电位的概念及其形成机制；神经 – 骨骼肌接头兴奋的传递过程。
2. 熟悉局部电位；兴奋在同一细胞上的传导；影响骨骼肌收缩的因素。
3. 了解入胞和出胞作用；细胞的跨膜信号转导功能；骨骼肌细胞的结构特点和收缩过程。

细胞是人体的基本结构和功能单位。人体的各种生理功能和生化反应，都是在细胞甚至是由其中的大分子功能的基础上完成的。只有了解细胞的基本功能，才能对人体和组成人体各部分的功能及其产生机制有更好的理解和认识。

第一节 细胞膜的基本结构和物质转运功能

一、细胞膜的基本结构

细胞膜（cell membrane）是包围细胞质的一层界膜，它把细胞内容物与细胞的外部环境分隔开来，保持细胞的化学成分相对恒定，使细胞成为一个相对独立的功能单位。电镜下发现，细胞膜可分为内、中、外三层结构。经化学分析表明，细胞膜主要有脂质、蛋白质及少量的糖类等物质组成。各种物质分子在细胞膜中以何种形式排列，是决定膜的基本生物学特性的重要因素，1972 年 Singer 和 Nicholson 提出了液态镶嵌模型（fluid mosaic model）学说，得到了学术界的广泛支持，其基本内容是：液态的脂质双分子层构成细胞膜的基本基架，其内镶嵌着具有不同结构和功能的蛋白质，统称为膜蛋白（图 2 – 1），糖链连于脂质或蛋白质分子之上，伸出细胞膜外。

（一）脂质双分子层

膜的脂质中以磷脂（phospholipid）类为主，约占脂质总量的 70% 以上。其次是胆固醇，一般低于 30%，此外还有少量的鞘脂。

脂质双层有两个分子层的脂质构成。每一个脂质分子都分为头部和尾部。头部为亲水端，朝向膜内外两侧；尾部为疏水端，朝向膜中央。由于细胞膜是以脂质双层为

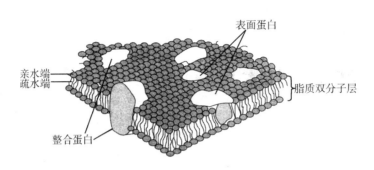

表面蛋白

亲水端
疏水端

脂质双分子层

整合蛋白

图 2 - 1　细胞膜结构模式图

基本骨架，因此，非脂溶性物质不易自由通过细胞膜。脂质的熔点较低，体温条件下呈液态，使膜具有某种程度的流动性。但由于脂质分子具有极性，因而它们的移动一般只限于同一分子层。脂质双分子层的稳定性和流动性，可使细胞在较大压力及外形改变情况下不易破裂，即使有时膜的结构发生一些较小的断裂，也可很快自动融合而修复，仍保持连续的双分子层的形式。

（二）细胞膜蛋白

膜蛋白的分子数虽然远少于脂质分子，但其功能非常重要，因为细胞膜的各种功能主要由膜蛋白完成。依照蛋白质在膜上的分布位置及蛋白分离的难易程度，将其分为两大类：表面蛋白（peripheral protein）和整合蛋白（integrated protein）。表面蛋白分布在膜的内表面和外表面，整合蛋白构成膜蛋白的主要部分。这些膜蛋白具有不同的分子结构和功能。与物质跨膜转运功能有关的蛋白质如载体、通道和离子泵等，均属于整合蛋白。而表面蛋白与受体等功能有关。

（三）细胞膜糖类

细胞膜上糖类的含量极少，主要是与膜蛋白或膜脂质结合形成糖蛋白或糖脂。这些糖链均分布于细胞膜外表面，主要意义在于作为细胞的特异性标志，因而与免疫识别等功能密切相关。

二、细胞膜的物质转运功能

在正常新陈代谢的条件下，细胞与内环境的物质交换是非常活跃的。它不断地摄取营养物质和及时排除代谢产物。不同性质的物质通过不同方式进行交换。

（一）被动转运

细胞膜本身不需直接消耗生物能量，物质顺浓度差或电位差进行跨膜转运的过程称为被动转运。生物膜上被动转运的形式一般有扩散、渗透和滤过等。溶质分子或离子因浓度差由高浓度侧向低浓度侧的移动称为扩散；溶剂分子即水分子由渗透压低的一侧向渗透压高的一侧转移称为渗透；溶液因静水压由压力高的一侧通过膜孔向压力低的一侧转移称为滤过。在细胞膜上被动转运的主要形式是扩散，但伴随溶质的扩散也有水分子的渗透性转移。根据是否需要膜蛋白的帮助，可将扩散分为单纯扩散和易化扩散两种。

1. 单纯扩散　单纯扩散（simple diffusion）是指脂溶性小分子物质由高浓度侧向低

浓度侧（顺浓度差）跨细胞膜转运的过程。单纯扩散不需要细胞代谢提供能量，也不需膜蛋白的帮助。决定扩散通过量的主要因素有两个：①细胞膜两侧物质浓度差，这是物质扩散的动力，浓度差愈大，扩散量愈多；②细胞膜对该物质的难易程度（即通透性，permeability）的大小，细胞膜对该物质通透性减少时，扩散量也相应减少。对各种物质通透性大小取决于它们的脂溶性高低。一般来说，脂溶性高的小分子物质容易通过细胞膜。例如，O_2、CO_2、N_2、尿素、氨、乙醇、类固醇激素等均属于这类物质，它们都是以单纯扩散的方式通过细胞膜的。

2. 易化扩散 非脂溶性或脂溶性较小的小分子物质，在膜蛋白帮助下，顺浓度差或电位差跨膜转运的过程称为易化扩散（facilitated diffusion）。易化扩散不需要细胞提供能量，但必须要有膜蛋白的帮助。根据膜蛋白的不同将易化扩散分为：通道蛋白帮助的易化扩散（简称通道转运）和载体蛋白帮助的易化扩散（简称载体转运）。

（1）通道转运 通道转运（channel transport）是在镶嵌于膜上的通道蛋白的帮助下完成的。通道蛋白是一类贯穿脂质双层的、中央带有亲水性孔道的膜蛋白。孔道开放时，物质顺浓度差或顺电位差经过通道转运；孔道关闭时，物质不能通过。各种离子主要是通过这种方式进出细胞膜的。细胞膜上有多种通道，如钠通道、钾通道、钙通道等，可分别使 Na^+、K^+、Ca^{2+} 等离子通过。离子通过通道扩散的速度和扩散量的多少，主要取决于扩散的动力，即细胞膜两侧的离子逆浓度差或离子产生的电场力（图 2-2）。

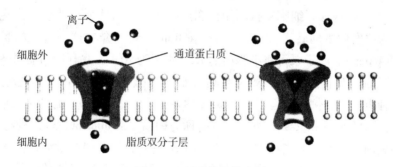

图 2-2 通道转运模式图

离子通道的开放（激活）和关闭（失活）是通过"闸门"（gate）控制的，故通道又称为门控通道，根据引起通道开放的原因不同，把通道分成不同的类型：由化学刺激引起开放的通道称为化学门控通道，由电压变化引起开放的通道称为电压门控通道，由机械刺激引起开放的通道称为机械门控通道。至于通道开放和关闭的分子机制尚不十分清楚，目前的解释是当某种化学物质或电位变化达到一定量或强度时，由于通道蛋白质局部构象发生变化，通道会突然开放和关闭。

（2）载体转运 载体转运（carrier transport）是在镶嵌于膜上的载体蛋白的帮助下完成的。细胞膜的载体蛋白在高浓度一侧与被转运物质结合，引起载体蛋白的构象改变，把物质转运到低浓度的一侧，然后与物质分离。一些小分子亲水性物质，例如，葡萄糖、氨基酸等就是依靠载体转运进入细胞内的。载体转运具有以下特点：① 高度的特异性，即载体的结合位点只能选择性地与具有特定化学结构的物质结合；② 饱和现象，由于载体是镶嵌于膜上的蛋白，其数量有限，因此所能结合的物质的数量也就受到限制；③ 竞争性抑制，如果一种载体可以同时转运两种物质，由于载体数量是一定的，因此一种物质的增多，将会减弱对另一种物质的转运（图2-3）。

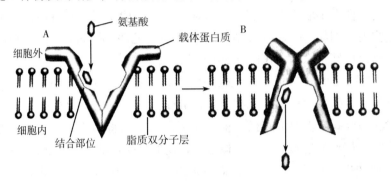

图 2-3　载体转运模式图
A：载体蛋白质在膜的一侧与被转运物结合
B：载体蛋白质在膜的别一侧与被转运物分离

（二）主动转运

细胞通过消耗自身的能量，将某种物质的分子或离子逆浓度差或电位差跨膜转运的过程称为主动转运（active transport）。主动转运分为两种：原发性和继发性主动转运。

1. 原发性主动转运　细胞直接利用代谢产生的能量将物质逆浓度差或逆电位差转运的过程称为原发性主动转运（primary active transport）。介导这一过程的膜蛋白称为离子泵（ion pump）。离子泵可将细胞内的 ATP 水解为 ADP，并利用高能磷酸键贮存的能量完成离子的跨膜转运。由于离子泵具有水解 ATP 的能力，所以也把它称作 ATP 酶。离子泵种类很多，例如转运 Na^+ 和 K^+ 的钠 - 钾泵，转运 Ca^{2+} 的钙泵，在各种生物泵中，钠 - 钾泵的作用最重要。钠 - 钾泵简称为钠泵（sodium pump），具有 ATP 酶的活性，当细胞内 Na^+ 浓度升高或细胞外 K^+ 浓度升高时，钠泵即被激活，使 ATP 分解为 ADP，释放的能量用于 Na^+、K^+ 的主动转运。1 分子 ATP 分解释放的能量可以将 3 个 Na^+ 转运到细胞外，同时将 2 个 K^+ 转运入细胞内（图2-4），故钠泵也称为 $Na^+ - K^+$ 依赖式 ATP 酶。钠泵的活动具有重要的生理意义，钠泵活动造成细胞内高 K^+，是许多代谢反应进行的必要条件，例如核糖体合成蛋白质就需要高 K^+ 的环境；其次，如果细胞允许大量细胞外 Na^+ 进入膜内，由于渗透压的关系，必然也会导致水分进入膜内，将引起细胞肿胀，进而结构破坏；第三，它能建立一种势能贮备，即 Na^+、K^+ 在细胞内外的浓度势能，是可兴奋组织兴奋性的基础，也可供细胞的其他耗能过程应用。

2. 继发性主动转运　许多物质在逆浓度差或电位差跨膜转运时，所需能量并不直接来自 ATP 的分解，而是来自 Na^+ 在膜两侧的浓度势能差，后者是钠泵利用分解 ATP 释放的能量建立的。这种间接利用 ATP 能量的主动转运过程称为继发性主动转运（secondary active transport）或联合转运。继发性主动转运根据被转运物质与 Na^+ 转运的方向不同分为两种形式：①溶质与 Na^+ 转运的方向相同称为同向转运（symport）；②溶

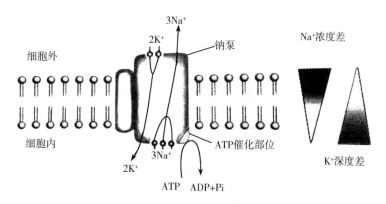

图 2 - 4 原发性主动转运

质与 Na^+ 转运方向相反称为逆向转运（antiport）。例如葡萄糖、氨基酸在继发性主动转运钠泵的活动，造成细胞外 Na^+ 的高浓度，转运体将 Na^+ 顺浓度差转入细胞，同时利用释放的能量将葡萄糖逆浓度差移入细胞，小肠黏膜上皮细胞的吸收和在肾小管上皮细胞的重吸收都属于继发性主动转运，由于 Na^+、葡萄糖、氨基酸都是进入细胞，故是同向转运。心肌细胞上的 $Na^+ - Ca^{2+}$ 交换，由于是 Na^+ 入细胞，Ca^{2+} 出细胞，故属于逆向转运（图 2 -5）。

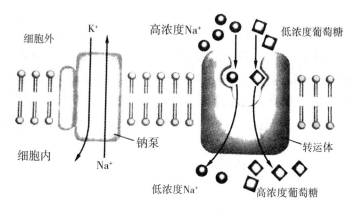

图 2 - 5 继发性主动转运

（三）入胞和出胞

以上讨论的转运方式转运的都是小分子物质，大分子或团块状物质进出细胞是通过入胞和出胞进行的。

1. 入胞 细胞外大分子物质或物质团块进入细胞的过程称为入胞（endocytosis）。例如，血浆中的脂蛋白、细菌、异物等进入细胞（图2-6）。这些物质先被细胞识别并接触，然后接触处的细胞膜向内凹陷或伸出伪足把物质包裹起来，此后包裹的细胞膜融合、断裂，物质连同包裹它的细胞膜一起进入细胞，形成吞噬小泡，吞噬小泡与溶酶体融合，溶酶体中的蛋白水解酶将被吞入的物质消化分解。入胞分为两种方式：如果进入细胞的物质是固态，称为吞噬（phagocytosis）；如果进入细胞的物质是液态，则称为吞饮（pinocytosis）。

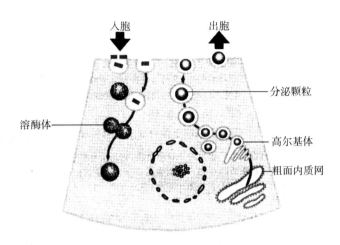

图 2 - 6　入胞和出胞

2. 出胞　大分子物质被排出细胞的过程称为出胞（exocytosis）。主要见于细胞的分泌，例如，消化腺细胞分泌消化酶、内分泌细胞分泌激素、神经末梢释放递质等（图2 - 6）。大分子物质在细胞内形成后，被一层膜性物质包裹形成囊泡，当分泌时，囊泡向细胞膜移动，囊泡膜与细胞膜融合、破裂，囊泡内贮存的物质一次性地全部排出细胞。

由于单纯扩散和易化扩散转运物质时，动力来自膜两侧的浓度差（或电位差）所含的势能，不需要细胞代谢提供能量，故将它们称为被动转运（passive transport）。膜两侧存在的浓度差、电位差合称为电 - 化学梯度。被动转运是顺电 - 化学梯度进行转运的，细胞不需供能。主动转运是逆电 - 化学梯度进行转运的，因此，细胞需供能。入胞和出胞主要依靠细胞本身的活动来完成，也需要细胞代谢供能。

第二节　细胞的跨膜信号转导功能

多细胞生物作为一个整体，细胞间必须具备完善的信号转导（signal transduction）系统以协调所有细胞的增殖、分化，以及代谢和功能活动。细胞间的信息传递过程称为细胞间信号转导。能在细胞间传递信息的物质称为信号分子，例如神经递质、激素、细胞因子等。信号分子通常要与细胞的受体结合后才能发挥作用。受体（receptor）是指能与信号分子作特异结合而发挥信号转导作用的蛋白质。根据受体存在的部位不同分为膜受体和细胞内受体。细胞内受体有胞质受体和核受体。受体的化学本质是大分子复合蛋白质和酶系，亦是细胞膜中的一种镶嵌蛋白质。

受体完成跨膜信号传递的基本过程是：信息物质到达并作用于靶细胞，靶细胞受体先识别能与它特异性结合的化学分子，并与之结合形成受体 - 化学分子复合物，此复合物通过激活细胞内多种酶系而产生不同的生理效应。

目前已被克隆的膜受体有数百种，下面主要介绍几种膜受体介导的信号转导过程。根据它们的分子结构和信号转导方式，大体可以分为三类：①离子通道偶联受体；

②G - 蛋白偶联受体；③酶偶联受体。每类受体都通过各自不同的细胞信号分子完成信号转导。

一、离子通道偶联受体介导的跨膜信号转导

有些细胞膜上的化学门控离子通道本身就具有受体的作用，当其与信号分子结合以后，就会引起通道的开放或关闭，实现化学信号的跨膜转导，这种途径称为离子通道介导的信号转导（signal transduction mediated by ion channel）。例如骨骼肌细胞终板膜上的 N 型乙酰胆碱受体（acetylcholine receptor）即是一种离子通道偶联受体，它与运动神经末梢释放的乙酰胆碱（acetylcholine，ACh）结合后，使离子通道开放，引起 Na^+ 经通道的内流，从而实现跨细胞膜的信号转导。

二、G 蛋白偶联受体介导的跨膜信号转导

G 蛋白偶联受体（G - protein - linked receptor）是最大的细胞表面受体家族，它与信号分子结合后可激活细胞膜上的 G 蛋白（鸟苷酸调节蛋白），激活的 G 蛋白进而激活 G 蛋白效应器酶（如腺苷酸环化酶），G 蛋白效应器酶再催化某些物质（如 ATP）产生第二信使（如 cAMP），第二信使通过蛋白激酶或离子通道发挥信号转导的作用。

由于这类膜受体要通过 G 蛋白才能发挥作用，故称为 G 蛋白偶联受体，又因为这种信号转导通过 G 蛋白偶联受体进行，故称为 G 蛋白偶联受体介导的信号转导。

三、酶偶联受体介导的跨膜信号转导

酶偶联受体可分为两类：一类受体分子具有酶的活性，即受体与酶是同一蛋白分子，称为具体酪氨酸激酶的受体；另一类受体本身没有酶的活性，但当他被配体激活时，立即与酪氨酸激酶结合并使之激活，称之为结合酪氨酸激酶的受体。酶偶联受体既有与信号分子结合的位点，起受体的作用，又具有酶的催化作用，通过它们的这种双重作用完成信号转导。这种信号转导称为酶偶联受体介导的信号传导。体内大部分生长因子和一部分肽类激素（如胰岛素）就是通过这种方式进行信号转导的。

第三节　细胞的生物电现象

一、生物电现象

生物电（bioelectricity）是指细胞在生命活动过程中自始至终所伴随的电现象，它与细胞的兴奋、抑制以及兴奋的传导密切相关，是一种普遍存在又十分重要的生命现象，也是生理学的重要基础理论。离子流学说认为，生物电的产生是由于带电离子跨越细胞膜进行易化扩散而形成。离子的扩散需要具备两个前提条件：一是扩散的动力即电 - 化学梯度；二是细胞膜的选择通透性。实验证明：细胞膜两侧离子的分布是不均衡的，存在一定的浓度差；细胞在不同的功能状态下，细胞膜对离子的通透性不同。

因此，一旦细胞膜对某种离子具有了通透性，该离子就会顺浓度差移动，从而产生电场，即生物电。由于生物电发生在细胞膜的两侧，故称为跨膜电位（transmembrane potential），简称膜电位。生物电现象主要包括安静时的静息电位和兴奋时的动作电位。现以神经细胞为例分别叙述。

二、静息电位

（一）静息电位的概念

静息电位（resting potential，RP）是指细胞处于生理静息状态时存在于细胞膜两侧的电位差。用电生理仪器测量细胞的带电情况（图 2 - 7），当参考电极和测量电极（微电极）均置于细胞膜的外表面时不存在电位差。但是，如果把参考电极置于细胞膜外表面，而把微电极插入细胞内时，荧光屏上的光点立即向下移动，并停留在一个较稳定的水平上。由此可见，细胞内、外之间存在着电位差，表现为细胞外带正电荷，细胞内带负电荷，即"内负外正"。细胞在安静状态下所保持的膜外带正电、膜内带负电的状态称为极化（polarization）。极化是细胞处于静息状态的标志。

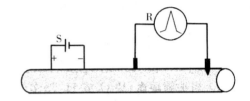

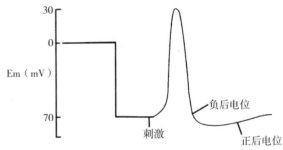

图 2 - 7　测量单一神经纤维静息
电位和动作电位

上图示实验记录装置：S 表示刺激器，R 表示示波器；下图示记录的膜电位曲线，包括 3 个部分，当两个电极都位于膜外时电位差为零；当一个电极插入膜时可记录到稳定的电位差（静息电位）；当神经受刺激时则产生一个动作电位。

如规定细胞膜外电位为 0，则细胞内为负电位，人体细胞的膜内电位大都在 - 50 ~ - 100mV 之间。例如，哺乳动物的神经细胞和肌细胞的静息电位为 - 70 ~ - 90mV；平滑肌细胞为 - 50 ~ - 60mV 等等。只要细胞未受到外来刺激而且保持正常的新陈代谢，静息电位就稳定在某一相对恒定的水平。静息电位的大小通常以膜内负电位大小来判断，例如静息电位增大（如从 - 70mV 变化到 - 90mV），表明膜内外电位差增大，极化状态加强，称为超极化（hyperpolarization），超极化的作用是使细胞的兴奋性降低；反之，如果静息电位减小（如由 - 90mV 变化到 - 70mV），表明膜内外电位差变小，是极化状态的减弱，这种情况称为去极化（depolarization）；去极化至零电位后如进一步变为正值，则称为反极化；细胞发生去极化后膜电位再向静息电位方向恢复的过程，称为复极化（repolarization）。

（二）静息电位的形成机制

静息电位的形成需要具备两个前提条件：①细胞内外离子的浓度分布不均，即存在浓度差；②在不同状态下，细胞膜对不同离子的通透性不同（表2-1）。哺乳动物骨骼肌内的阳离子主要是 K^+，阴离子主要是大分子的蛋白质离子（A^-），而细胞外的阳离子主要是 Na^+，阴离子主要是 Cl^-。细胞内外 Na^+ 和 K^+ 的浓度差是由钠-钾泵的活动来维持的。细胞处于静息状态时，细胞膜对 K^+ 的通透性较大，对 Na^+ 的通透性很小，而对 A^- 几乎没有通透性。因此，细胞静息时 K^+ 顺浓度差外流，K^+ 外流必然带有正电荷的向外转移，膜内的 A^- 不能通过细胞膜而留在细胞内，这样就形成了细胞膜外侧带正电荷，细胞膜内侧带负电荷。随着 K^+ 顺浓度差外流形成的外正内负的电场力会阻止带正电荷的 K^+ 继续外流。当浓度差形成的促使 K^+ 外流的力量与电场力形成的阻止 K^+ 外流的力量达到平衡时，将不再有 K^+ 的净移动。此时，细胞膜两侧就形成了一个相对稳定的电位差，也就是静息电位。因为静息电位主要是 K^+ 外流达到平衡时的电位，所以又称它为 K^+ 平衡电位。

静息电位与极化状态是一个现象的两种表达方式，它们都是细胞处于静息状态的标志。静息状态表达的是膜内外的电位差，极化状态表达的是膜两侧的电荷分布情况，而形成这一现象的决定因素则是 K^+ 顺浓度差由细胞内向细胞外的流动。

表2-1　哺乳动物骨骼肌内外离子的浓度和流动趋势

	[K^+]	[Na^+]	[Cl^-]	[A^-]
胞浆（mmol/L）	155	12	3.8	155
细胞外（mmol/L）	4	145	120	
细胞内外浓度比	39∶1	1∶12	1∶31	
离子流动趋势	外向流	内向流	内向流	外向流

静息电位的大小，主要受细胞内外 K^+ 浓度的影响。如果细胞外 K^+ 浓度升高，可使细胞内外 K^+ 浓度差减小，从而使 K^+ 向外扩散的动力降低，K^+ 外流减少，结果静息电位的数值减小。反之，如果细胞外 K^+ 的浓度降低，将引起静息电位的数值增大。另外，细胞代谢障碍也可影响静息电位。当细胞缺血、缺氧或酸中毒时，可导致细胞代谢障碍，影响细胞向钠泵提供能量。钠泵的正常运转是维持正常静息电位的关键，如果钠泵功能受到抑制，K^+ 就不能顺利泵回细胞内，细胞内外 K^+ 的浓度差逐渐减少，也就是说细胞代谢障碍会导致静息电位值减小，甚至消失。

三、动作电位

（一）动作电位的概念

动作电位（action potential，AP）是指细胞受刺激时，在静息电位的基础上发生的快速、可传布的电位变化。动作电位是细胞兴奋的标志。当细胞受刺激兴奋时，膜内电位升高，由原来的 -70mV 到 +30mV，这样就构成了动作电位的上升支。膜内电位由 -70 mV 升高到 0 mV 为去极化。膜内电位由 0 mV 升高到 +30 mV 为超射（overshoot）。膜电位表现为内正外负，称为反极化。可见，上升支是细胞膜的带电状态由极化经过去极化到反极化的过程，也是膜内电位由负到零再到正的变化过程。动作电位的上升支达到顶点（+30 mV）后立即快速下降，膜内电位由正又回到负，直到接近静息电位水平，构成动作电位的下降支。膜内电位迅速下降的过程即为复极化。动作电位形成尖锋样波形，故称为锋电位（spike potential），锋电位后膜内电位下降较缓慢，最后回到静息电位水平。锋电位后膜电位经历的这段微小而缓慢的过程，称为后电位（after – potential），它包括负后电位和正后电位。后电位的时程较长，只有在后电位结束后，膜电位才能完全恢复到静息电位水平。

（二）动作电位的机制

动作电位的机制也用离子流学说来解释。当细胞受到刺激而兴奋时，受刺激部位细胞膜上少量的钠通道开放，少量 Na^+ 顺浓度差流入细胞，使静息电位减小。当静息电位减小到阈电位时，膜上大量钠通道开放，在 Na^+ 浓度差和电位差（外正内负）的作用下，细胞外的 Na^+ 快速、大量内流，导致膜内电位急剧上升，形成膜的去极化和反极化，构成动作电位的上升支。当膜内侧正电位增大到足以制止 Na^+ 内流时，膜电位达到了 Na^+ 的平衡电位形成锋电位。随后大量钠通道失活而关闭，导致 Na^+ 内流停止，此时钾通道被激活而开放，并产生 K^+ 的快速外流，使膜内电位迅速下降，直至恢复到静息电位水平，形成动作电位的下降支，也就是复极化（图 2 – 8）。这时膜电位虽已基本恢复，但离子分布状态并未恢复，这就需要通过钠泵的活动，恢复细胞膜两侧原先的 Na^+、K^+ 不均衡分布状态。

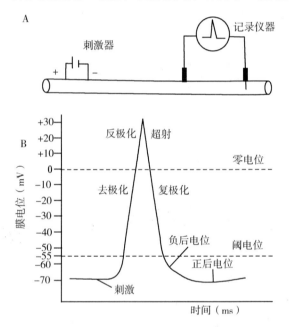

图 2 – 8　神经纤维动作电位模式图
A：跨膜电位记录实验装置；B：动作电位

动作电位的上升支主要是由于 Na^+ 大量、快速内流，形成 Na^+ 平衡电位；下降支主要是由于 K^+ 快速外流形成 K^+ 平衡电位。

目前，有大量的离子通道阻断剂和激动剂应用于临床。例如普鲁卡因等局部麻醉剂是钠通道阻断剂，通过阻断 Na^+ 内流来阻止动作电位的产生和传导；地西泮类镇静药是通过激动 Cl^- 通道，增强 Cl^- 内流使突触后神经元超极化而发挥中枢抑制作用；河豚毒素可阻断 Na^+ 通道，四乙胺可阻断 K^+ 通道，它们可以用作工具药来研究 Na^+ 通道、K^+ 通道对动作电位产生的影响。

（三）动作电位的特点

动作电位具有以下特点：①"全或无"现象：动作电位一旦产生，就达到它的最大值，其变化幅度不会因刺激的加强而增大；②不衰减性传导：动作电位的幅度不会因为传布距离的增加而减小；③脉冲式：由于绝对不应期的存在，动作电位不能重合在一起，它们之间总有一定间隔而形成脉冲样图形。

（四）动作电位的引起与阈电位

刺激作用于细胞，引起细胞膜上钠通道少量开放，出现 Na^+ 少量内流，使膜的静息电位减小而发生去极化，当去极化到一个临界值时，就可引起钠通道大量开放，导致 Na^+ 大量内流而触发动作电位。这个能触发动作电位的膜电位临界值称为阈电位（threshold potential，TP）。因此静息电位去极化达到阈电位是产生动作电位的必要条件。阈电位的数值约比静息电位小 10 ~ 20 mV。细胞兴奋性的高低一般与细胞的静息电位和阈电位的差距呈反变关系，即差距愈大，细胞的兴奋性愈低；差距愈小，细胞的兴奋性愈高。刺激引起膜去极化，只是使膜电位从静息电位达到阈电位水平，而动作电位的爆发则是膜电位达到阈电位后其本身进一步去极化的结果，与刺激的强度没有关系。

四、局部电位

一个阈下刺激时，膜上被激活的钠通道较少，受刺激的局部去极化微弱，达不到阈电位水平，不能产生动作电位。这种达不到阈电位的去极化称为局部反应（local response）或局部电位。局部电位的特点：① 呈衰减性传导，即局部电位随传播距离的增加而减小，直到消失；② 非"全或无"式的传导，即局部反应随阈下刺激的增强而增大；③ 可以总和，即在同一部位连续给予多个阈下刺激或多个阈下刺激在相邻部位同时给予，产生的多个局部电位通过时间总和或空间总和，就可能使膜的去极化达到阈电位而引发动作电位。

五、兴奋在同一细胞上的传导

动作电位在同一细胞的传播称为传导（conduction）。在神经纤维上传导的动作电位又称为神经冲动（nerve impulse）。现以神经纤维为例加以叙述。

（一）传导机制

动作电位的传导原理用局部电流学说来解释。当轴突膜的某一区域受刺激达阈电位时，该处产生动作电位，出现内正外负的反极化状态，但与它相邻的未兴奋点仍为外正内负的极化状态，这样在膜两侧兴奋点与未兴奋点之间就有了电位差，因此会产生电流流动。其流动的方向是，在膜外侧，电流由未兴奋点流向兴奋点；在膜内侧，电流则由兴奋点流向未兴奋点，这种在兴奋点与未兴奋点之间产生的电流称为局部电流（local current）。局部电流的流动造成与兴奋点相邻的未兴奋点的膜内电位上升，膜外电位下降，使膜产生去极化，去极化达到阈电位，即爆发动作电位，使它转变为新的兴奋点（图 2 - 9）。这样的过程在膜上连续进行下去，就表现为动作电位在整个细胞膜上的传导。可见，动作电位的传导是局部电流作用的结果。

（二）神经纤维兴奋传导的特点

动作电位从受刺激的兴奋点可向两侧未兴奋点传导，称为双向传导。无髓纤维动作电位的传导是从兴奋点依次传遍整个细胞的，故传导的速度较慢。

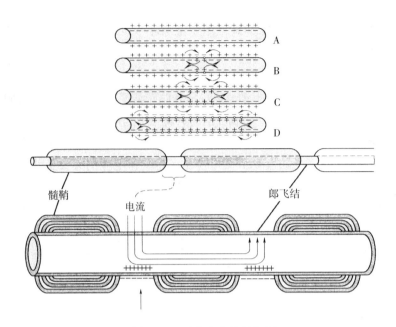

图 2 - 9   动作电位传导机制

上图示动作电位在无髓神经纤维的传导；下图示动作电位在有髓神经纤维的传导过程；

箭头示最先产生动作电位的部位。

有髓神经纤维的髓鞘具有绝缘作用，动作电位的传导只能在没有髓鞘的郎飞结处进行。郎飞结的膜上 Na^+ 通道密集，易产生动作电位。传导时，出现动作电位的郎飞结与它相邻的郎飞结之间产生局部电流，使相邻的郎飞结产生动作电位，这样动作电位就从一个郎飞结传给相邻的郎飞结，称为跳跃式传导（图 2 -9）。因为有髓神经纤维动作电位呈跳跃式传导，故其传导速度比无髓神经纤维传导快得多。有髓纤维跳跃传导的优点不仅仅是传导速度加快，从能量消耗的观点看，跳跃传导是一种很有效的节能方式，因为 Na^+ 内流和 K^+ 外流比无髓纤维少，$Na^+ - K^+$ 泵只需消耗较少的能量即可将它们泵出和泵入，以维持原有的离子分布。神经系统有一些疾病，例如多发性硬化可以出现脱髓鞘，当髓鞘破坏或缺乏时，将引起传导的速度减慢，甚至阻滞，导致严重后果。

生物电已被广泛应用于医学的实验研究和临床。例如，临床上常用的心电图、肌电图、脑电图就是用特殊仪器将心肌细胞、骨骼肌细胞、大脑皮质神经细胞产生的电位变化，进行检测和处理后记录的图形，它们对相关疾病的诊断有重要的意义。

第四节   肌细胞的收缩功能

骨骼肌、心肌和平滑肌在结构和功能上虽有差异，但收缩的原理基本相同。在这三种肌细胞中，骨骼肌在人体内含量最多，因此，我们以骨骼肌为例讨论肌细胞的收缩功能。

一、神经－骨骼肌接头处的兴奋传递

运动神经纤维末梢和骨骼肌细胞相互接触的部位称为神经－骨骼肌接头，它是兴奋由神经传到肌细胞的部位。

（一）神经－骨骼肌接头的结构

运动神经的轴突分支，在到达骨骼肌细胞时失去髓鞘，末梢部位膨大，以裸露的神经末梢嵌入肌细胞表面所形成的凹陷中。在神经末梢中含有许多囊泡，称为接头小泡（synaptic vesicle），一个小泡内约含有1万个乙酰胆碱（acetylcholine，ACh）分子。靠近肌细胞膜的轴突末梢称为接头前膜（prejunctional membrane），而与接头前膜相对应的肌细胞膜称为接头后膜（postjunctional membrane），又称为终板膜（endplate membrane）。终板膜规则地向细胞内凹陷形成许多皱褶，以扩大其面积，有利于兴奋的传递。接头前膜和接头后膜并不接触，二者之间有一个充满细胞外液的间隙，即接头间隙（junctional cleft）。在接头后膜上有能与乙酰胆碱特异性结合的受体。另外，还有大量的能分解乙酰胆碱的胆碱酯酶，以皱褶处最多（图2－10）。

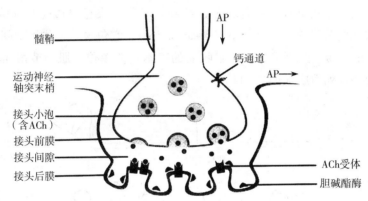

图2－10 神经－骨骼肌接头的结构及其传递过程

（二）神经－骨骼肌接头处兴奋的传递过程

传递（transmission）是指兴奋由一个细胞传给另一个细胞的过程。当神经冲动沿神经纤维传到轴突末梢时，引起接头前膜上钙通道开放，Ca^{2+}从细胞外液顺电－化学梯度进入轴突末梢，触发轴浆中的囊泡向接头前膜方向移动，囊泡膜与接头前膜融合、破裂，以出胞的方式使ACh分子释放进入接头间隙，Ach扩散到达终板膜，立即与终板膜上的ACh受体结合，使Na^+、K^+通道开放，允许Na^+、K^+通过，但以Na^+内流为主，产生终板膜的去极化，称为终板电位（end－plate potential）。当终板电位达到阈电位时，使肌细胞膜上的Na^+通道大量开放而爆发动作电位，引起骨骼肌细胞的兴奋。接头前膜释放到接头间隙中的乙酰胆碱并没有进入肌细胞，它只起到传递信息的作用，很快就被存于接头间隙和终板膜上的胆碱酯酶分解为胆碱和乙酸而失去作用，这样就保证了一次神经冲动仅引起肌细胞兴奋一次。否则，释放的乙酰胆碱在接头间隙中积聚起来，将使骨骼肌细胞持续地兴奋和收缩而发生痉挛。

综上所述，神经－骨骼肌接头处兴奋的传递过程可概括为电－化学－电的传递过程。神经末梢释放的在细胞间传递信息的物质称为递质，乙酰胆碱就是神经－骨骼肌接头处兴奋传递的神经递质。而乙酰胆碱的清除主要靠胆碱酯酶的降解作用来完成，有机磷农药对胆碱酯酶有选择性抑制作用，使之失去分解乙酰胆碱的能力，造成神经－骨骼肌接头处乙酰胆碱大量堆积，导致终板电位不断产生，从而出现肌肉震颤。美洲箭毒能与乙酰胆碱竞争受体，使终板膜不能产生终板电位，从而阻断了神经－骨骼肌接头处的兴奋传递，使肌肉失去收缩能力，所以美洲箭毒可作为肌肉松弛剂。

二、骨骼肌的微细结构与收缩机制

（一）骨骼肌的微细结构

骨骼肌细胞含有大量的肌原纤维和高度发达的肌管系统。

1. 肌原纤维和肌小节　肌细胞内含有大量平行排列的肌原纤维（myofibril），纵贯肌细胞的全长。在显微镜下观察，每条肌原纤维的长轴都呈现规则的明暗相间的节段，分别称为明带（light band）和暗带（dark bank）。明带中央有一条与肌原纤维垂直的横线称为 Z 线。暗带中央也有一条横线称为 M 线。暗带中央相对透亮的区域称为 H 带。两条相邻 Z 线间的节段称为一个肌小节（sarcomere），它包含一个位于中间部分的暗带和两侧各 1/2 的明带，肌小节是肌细胞收缩的基本功能单位。肌小节由粗、细肌丝按一定的规律交替排列而成（图 2－11）。

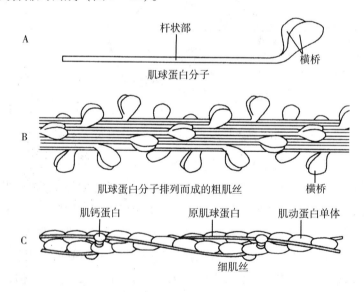

图 2－11　粗细肌丝的分子结构

粗肌丝由肌凝蛋白分子组成。肌凝蛋白分子（myosin）分为杆状部和头部。杆状部呈束状排列，构成粗肌丝的主体，而头部则规律地分布在粗肌丝表面，形成横桥（cross bridge）。横桥在肌丝滑行过程中有重要作用，主要表现为：① 横桥与细肌丝上的位点结合时，引起横桥向 M 线方向摆动，这种结合是可逆性的，继而出现分离，再与细肌丝上新的位点结合，这样产生同方向连续的摆动；② 横桥具有 ATP 酶的作用，可分解 ATP，释放能量，供横桥摆动时利用（图 2-11）。

细肌丝由肌动蛋白、原肌凝蛋白和肌钙蛋白组成。许多肌动蛋白分子聚合成双螺旋状，构成细肌丝的主体，在肌动蛋白上有与横桥结合的位点。原肌凝蛋白分子首尾相接，也聚合成双螺旋结构，缠绕在肌动蛋白上，遮盖与横桥结合的位点，阻止它们结合。肌钙蛋白是由三个亚单位组成的球形分子，结合在原肌凝蛋白上，它是 Ca^{2+} 的受体蛋白。

2. 肌管系统　肌管系统是指包绕在每一条肌原纤维周围的膜性囊管状结构。由来源和功能都不相同的两套独立的管道系统组成。一种是与肌原纤维垂直的管道，称为横管，也称 T 管。它是肌膜在 Z 线处向细胞内凹陷而形成，包绕在肌原纤维上，所以横管实质上是肌膜的延续。当肌膜兴奋时，动作电位可沿横管传入肌细胞内部。另一种是与肌原纤维平行的管道，称为纵管。纵管交织成网，包绕在肌原纤维周围，也称肌浆网（图 2-12）。纵管在靠近横管附近膨大，形成终池，内贮存 Ca^{2+}。横管加上它两侧的终池构成三联管（triad），三联管的作用是把横管传来的兴奋信息和终池释放 Ca^{2+} 的过程衔接起来，完成横管向纵管的信息传递，是兴奋-收缩偶联的关键结构；而纵池释放的 Ca^{2+} 则是引起肌细胞收缩的直接原因。

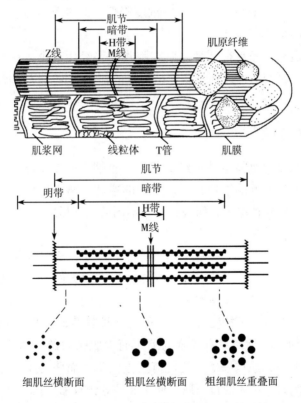

图 2-12　骨骼肌细胞的肌原纤维和肌管系统

（二）收缩机制

肌细胞处于静息状态时，原肌凝蛋白遮盖肌动蛋白上与横桥结合的位点，横桥无法与位点相结合。当肌细胞兴奋时，终池内的 Ca^{2+} 进入肌浆，使肌浆中 Ca^{2+} 浓度增高，Ca^{2+} 与肌钙蛋白结合，使原肌凝蛋白分子构象发生改变，并发生位置的移动，将肌动蛋白上与横桥结合的位点暴露出来，引发横桥与肌动蛋白结合，横桥的 ATP 酶使 ATP 分解释放出的能量，供横桥连续作同方向的摆动，拉动细肌丝向 M 线方向滑行，肌小节缩短，肌细胞收缩。当肌细胞兴奋传走后，肌浆中的 Ca^{2+} 被钙泵主动转运回终池，于是肌浆中 Ca^{2+} 降低，Ca^{2+} 即与肌钙蛋白分离，原肌凝蛋白构象恢复、复位又遮盖肌动蛋白与横桥结合的位点，使横桥与肌动蛋白分离，横桥停止摆动，细肌丝恢复到收缩前的位置，肌小节变长，肌细胞舒张。

三、骨骼肌的兴奋 – 收缩偶联

骨骼肌的兴奋 – 收缩偶联（excitation – contraction coupling of skeletal muscle）是指骨骼肌细胞兴奋时肌膜产生的电变化导致肌肉收缩的机械变化的过程。实现兴奋 – 收缩偶联的组织结构是三联管，起关键作用的物质是 Ca^{2+}。

当神经冲动导致肌细胞兴奋时，动作电位便迅速沿肌膜传播，经横管膜到达三联管部位时，使终池膜上的钙通道开放，于是 Ca^{2+} 顺浓度差由终池向肌浆中扩散，导致肌浆中 Ca^{2+} 浓度增高而引起肌细胞收缩。而神经冲动一旦停止，肌浆中的 Ca^{2+} 又被钙泵逆浓度差转运回终池，于是肌浆中 Ca^{2+} 浓度降低，肌细胞舒张。由此可见，兴奋 – 收缩偶联的关键物质是 Ca^{2+}。

综上所述，从运动神经兴奋到骨骼肌细胞收缩要经历三个复杂而连续的过程，即神经 – 骨骼肌接头处兴奋的传递；三联管结构处的信息传递；纵池释放 Ca^{2+} 和 Ca^{2+} 触发肌丝滑行。

四、骨骼肌的收缩形式

在体内，骨骼肌受到躯体运动神经支配产生收缩，完成躯体的运动。骨骼肌收缩时产生两种变化：一是长度的缩短；一是张力的增加。籍以完成躯体的运动或抵抗某些外力的作用。在不同的情况下，肌肉收缩有不同的表现形式。

（一）等长收缩与等张收缩

1. 等长收缩　肌肉收缩时只有张力的增加而无长度的缩短称为等长收缩（isometric contraction）。由于没有肌肉长度的缩短，纵然产生了很大的张力，被肌肉作用的物体也不会发生位移。因此，等长收缩作功为零。等长收缩的作用主要是维持人体的姿势。例如，人站立时对抗重力、维持姿势而产生的肌肉收缩主要是等长收缩。

2. 等张收缩　肌肉收缩时只有长度的缩短而无肌张力的变化称为等张收缩（isotonic contraction）。此时，肌肉缩短，使负荷发生位移，而张力不再增加。因此，等张收缩是做了功的。例如，肢体的自由屈、伸主要是等张收缩。

人体骨骼肌的收缩大多数情况下是混合式的，就是说既有张力的增加又有长度的缩短，而且总是张力增加在前，长度缩短在后。当肌肉开始收缩时，一般只有肌张力的增加，当肌张力等于或超过负荷时，肌肉才会出现长度的缩短，一旦肌肉长度开始缩短，肌肉的张力就不再增加。

(二) 单收缩与强直收缩

1. 单收缩 当骨骼肌受到一次短促的有效刺激时，可发生一次动作电位，引起一次收缩，称为单收缩（single twitch）。单收缩可分为三个时期：①潜伏期，是指从给予刺激到肌肉开始收缩的时间。这段时间虽然很短，但是发生了许多的生理变化；②缩短期，是指从肌肉开始收缩到收缩达到顶点的时间；③舒张期，是指从肌肉收缩顶点回到收缩基线的时间，舒张期略长于缩短期。在正常机体中，肌肉的单收缩极少见。因为神经冲动向肌肉传来时，都是连续的，成串的。

2. 强直收缩 骨骼肌受到频率较高的连续有效刺激时，出现的强而持久的收缩称为强直收缩（tetanus）。依据刺激频率的不同，强直收缩又分为以下两种情况。

（1）不完全强直收缩 如果刺激频率较低，后一刺激落在前一收缩的舒张期内，就会形成在第一次收缩的舒张期还没有完结时发生第二次收缩，表现为舒张不完全，这种情况记录的收缩曲线成锯齿状，称为不完全强直收缩。不完全强直收缩的幅度大于单收缩。

（2）完全强直收缩 如果刺激频率较高，后一刺激落在前一收缩的缩短期内，就会出现收缩的叠加现象，即只见有缩短期而没有舒张期，从而出现完全强直收缩。这时记录出一条平滑的收缩曲线，而且其幅度大于单收缩和不完全强直收缩。据测定，完全强直收缩产生的肌张力要比单收缩大 3~4 倍，因而可产生更大的收缩效果。

在生理条件下，运动神经总是传来连续的神经冲动。因此，在人体内骨骼肌的收缩都是完全强直收缩。心肌的兴奋则有其特殊的生理特点，不可能发生强直收缩。

五、影响骨骼肌收缩的主要因素

影响骨骼肌收缩的主要因素有前负荷、后负荷和肌肉收缩能力。前负荷和后负荷是外部作用于骨骼肌的力，而肌肉收缩能力则是骨骼肌自身内在的功能状态。

(一) 前负荷

前负荷（preload）是指肌肉开始收缩之前所承受的负荷。肌肉收缩前在前负荷作用下所处的长度称为肌肉的初长度。在前负荷增加的初始阶段，增加初长度能相应增大肌张力。因为随着初长度的增加，粗肌丝的横桥与细肌丝结合位点结合的数量逐渐增加所致。当前负荷和初长度达到一定程度时，产生最大肌张力。因为此时粗肌丝的横桥与细肌丝结合位点的结合数量最多。使肌肉产生最大肌张力的前负荷称为最适前负荷，此时的初长度称为最适初长度。但是当前负荷和肌纤维初长度再增加时，肌张力则减小。因为超过最适初长度后横桥与细肌丝结合位点的结合数量减少，所以肌肉收缩时肌张力下降。显然，在一定范围内，初长度越长，肌肉收缩力越强，若超出一定范围，不仅不增强，反而减弱。

(二) 后负荷

后负荷（afterload）是指肌肉收缩过程中所承受的负荷。它是肌肉收缩的阻力或作功对象。肌肉在有后负荷的作用下收缩，总是先有张力的增加以克服后负荷的阻力，然后才有长度的缩短。当后负荷为零，肌肉缩短速度最快，而张力不变。随着后负荷的增加，收缩张力增加而缩短速度减小，当后负荷增大到一定程度时肌肉产生最大的张力，而缩短速度为零。显然，后负荷过小或过大都会降低肌肉作功的效率。适度的后负荷才能获得肌肉作功的最佳效率。

（三）肌肉收缩能力

把不依赖前、后负荷而影响肌肉收缩效能的肌肉内在特性，称肌肉收缩能力（contractility）。肌肉收缩能力主要取决于兴奋－收缩偶联过程中 Ca^{2+} 的浓度和横桥的 ATP 酶活性等因素。其他条件不变时，肌肉收缩能力增强，可以使肌肉收缩的张力增加、收缩的速度加快，使它作功效率增加。体内许多神经递质、体液物质或疾病的病理变化及一些药物等都是通过调节肌肉收缩能力来影响肌肉收缩效能的。例如 Ca^{2+}、肾上腺素使肌肉收缩能力增强，而酸中毒、缺氧则使肌肉收缩能力减弱。当其他条件不变时，肌肉的收缩能力与其工作效率成正变关系。

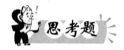
思考题

1. 细胞膜的物质转运功能有哪几种？
2. 何谓静息电位与动作电位？其产生机制是什么？
3. 神经－骨骼肌接头的兴奋传递过程。
4. 影响骨骼肌收缩的主要因素有哪些？

第三章 血 液

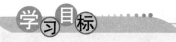

　　1. 掌握血液组成；血浆的主要功能；血浆渗透压的组成及其作用；各类血细胞的数量与功能，血液凝固的概念及基本过程；加速与延缓血液凝固的措施；ABO 血型系统的分型原则及临床输血原则。
　　2. 熟悉血浆蛋白的种类；血液的理化特性；红细胞的生理特性；纤溶的概念及过程。
　　3. 了解血液凝固的内源性和外源性激活途径；纤溶激活物与抑制物；交叉配血实验；血型遗传；Rh 血型系统的特点。

　　血液（blood）是存在于心血管中的一种液体组织。在心脏的推动下，血液在全身血管内循环流动，实现其运输、防御和调节等功能。血液在机体代谢中起着十分重要的作用，如果流经体内任何器官的血流量不足，均可能造成严重的代谢混乱和组织损伤。机体患较严重的疾病，在其病程达到某阶段时常能引起血液性质或成分的变化。另一方面，血液疾病也常能引起机体内各器官系统的功能紊乱。因此，人体大量失血、血液成分或性质的严重改变或者血液循环的严重障碍都将危及生命。

第一节　血液的组成和理化特性

一、血液的基本组成

　　血液由液态的血浆（plasma）和混悬于血浆中的血细胞（blood cell）组成。血细胞又分为红细胞、白细胞、血小板三类。其中，红细胞占绝大部分。
　　血液的组成：
　　（一）血细胞比容
　　若将经抗凝处理的血液置于分血计玻管内，经离心沉淀后，分血计中的血液分为两层（图 3 - 1）：上层淡黄色透明液体为血浆；下层红色不透明的为红细胞，在红色沉淀的表面有一白色的薄层为白细胞和血小板。血浆和血细胞合在一起称为全血。血细胞在全血中所占的容积百分比，称为血细胞比容。正常成年男性的血细胞比容为 40% ~50%，女性为 37% ~48%，新生儿约为 55%。血细胞比容的数值反映了红细胞

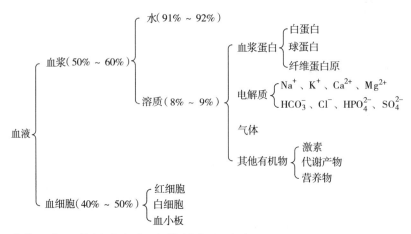

数量的相对值。当血浆量或红细胞数量发生改变时，都可使血细胞比容发生改变。如某些贫血的患者血细胞比容可减少，严重脱水病人的血细胞比容可升高。从静脉中抽取的血液，在不加抗凝剂的情况下，经血液凝固后，所析出的淡黄色液体称血清（serum）。血清与血浆的主要区别在于血清中缺乏参与血液凝固过程的纤维蛋白原和其他凝血因子，但增加了少量在凝血过程中血小板释放的物质。在临床上，血清常常被用来进行生化检验、血型鉴定和免疫测定等实验室项目的检测。

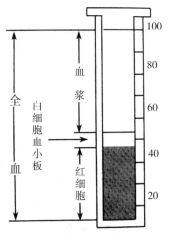

图 3-1 血细胞组成

（二）血浆成分和作用

血浆为血液的液体部分，是血细胞生存的环境。血浆的主要成分为水，占血浆的91%～92%。溶质占8%～9%，溶质中含量最多的是血浆蛋白，其余为无机盐及非蛋白含氮化合物等。血浆量及其成分的相对稳定，是维持血细胞正常功能活动的重要条件。测定血浆的成分，从中了解体内物质代谢或某些器官的功能状况，对诊断疾病有很大帮助。

1. 血浆蛋白　血浆蛋白（plasma protein）是血浆中多种蛋白质的总称。用盐析法可将其分为白蛋白（albumin）、球蛋白（globulin）和纤维蛋白原（fibrinogen）三大类。正常成人血浆蛋白总量为60～80g/L，其中白蛋白分子量最小，而含量最多，为40～50g/L；球蛋白含量占20～30g/L，血浆球蛋白是多种球蛋白的混合物，用蛋白电泳法又可分为 α_1、α_2、β、γ 四种。其中 γ 球蛋白几乎全部是抗体，又叫做免疫球蛋白，它是血液防御功能的重要组成部分。纤维蛋白原分子量最大，而含量最少，为2～4g/L，主要参与凝血。白蛋白与球蛋白的比值（A/G）为1.5～2.5/1，全部白蛋白和大多数球蛋白主要由肝脏合成，而有的球蛋白可由肝外组织合成。临床上测定A/G比值，主要用于肝功能检查。当肝脏病变时（如肝硬化），可致A/G比值下降，严重者甚至出现倒置。

血浆蛋白的主要功能有：①形成血浆胶体渗透压的功能；②运输功能，血浆蛋白可作为载体运输激素、脂类物质、离子、维生素及多种代谢产物；③缓冲血浆酸碱度的功能；④免疫功能，血浆中免疫球蛋白和补体参与机体的免疫反应；⑤参与凝血和抗凝血功能，血浆中含有多种蛋白质类的凝血因子和抗凝血物质。

2. 非蛋白含氮化合物 血浆中除蛋白质以外的其他含氮物质总称为非蛋白含氮化合物。主要包括尿素、尿酸、肌酐、肌酸、氨和胆红素等。临床上把非蛋白含氮化合物所含氮的总量称为非蛋白氮（NPN）。正常成人血浆中 NPN 含量约为 $14.5 \sim 25$ mmol/L，其中 $1/3 \sim 1/2$ 为尿素氮（BUN）。由于血中 NPN 主要经肾脏排出，故测定血中非蛋白氮或尿素氮含量，有助于了解肾脏功能和体内蛋白质的代谢情况。

3. 无机盐 无机盐约占血浆总量的 0.9%，绝大部分以离子形式存在。血浆中的正离子主要为 Na^+，还有少量 K^+、Ca^{2+}、Mg^{2+}；负离子主要为 Cl^-，还有 HCO_3^-、HPO_4^{2-} 等。这些离子可维持血浆晶体渗透压、神经和肌肉的正常兴奋性以及酸碱平衡等功能。

此外，血浆中还含有葡萄糖、脂类、乳酸、酮体等有机物质和微量的酶、激素、维生素以及少量的气体等。

二、血液的理化特性

（一）血液的颜色

血液呈红色，血液的颜色来源于红细胞内的血红蛋白。动脉血中红细胞含氧合血红蛋白较多，呈鲜红色；静脉血中红细胞含去氧血红蛋白较多，呈暗红色。血浆呈黄色，来源于血红蛋白的代谢产物。空腹血浆清澈透明，进餐后，尤其摄入较多的脂类食物，血浆中悬浮着脂蛋白微滴而变得混浊。因此，临床做某些血液化学成分检验时，要求空腹采血，以避免食物对检测结果产生影响。

（二）血液的比重

正常成人全血的比重为 $1.050 \sim 1.060$，主要取决于红细胞的数量，红细胞的数量越多则全血的比重愈大；血浆的比重为 $1.025 \sim 1.030$，主要与血浆蛋白的含量有关；红细胞比重大于血浆，约为 1.090，它与其所含血红蛋白的量成正变。测定全血或血浆的比重可间接估算红细胞或血红蛋白的含量。

（三）血液的黏滞性

血液的黏滞性主要来源于液体内部分子或颗粒之间的摩擦力。通常在体外测定血液或血浆与水相比的相对黏滞性，如以水的黏滞性为 1，则全血的黏滞性为水的 $4 \sim 5$ 倍，血浆为水的 $1.6 \sim 2.4$ 倍。全血的黏滞性主要取决于所含的红细胞数量，血浆的黏滞性主要取决于血浆蛋白的含量。严重贫血的患者红细胞减少，血液黏滞性下降；而大面积烧伤的患者，血中水分大量渗出血管，血液浓缩，黏滞性升高。

（四）血浆酸碱度

正常人血浆为弱碱性，pH 保持在 $7.35 \sim 7.45$ 之间。血浆酸碱度保持相对稳定，是组织细胞正常活动的必要条件。如果血中酸性物质过多，使 pH 低于 7.35，称为酸中毒；相反，pH 高于 7.45，则称为碱中毒。酸中毒或碱中毒都会影响组织细胞的正常生理活动。

血浆酸碱度能保持相对恒定，首先是依靠血液本身的缓冲作用。在血液中含有数对具有缓冲作用的物质，其中以血浆中的 $NaHCO_3/H_2CO_3$ 这一缓冲对最为重要。只要两者比值保持相对 20/1，pH 就恒定在正常范围内。此外，通过肺、肾的功能活动，不断地排出体内过剩的酸或碱，使血中的 $NaHCO_3/H_2CO_3$ 比值和血浆 pH 保持在正常范围内。

（五）血浆渗透压

1. 渗透现象和渗透压　渗透压是溶液的一种基本特性。当用半透膜隔开两种不同浓度的同种溶液时，则水分子从浓度低的一侧通过半透膜向浓度高的一侧扩散，这种现象称渗透现象。产生这种渗透的作用力称渗透压力。渗透压就是指溶液中的溶质颗粒透过半透膜吸引水分子的力量。渗透压的大小与溶液中溶质颗粒数目成正比；而与溶质的种类及颗粒的大小无关。因此，在单位容积的溶液中，溶质颗粒数目愈多，渗透压愈大；数目愈少，渗透压愈小。

2. 血浆渗透压的组成及正常值　血浆渗透压由两部分构成。一部分是由血浆中无机盐、葡萄糖、尿素（主要为 NaCl）等晶体物质所形成的血浆晶体渗透压（crystal osmotic pressure）；另一部分是血浆蛋白（主要为白蛋白）等胶体物质所形成的血浆胶体渗透压（colloid osmotic pressure）。血浆渗透压的数值约为 300mmol/L（约相当于 5800mmHg、770kPa）。由于血浆中晶体物质的分子量小，颗粒数目多，所形成的晶体渗透压大；所以血浆的渗透压主要来自溶解于其中的晶体物质，特别是电解质；而血浆蛋白分子量大，颗粒数目少，因此所形成的胶体渗透压小，仅为 1.3mmol/L（约相当于 25mmHg、3.3kPa）。

人体内的组织液和细胞内液的渗透压都和血浆渗透压相等。临床上所用的等渗、低渗和高渗溶液都是与血浆渗透压比较而言的。与血浆渗透压相等或相近的溶液称为等渗溶液，如 0.9% NaCl 溶液或 5% 葡萄糖溶液；所以 0.9% NaCl 溶液又称为生理盐水；而高于或低于血浆渗透压的溶液则相应地称为高渗或低渗溶液。常用的高渗溶液如 50% 葡萄糖、20% 甘露醇等溶液。

3. 血浆渗透压的作用　在体内，血浆所接触到的是两种生物半透膜，即细胞膜和毛细血管壁。由于细胞膜和毛细血管壁的通透性不同，因而表现出晶体渗透压与胶体渗透压不同的生理作用。

（1）血浆晶体渗透压的作用　细胞膜允许水分子自由通透，对某些无机离子等不易通透，对蛋白质则不允许通透。正常情况下，细胞膜内、外的渗透压保持相对稳定，细胞内、外水分保持平衡，血细胞也得以保持正常形态和功能。如血浆晶体渗透压降低，因渗透作用进入红细胞内的水分增多，使红细胞膨胀，直至破裂，导致溶血。反之，血浆晶体渗透压增高，则红细胞内水分渗出引起皱缩变形，最后也可破裂溶血。因此，血浆晶体渗透压对维持细胞内外水分的正常交换、保持红细胞的正常形态和功能具有重要作用。

（2）血浆胶体渗透压的作用　毛细血管壁的通透性较大，水分子和晶体物质可以自由通透，因而毛细血管壁两侧的晶体渗透压基本相等。但毛细血管壁不允许大分子的蛋白质通透，因此，毛细血管内外水分的交换取决于血浆胶体渗透压，如肝脏、肾脏疾患等引起机体血浆蛋白（主要是白蛋白）含量减少，血浆胶体渗透压降低，水分由血浆向组织间隙渗透，引起组织液生成增多，造成组织水肿（图3-2）。相反，如大量呕吐、腹泻等使血浆胶体渗透压升高，水由组织向血管内渗透，使血浆量增加。因此，血浆胶体渗透压对调节毛细血管内外水分的交换，维持正常血浆容量有重要作用。在临床上静脉滴注大分子右旋糖酐具有扩充血容量的作用。

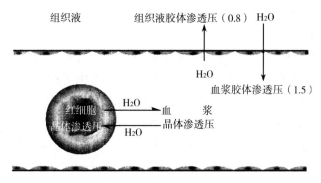

图3-2 血浆渗透压作用

第二节 血细胞

一、红细胞

（一）红细胞的形态、数量与功能

正常成熟的红细胞（red blood cell，RBC）无核，呈双凹圆碟形，平均直径约8μm，边缘厚，中央薄，这种形态使红细胞的表面积增大，因而与血浆之间的交换面积增大，有利于气体交换。同时也增加了红细胞的可塑性，在血液流经微小毛细血管和血窦孔隙时，红细胞形态可发生改变而通过。

红细胞是血液中数量最多的一种血细胞，也是人体数量最多的一种细胞。正常成年男性的红细胞数量为（4.0～5.5）×10^{12}/L，平均5.0×10^{12}/L；女性为（3.5～5.0）×10^{12}/L，平均为4.2×10^{12}/L；新生儿的红细胞数可达6.0×10^{12}/L。出生后数周逐渐减少，6个月龄时降至最低，儿童时期内，红细胞一直保持在较低水平，到青春发育期逐渐增加接近于成人水平。红细胞数量不仅有性别和年龄的差异，还可因其他条件而发生改变。如长期居住高原者的红细胞数多于居住平原者；运动时多于安静时。

红细胞的主要功能是运输O_2和CO_2，并对血液酸碱度变化起缓冲作用。红细胞的功能都是由其所含的血红蛋白来完成的。一旦红细胞破裂，血红蛋白释入血浆，其功能即丧失。正常成年男性血红蛋白含量约为120～160g/L；女性为110～150g/L，血液中血红蛋白含量既与每个红细胞中的含量有关，也与红细胞的数量有关。在末梢血液中，单位容积内红细胞数量或血红蛋白含量低于正常，称为贫血。贫血患者的血液运氧能力不足，常可引起组织缺氧。

（二）红细胞的生理特性

1. 红细胞的可塑变形性　红细胞在血液循环中通过小于其直径的毛细血管和血窦孔隙时发生变形，通过后又恢复原状，这种特性称可塑变形性。红细胞的表面积与体积的比值愈大，其变形能力也愈大。故正常双凹圆碟形的红细胞变形能力大于异常球形红细胞的变形能力。衰老、受损红细胞的变形能力常降低。

2. 红细胞的悬浮稳定性　红细胞的比重虽大于血浆，但如将抗凝血注入血沉管垂直静置，红细胞却能相当稳定地悬浮于血浆中，下沉的速度十分缓慢，红细胞悬浮于血浆中不易下沉的特性，称为红细胞的悬浮稳定性。通常以红细胞在第一小时末下沉的距离来表示红细胞的沉降速率，称为红细胞沉降率（erythrocyte sedimentation rate, ESR），简称血沉。用韦氏法检测血沉的正常值为：成年男性为 0～15mm/h；女性为 0～20mm/h。血沉的快慢是衡量红细胞悬浮稳定性的指标。血沉加快表示红细胞的悬浮稳定性降低。妇女在月经期或妊娠期，血沉一般较快。某些疾病，如活动期肺结核和风湿热、恶性肿瘤等，血沉可明显加快。故测定血沉有助于某些疾病的诊断。

红细胞的悬浮稳定性，来源于红细胞在下降时与血浆之间产生的摩擦力、红细胞膜彼此之间相同电荷所产生的排斥力，阻碍了红细胞的下沉。血沉的快慢取决于红细胞是否发生叠连。叠连是指许多红细胞彼此以凹面相贴，重叠在一起的现象。由于红细胞发生叠连，红细胞与血浆的接触总面积减少，与血浆间的摩擦力减少，血沉加快。影响血沉快慢的因素，主要取决于血浆的成分，而不是红细胞本身。一般情况下，血浆中白蛋白和卵磷脂增多，可减少红细胞叠连，延缓血沉；而球蛋白、纤维蛋白原和胆固醇增多，可加速红细胞叠连，使血沉加快。

3. 红细胞的渗透脆性　正常情况下，红细胞内外液体之间的渗透压基本相等，使红细胞保持正常形态和大小。如将红细胞置于一系列渗透压不同的低渗溶液中，水分子将渗入红细胞内，使红细胞膨胀，甚至破裂而溶血，这种现象称渗透性溶血。如将红细胞置于 0.8%～0.6% NaCl 溶液中，水分渗入红细胞使之膨胀，但不破裂；置于 0.45%～0.40% NaCl 溶液中，部分红细胞由于过度膨胀而开始破裂；若置于 0.35%～0.30% NaCl 溶液中，则全部红细胞发生破裂，出现溶血。这说明红细胞膜在低渗溶液中对水分渗入所引起的膨胀有一定的抵抗力。红细胞膜对低渗溶液抵抗力的大小，称为红细胞渗透脆性。临床上观察红细胞对低渗溶液抵抗力的大小，称为脆性试验。其抵抗力的大小与脆性呈反变关系。即抵抗力大的脆性小，反之则脆性大。一般来说，初成熟的红细胞脆性小，抵抗力大；衰老的红细胞脆性大，抵抗力则小。某些疾病患者，如遗传性球形红细胞增多症，红细胞的脆性明显增大；巨幼红细胞性贫血时，红细胞的脆性显著减小。因此，红细胞脆性试验具有一定的临床意义。

（三）红细胞的生成与破坏

红细胞的生成与破坏呈动态平衡，使其在血液中的数量保持在一定范围之内。如果这种平衡被破坏，则会导致疾病。

1. 红细胞生成的部位　在胚胎时期，红细胞的生成部位为肝、脾和骨髓；婴儿出生后则主要在骨髓造血；成人长骨髓腔被脂肪所充填，因此，只有胸骨、肋骨、颅骨、髂骨等扁骨以及椎骨和长骨的骨骺处才有终生造血功能。

2. 红细胞生成的条件

（1）红骨髓的正常造血功能　红骨髓中的红细胞系祖细胞在促红细胞生成素的作用下分化为原红细胞，经过 3～4 次有丝分裂，依次发育为早幼红细胞、中幼红细胞、晚幼红细胞、网织红细胞，最后生成 8～16 个成熟红细胞。以上全部过程约需 5 天。红细胞在发育成熟的过程中，其细胞体积由大变小，细胞核由大变小直至消失，细胞质内的血红蛋白由无到有，逐渐增多。通常只有成熟的红细胞才进入周围血流，但也有少量网织红细胞进入血流。若外周血液中出现大量网织红细胞表示造血功能亢进。当骨髓造血功能受到放射线、某些药物（如氯霉素、抗癌药物）等的理化因素抑制时，不仅红细胞及其血红蛋白含量减少，而且白细胞及血小板也明显减少，临床称之为再生障碍性贫血。

（2）红细胞生成的原料　蛋白质和铁（Fe^{2+}）是血红蛋白的基本组成部分，因而是重要的造血原料。通常饮食中的蛋白质供应量能满足需要。如果铁摄入不足或吸收利用障碍或慢性失血，均会导致机体内缺铁，从而使血红蛋白合成减少，引起临床上常见的缺铁性贫血（iron deficiency anemia）也称小细胞低色素性贫血。临床上可用硫酸亚铁等药物加以治疗；并多吃含铁量较多的食物，如动物肝、蛋类、黄豆及有色蔬菜等。

（3）红细胞成熟因子　在红细胞的发育过程中，维生素 B_{12} 和叶酸是 DNA 合成所不可缺少的辅酶。一旦缺乏，核酸特别是脱氧核糖核酸的合成减少，红细胞的成熟和分裂增殖发生障碍，很多红细胞的生长只能停止在初始阶段，而使血液中红细胞数量大大减少，红细胞体积大于正常，这种贫血称为巨幼细胞贫血或称大细胞性贫血。维生素 B_{12} 必须与胃腺壁细胞分泌的内因子（一种糖蛋白）结合成一种复合物，才能在回肠被吸收。因此，当胃大部分切除或萎缩性胃炎等，均可引起内因子分泌不足，影响维生素 B_{12} 吸收，造成红细胞成熟障碍，细胞分裂繁殖减慢，使许多红细胞停滞在幼红细胞阶段，也可引起巨幼细胞贫血。

3. 红细胞生成的调节

（1）促红细胞生成素　血中氧分压降低，可引起肾释放促红细胞生成素（一种糖蛋白），它作用于骨髓红细胞膜上的促红细胞生成素受体，可加速其增殖分化，使血中成熟红细胞数量增加。当红细胞数量增加，机体缺氧缓解时，肾释放的促红细胞生成素也随之减少。由于严重的肾疾患，使其释放的促红细胞生成素量减少，可引起红细胞生成减少，临床上称肾性贫血。

（2）雄激素　雄性激素一方面能直接刺激骨髓造血组织，使红细胞生成增多，另一方面也能促进肾分泌促红细胞生成素，使骨髓的造血功能增强，从而使外周血液的红细胞数量增多。因此，青春期后血液中红细胞含量，男性多于女性。

4. 红细胞的破坏　红细胞的平均寿命为 120 天，成熟红细胞无核，不能合成新的蛋白质，故对其自身结构无法更新、修补。衰老的红细胞脆性增加，细胞内酶异常，红细胞易发生破坏。在血流湍急处脆性较大的红细胞可因机械撞击而破裂；在通过微小孔隙时，可塑性差、变形能力减退的红细胞在脾、肝等处被破坏，而被巨噬细胞所吞噬。脾功能亢进，可使红细胞破坏增加，引起脾性贫血。

红细胞在血管内被破坏而发生溶血时，释放出血红蛋白并分解为珠蛋白和血红素。珠蛋白参与体内蛋白质代谢过程；血红素中的铁大部分回收再用于造血，其余部分主要经肝处理后由肠道及肾排出体外，红细胞的生成与破坏呈动态平衡，从而使红细胞数量维持在正常范围内。

二、白细胞

白细胞（white blood cell，WBC）为无色有核圆球形细胞，体积一般比红细胞大。按其形态特点可分为两类：一类细胞质中有特殊颗粒，称为有粒白细胞或粒细胞，包括中粒细胞（neutrophil）、嗜酸粒细胞（eosinophil 和嗜碱粒细胞（basophil）；另一类细胞质中没有特殊颗粒，称为无粒白细胞，包括淋巴细胞（lymphocyte）和单核细胞（monocyte）。

（一）白细胞的总数与分类计数

正常成人白细胞总数约为（4.0 ~ 10.0）$\times 10^9$/L；当白细胞数量超过 10×10^9/L 时，称为白细胞增多（leukocytosis）；少于 4.0×10^9/L 时，称为白细胞减少（leukopenia）。分别计算各类白细胞在白细胞总数中的百分比，称为白细胞分类计数（表 3 - 1）。白细胞总数存在着明显的生理性波动，进食、疼痛、情绪激动、妊娠等都可使白细胞总数升高。一天之内，下午较早晨多。新生儿血液中白细胞总数可达 20×10^9/L，但于出生后 2 周左右就接近于正常成人的最高值。

临床通过检测血液中白细胞总数和分类计数的变化，有助于某些疾病的诊断。也是临床医学中应用最为广泛的检测项目。

表 3 - 1 我国健康成人血液白细胞正常值及主要功能

名称	均值	百分比（%）	主要功能
粒细胞			
中性粒细胞	4.5×10^9/L	50 ~ 70	吞噬细菌与坏死细胞
嗜酸粒细胞	0.1×10^9/L	0.5 ~ 5	抑制组胺释放
嗜碱粒细胞	0.025×10^9/L	0 ~ 1	释放组胺与肝素
无粒细胞			
淋巴细胞	1.8×10^9/L	20 ~ 40	参与特异性免疫
单核细胞	0.45×10^9/L	3 ~ 8	吞噬细菌与衰老的红细胞
总数	7.0×10^9/L		

（二）白细胞的生理功能

1. 中性粒细胞 中性粒细胞是机体发生急性炎症时的主要反应细胞，具有十分活跃的变形运动和吞噬作用。它能从血管内皮细胞间隙游出，趋向炎症部位，将细菌或微小异物以及坏死的细胞吞噬掉，并在细胞内的蛋白水解酶作用下，将它们分解和消化。在此过程中，部分中性粒细胞也将由于吞噬大量细菌和释放的酶过多而分解死亡。死亡的白细胞连同溶解液化了的坏死组织细胞及细菌构成了脓液。中性粒细胞增多，常见于各种急性细菌感染，如肺炎、阑尾炎、扁桃体炎以及急性出血、溶血等。因此，中性粒细胞是机体发生急性炎症时的主要反应细胞，它实际上处于机体抵制微生物病原体特别是化脓性细菌入侵的第一线。故急性感染时，血中白细胞总数增多，尤其是中性粒细胞增多；若中性粒细胞减少到 1×10^9 时，机体抵抗力明显下降，极易引发感染。

2. 单核细胞　单核细胞生成后立即进入血液，在血液中停留 2~3 天后进入肝、脾和淋巴结，在其中转变为体积大、溶酶体颗粒多、吞噬能力强的巨噬细胞。它们的主要功能有：①吞噬并杀灭入侵的致病物质，如病毒、疟原虫和结核分枝杆菌等；②能识别和杀伤肿瘤细胞；③清除坏死组织和衰老的红细胞、血小板等；④参与免疫反应，在免疫反应的初级阶段和淋巴细胞相互作用，激活淋巴细胞的特异性免疫功能；⑤巨噬细胞能产生集落刺激因子，调节粒系造血祖细胞的增殖和分化。另外，还分泌一种白细胞介素，对细胞分化、干扰素及抗体的产生均有调节作用。在某些慢性炎症时，其数量常常增加。

3. 嗜碱粒细胞　嗜碱粒细胞与组织中的肥大细胞相似，与过敏反应有关。能释放出肝素、组胺、过敏性慢反应物质。肝素具有抗凝血作用；组胺和过敏性慢反应物质可使小血管扩张，毛细血管和微静脉的通透性增加，支气管和肠道平滑肌收缩，引起哮喘、荨麻疹等各种过敏反应症状。

4. 嗜酸粒细胞　嗜酸粒细胞的吞噬能力很弱，它与过敏反应有关。在发生速发型过敏反应时，由于嗜酸粒细胞趋化因子的作用，将嗜酸粒细胞吸引到肥大细胞和嗜碱粒细胞周围。嗜酸粒细胞可释放某些酶，将组胺和过敏性慢反应物质破坏，并限制肥大细胞和嗜碱粒细胞释放这些物质。此外，嗜酸粒细胞还能吞噬抗原－抗体复合物，并通过溶酶体的消化作用，减轻抗原－抗体复合物所引起的有害作用。在蠕虫引起的免疫反应中，嗜酸粒细胞黏着于蠕虫体上，借助溶酶体内所含的某些酶，对血吸虫、蛔虫、钩虫等蠕虫产生一定的杀伤作用。由于嗜酸粒细胞的上述作用，患过敏性疾病和某些寄生虫病时，嗜酸粒细胞增多。

5. 淋巴细胞　淋巴细胞又称免疫细胞，参与机体的特异性免疫功能，它是构成机体防御功能的重要组成部分。按淋巴细胞发生和功能的不同分为两类：一类是由骨髓生成的淋巴干细胞，在胸腺激素作用下发育成熟的胸腺依赖式淋巴细胞（简称 T 淋巴细胞），参与细胞免疫；另一类是在骨髓或肠道淋巴组织中发育成熟的非胸腺依赖式淋巴细胞（简称 B 淋巴细胞），参与体液免疫。

（三）白细胞的生成与破坏

1. 白细胞的生成　所有的白细胞均同源于骨髓中的原始细胞而且除淋巴细胞在脾、淋巴结、胸腺、消化管管壁内的淋巴组织中发育成熟外，其他血细胞均在骨髓内发育成熟。白细胞的生成需一定的蛋白质、叶酸、维生素 B_{12} 和维生素 B_6。

2. 白细胞的破坏　各种白细胞的寿命不同。粒细胞在外周血液中的寿命不到一天，单核细胞在血液中的寿命可能为数周，进入组织后可长达数月之久。T 淋巴细胞的寿命可长达一年以上，B 淋巴细胞在血液中可生存一至数天。衰老的白细胞，大部分由肝、脾内的巨噬细胞吞噬和分解，小部分穿过消化道和呼吸道黏膜而被排出。

三、血小板

（一）血小板的形态和数量

血小板（platelet，BPC）不具完整的细胞结构，无细胞核，是巨核细胞分离出来的小块胞质，体积小，在血流中多为圆形或椭圆形，少数呈梭形或不规则形。

正常成年人的血小板数量为（100～300）×10^9/L。妇女月经期血小板减少，妊娠、进食、运动及缺氧可使血小板增多。血小板数量超过 1000×10^9/L，称血小板过多，易发生血栓；血小板数量低于 50×10^9/L，称血小板减少。毛细血管脆性增加，微小的创伤就会使皮肤和黏膜下出现出血点或产生紫癜，临床上称为血小板减少性紫癜。

（二）血小板的生理特性

1. 黏附　当血小板与某些异物的表面接触或受到某些诱导剂的刺激后，血小板首先发生形态改变，黏附于异物的表面，这一特性称为黏附性。在体内，血小板并不能黏附在血管内皮完整的血管壁上，但当血管受损时，血小板与血管伤口处胶原纤维接触，即刻黏附在伤口处，这是血小板在止血过程中十分重要的起始步骤。

2. 聚集　血小板彼此之间相互黏附、聚合在一起的现象称为聚集。血小板聚集后使细胞膜的通透性发生改变，水分容易进入细胞，使血小板肿胀，最后膜破裂，血小板解体。

3. 释放反应　血小板受到刺激后可将其储存颗粒中的物质向外排出，这一过程称为血小板释放反应。血小板释放出来的生物活性物质，如 5-羟色胺和儿茶酚胺等，可使小动脉收缩，有助于止血。释放的血小板因子，尤其是血小板因子Ⅲ可参与凝血过程。

4. 吸附　血小板能将许多凝血因子吸附到它的表面。当血管破损时，随着血小板的黏附与聚集，吸附大量凝血因子，使破损局部的凝血因子浓度显著增高，促进并加速凝血过程的进行。

5. 收缩性　血小板因含有血小板收缩蛋白，它可在钙离子的触发下发生收缩，使血凝块回缩变硬，形成坚实的血小板血栓，牢固地堵住伤口，使出血停止。

（三）血小板的生理功能

1. 参与凝血过程　血小板表面能吸附纤维蛋白原、凝血酶原等多种凝血因子，它本身也含有与凝血有关的多种血小板因子，所以血小板参与凝血过程。

2. 参与止血过程　血小板释放的 5-羟色胺和儿茶酚胺可收缩血管；血小板形成的血小板栓能堵塞伤口；最后在血小板的参与下形成凝血块。后两个过程相互作用形成牢固的止血栓。可见血小板在促进止血方面起重要作用。

3. 维持毛细血管壁的完整性　血小板可随时沉着于血管壁，以填补内皮细胞脱落时留下的空隙，维持毛细血管内皮完整，防止红细胞逸出。有人将此功能称为血小板的"修补"作用，如果血小板减少到（20～50）×10^9/L 以下时，则红细胞易逸出血管，形成自发性出血，称为血小板减少性紫癜。

(四) 血小板的生成与破坏

血小板由红骨髓生成。红骨髓中的原始细胞先分化为巨核细胞。随着巨核细胞的胞质逐渐被分隔成许多小块，这些小块脱落下来就成为血小板。血小板的寿命为 7 ~ 14 天。衰老的或与粗糙面接触而破碎的血小板绝大部分被脾、肝和骨髓的巨噬细胞吞噬和破坏。

第三节 血液凝固和纤维蛋白溶解

一、血液凝固

血液凝固的概念 血液从液体状态转变成不流动的胶冻状态的过程称为血液凝固（blood coagulation）简称凝血。它是一系列酶促连锁反应过程。其基本反应是使血浆中呈溶胶状态的纤维蛋白原转变为不溶性的纤维蛋白，这种纤维蛋白呈丝状并相互交织成网，将血细胞网罗于其内，然后纤维蛋白丝收缩，挤出血清，形成凝血块。凝血后挤出的淡黄色液体称为血清。血清与血浆的成分相比，其主要差别是血清中不含纤维蛋白原和被消耗的一些其他凝血因子。

(一) 凝血因子

血浆与组织中直接参与凝血过程的物质称为凝血因子（blood coagulation factor）。国际上依照各因子被发现的顺序用罗马数字来命名，国际公认的凝血因子共有 12 种（表 3 -2）。

表 3 – 2 凝血因子一览表

因子	同义名	合成部位	合成时是否需要维生素 K	凝血过程中的作用	是否存在于血清
I	纤维蛋白原	肝	不	变为纤维蛋白	无
II	凝血酶原	肝	需要	变为有活性的凝血酶	几乎没有
III	组织凝血活素	各种组织	不	启动外源性凝血	-
IV	钙离子（Ca^{2+}）	-	-	参与多种过程	存在
V	前加速素	肝	不	调节蛋白	无
VII	前转变素	肝	需要	参与外源性凝血	存在
VIII	抗血友病因子	肝为主	不	调节蛋白	无
IX	血浆凝血激酶	肝	需要	变为有活性的 Xa	存在
X	Stuart – Prower 因子	肝	需要	变为有活性的 Xa	存在
XI	血浆凝血激酶前质	肝	不	变为有活性的 Xa	存在
XII	接触因子	不明	不	启动内源性凝血	存在
XIII	纤维蛋白稳定因子	肝	不	不溶性纤维蛋白的形成	几乎没有

其中因子VI是由因子 V 转变而来的，因而被取消了。除因子IV（钙离子）外，全部属于蛋白质，而且大多数具有蛋白水解酶的作用。因子II、VII、IX和 X 的合成需要有维生素 K 的参加，故称为维生素 K 依赖性凝血因子。所以当体内维生素 K 缺乏时可引起凝血功能障碍。

（二）血液凝固的基本过程

血液凝固的三个基本步骤：第一步为凝血酶原激活物的形成；第二步为凝血酶原激活物催化凝血酶原转变成为凝血酶；第三步为凝血酶催化纤维蛋白原转变为纤维蛋白，从而形成凝血块（图 3 - 3）。

根据凝血酶原激活物形成的途径不同，可将凝血分成内源性凝血途径（intrinsic pathway of blood coagulation）和外源性凝血途径（extrinsic pathway of blood coagulation）。

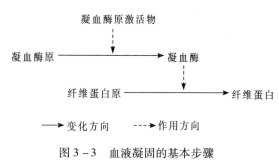

图 3 - 3　血液凝固的基本步骤

1. 内源性凝血途径　是指完全依靠血浆内凝血因子逐步使因子 X 激活的途径，一般是由因子Ⅻ被激活而发动起来的。当血浆中的因子Ⅻ接触到受损血管内皮的胶原纤维后就被激活，变为活化型的因子Ⅻa（a 表示具有活性）。Ⅻa 又激活因子Ⅺ成为Ⅺa，Ⅺa 再激活Ⅸ因子，活化的Ⅸa、Ⅷ因子、血小板第 3 因子（PF_3）及 Ca^{2+} 组成因子Ⅷ复合物。Ⅷ因子本身虽不能激活因子 X，但能使Ⅸa 激活因子 X 的作用加快几百倍。缺乏因子Ⅷ时，将发生血友病，这时凝血过程非常缓慢，若稍有创伤便会出血难止。

2. 外源性凝血途径　是由被损伤的血管外组织释放因子Ⅲ所发动的凝血途径。因子Ⅲ为磷脂蛋白质，广泛存在于血管外组织中，尤其是在脑肺和胎盘组织中特别丰富。当组织损伤时释放并使血中 Ca^{2+} 因子Ⅶ和因子 X 都结合于因子Ⅲ所提供的磷脂上，于是因子Ⅶ催化因子 X 成为 Xa（图 3 - 4）。

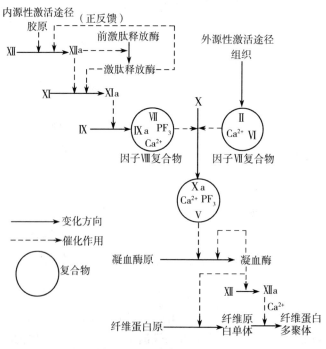

图 3 - 4　血液凝固过程

一般外源性凝血速度较快，内源性凝血较缓慢，两者有相辅相成的作用。但实际上单纯由一种途径引起凝血的情况不多见。

（三）人体的抗凝血机制

正常时血液是不会在血管内凝固的，这是因为血液中存在着许多抗凝血的因素：①血管内膜光滑完整，因子Ⅻ不易被激活，血小板也不易发生黏附；②血液循环不息，致使一些凝血因子不易激活，即使有少数被激活也会不断地稀释运走，并被吞噬系统吞噬和破坏；③血管壁能产生前列腺素 G_{12}，能抑制血小板聚集，并有抗凝血作用；④血液中有纤维蛋白溶解酶；⑤血液中有多种抗凝血物质，尤其是抗凝血酶Ⅲ和肝素，有很强的抗凝血作用。抗凝血酶Ⅲ是肝脏合成的一种脂蛋白，它能和因子Ⅱa、Ⅶ、Xa 、Ⅸa结合，"封闭"了这些凝血因子的活性中心而使之失活，从而阻止了血液凝固的发生。肝素是由肥大细胞产生的一种黏多糖。它能加强抗凝血酶Ⅲ的作用，并能直接抑制凝血酶原的激活，还能抑制血小板的黏附、聚集和释放反应。所以肝素在体内外都具有很强的抗凝血作用。

（四）血液凝固的加速与延缓

在手术或机体因创伤而出血时，需要防止出血与促进血液凝固。临床上常用温热生理盐水纱布压迫手术部位或创面，因为血液与纱布粗糙面接触，可加速激活因子Ⅻ；促进血小板黏附、聚集和释放血小板因子；同时温热又能加速凝血的酶促反应，故可加速血液凝固。此外，为防止病人在手术中大出血，常在术前注射维生素 K，以促进肝脏大量合成凝血酶原等凝血因子，起到加速血液凝固的作用。中医学也有许多中草药能够促进血液凝固，如云南白药、三七等。

临床上，常采用光滑的器皿取血或盛血；或将血液置于低温环境中，以延缓血液凝固。又如临床化验或输血时需要加入定量的抗凝剂，以防止血液凝固，常用枸橼酸钠，它与血浆中的 Ca^{2+} 结合成不易解离的络合物，使血钙浓度降低或消失，因而血液不能凝固。加入肝素可以达到同样的目的。

二、纤维蛋白溶解

血液凝固过程中形成的纤维蛋白被降解、液化的过程称为纤维蛋白溶解（fibrinolysis），简称纤溶。其生理意义在于使血液处于液态，保持血液畅通。纤溶系统包括四类成分：①纤维蛋白溶解酶原（plasminogen）简称纤溶酶原；②纤维蛋白溶解酶（plasmin）简称纤溶酶；③纤溶酶原激活物（plasminogen activator，PA），即能使纤溶酶原转变成纤溶酶的物质；④纤溶酶抑制物（plasmin inhibitors），即能抑制纤维蛋白溶解的物质。纤维蛋白溶解的

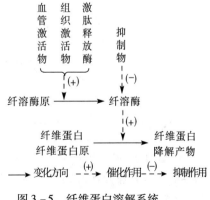

图 3-5 纤维蛋白溶解系统

基本过程分两个阶段，纤维蛋白溶解酶原的激活和纤维蛋白的降解（图3-5）。

（一）纤维蛋白溶解酶原的激活

正常血浆中的纤溶酶是以无活性的纤维蛋白溶解酶原形式存在的，必须激活后才具有催化活性。纤维蛋白溶解酶原的激活物广泛存在于血浆、组织、排泄物和体液中。可分为三类：①血管内激活物，由小血管内皮细胞合成，当血管内出现血凝块时可大量释放；②组织激活物，子宫、前列腺、肾上腺、甲状腺、肺等组织中含量较丰富，组织损伤时释放，上述器官手术时不易止血和术后易发生渗血，妇女月经血不含血凝块都是与此有关。肾合成和分泌的尿激酶也属此类激活物，现已从尿液中提取出来，作为血栓溶解剂应用于临床；③依赖于因子Ⅻa的激活物，血浆中的前激肽释放酶，被Ⅻa激活后生成的激肽释放酶，即可激活纤维蛋白溶解酶原。

（二）纤维蛋白和纤维蛋白原的降解

纤维蛋白及纤维蛋白原在纤维蛋白溶解酶的催化下可降解成许多蛋白质碎片，这些碎片统称为纤维蛋白降解产物。纤维蛋白降解产物也具有抗凝血作用。纤维蛋白溶解酶还可水解因子Ⅱa、Ⅴ、Ⅶ、Ⅷ和Ⅸ，干扰血小板的聚集和释放反应，因此有较强的抗凝血作用。

（三）纤溶抑制物

纤溶酶抑制物存在于血浆和组织中，按其作用环节可分为两类：一类抑制纤维蛋白溶解酶原激活，称为抗活化素；另一类抑制纤维蛋白溶解酶的活性，称抗凝血酶（antithrombin）。血浆中抗凝血酶浓度约为纤维蛋白溶解酶浓度的20~30倍。因此正常血浆中的纤维蛋白溶解酶不易对纤维蛋白原和其他凝血因子起水解作用。只有当血液在体内凝固时，由于凝血块中的纤维蛋白不吸附抗凝血酶而能吸附纤维蛋白溶解酶原和血浆激活物，使后二者在凝血块中逐渐增多，使纤维蛋白溶解。

（四）纤维蛋白溶解的生理意义

正常情况下纤溶与凝血之间保持着动态平衡关系，这种平衡是血液保持正常状态的基础，既能保证血液在全身通畅流动，又有利于在血管损伤处及时止血。当平衡紊乱时，将导致纤维蛋白形成不足或过多，引起出血或血栓形成等病理变化。如果血栓形成过多将会发生弥漫性血管内凝血，或血栓脱落随血流带到重要器官小血管处使其堵塞将会引起严重后果（如心肌梗死、脑血管栓塞等）。

第四节　血量和血型

一、血量

血量（blood volume）指人体内血液的总量。正常成人血量约相当于自身体重的7%~8%。大部分在心血管中流动称循环血量。小部分滞留在肝、脾、肺、静脉等贮血库中称贮存血量。在剧烈运动、情绪激动以及其他应急状态时，贮血库中的血液可以释放进入循环，补充循环血量的相对不足。

正常人体内血液的总量是相对恒定的。血量不足时将导致血压下降、血流减慢，最终引起细胞、组织、器官代谢障碍等功能损害。一般认为，少量失血（不超过全身血量的10%），由于功能代偿，可无明显症状，中等失血（全身血量的20%）时，人体功能将难以代偿，会出现血压下降、脉搏加快、四肢冰冷、眩晕、口渴、恶心、乏力等现象，严重失血（全身血量的30%以上）时，如不及时抢救，就可危及生命。

为抢救危重病人和临床需要，一次献血200~300ml，对一个健康人不会带来损害。临床上急性大出血的患者，必须立即进行抢救，而抢救的最有效方法就是输血。但输血又受到血型的限制，所以我们要对血型有一个基本的了解。

二、血型

血型（blood group）是指红细胞膜上凝集原的类型。1995年国际输血协会（ISBT）认可的红细胞血型系统有23个，193种抗原。医学上较重要的血型系统是ABO、Rh、MNSs、Lutheran、Kell、Lewis、Duff及Kidd等，它们都可产生溶血性输血反应，但与临床关系最密切的是ABO血型系统和Rh血型系统。

（一）ABO血型系统

在ABO血型系统的红细胞膜上含有A凝集原（抗原）和B凝集原；在血浆（或血清）中则含有抗B凝集素（抗体）和抗A凝集素。凡凝集原与其相应的凝集素相遇时，红细胞将聚集在一起，经振荡也不会散开，这一现象称为红细胞凝集反应。

1. ABO血型系统的分型 ABO血型系统是根据红细胞膜上凝集原的类型和有无而分型的。血液可分成4个基本类型。红细胞膜上含有A凝集原的称A型，其血浆中含有抗B凝集素；红细胞膜上含有B凝集原者称B型，其血浆中含有抗A凝集素；红细胞膜上含有A和B两种凝集原者称AB型，其血浆中既不含有抗A也不含有抗B凝集素；红细胞膜上A和B两种凝集原均无者为O型，其血浆中含有抗A和抗B两种凝集素（表3-3）。

表3-3 ABO血型系统中的凝集原和凝集素

血型	红细胞上的凝集原	血液中的凝集素
A	A	抗B
B	B	抗A
AB	A和B	无
O	无	抗A和抗B

2. ABO血型与输血 在临床工作中，输血是一种重要的抢救和治疗措施。为了获得良好的输血效果，防止发生输血反应，必须遵守以下原则：①在输血前必须鉴定血型，坚持输同型血，根据免疫学原理，只有当含有A凝集原的红细胞与含有抗A凝集素的血浆相遇，或B凝集原与抗B凝集素相遇并且凝集素的效价（或浓度）足够大时，才会发生凝集反应，故在血型相同的人之间进行输血是安全的。②在紧急情况下难以找到同型血时，可考虑采用少量异型血。如将O型血少量缓慢地输给其他血型的病人，

这是因为输入的 O 型血的红细胞表面无凝集原，不能被任何血型的血浆所凝集。输入的 O 型血浆中所含的抗 A、抗 B 凝集素，因输入的量少，速度又慢，可被受血者的血液所稀释，不足以与受血者的红细胞发生凝集反应。而 AB 血型的人能够接受其他血型的血液，是因为其血浆中不含抗 A、抗 B 凝集素。因此，在异型输血时，主要考虑供血者的红细胞不被受血者的血浆所凝集。但若输血量过多或速度过快时，凝集素来不及被稀释，或者有的输血者的凝集素的凝集效价较高，虽然能被受血者的血浆所稀释，但仍有可能发生凝集反应。故将 O 型血的人称为"万能给血者"，并不完全正确。③交叉配血试验，将输血者的红细胞与受血者的血清相混合，称为主侧；同时将受血者的红细胞与输血者的血清相混合，称为次侧。若两侧配血试验均未发生凝集则为配血相合，输血最为理想，若主侧或主、次两侧均发生凝集，则为配血不合，不能输血；若仅次侧发生凝集而主侧未凝集，则为配血基本相合，见于异型血输血，在严密观察下可少量缓慢地输血（图 3－6）。

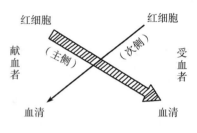

图 3－6　交叉配血试验

　　为确保输血安全，临床上输血前一定要进行交叉配血试验，即使是同型血或重复输血也不能例外。这是因为血液中还存在其他血型系统，且 ABO 血型系统也有一些少见的亚型。如 A 型可分为 A_1、A_2 两个亚型，当 A_1 亚型的供血者把血输给 A_2 亚型的受血者时，有可能发生红细胞凝集反应。

　　3. 血型遗传　血型是先天遗传的，基因型决定血型的表现型，表 3－4 显示 ABO 血型系统中决定每种血型表现型的可能基因型。从表 3－4 中可以看出，A 基因和 B 基因是显性基因，O 基因则为隐性基因。因此，红细胞上表现型 O 只可能来自两个 O 基因，而表现型 A 或 B 由于可能分别来自 AO 和 BO 基因型，因而 A 型或 B 型的父母完全可能生下 O 型的子女。知道了血型的遗传规律（表 3－5），就可能从子女的血型表现型来推断亲子关系。例如 AB 血型的人不可能是 O 型子女的父亲或母亲。但必须注意的是，法医学上依据血型来判断亲子关系时，只能作为否定的参考依据，而不能据以做出肯定的判断。由于血细胞上有许多血型系统，测定血型的种类愈多，做出否定性判断的可靠性也愈高。

表 3－4　ABO 血型的基因型和表现型

表现型	基因型
O 型	OO
A 型	AA、AO
B 型	BB、BO
AB 型	AB

表 3 – 5   ABO 血型的遗传关系

母亲血型	父亲血型			
	O 型	A 型	B 型	AB 型
O	O	O、A	O、B	A、B
A	O、A	A、O	O、A、B、AB	A、B、AB
B	O、B	O、A、B、AB	B、O	A、B、AB
AB	A、B	A、B、AB	A、B、AB	A、B、AB

(二) Rh 血型系统

1. Rh 血型系统的抗原   Rh 血型系统，因最早发现于 Rhesus monkey（恒河猴）而得名。人类红细胞膜上 Rh 抗原，与临床密切相关的有 C、c、D、E、e 五种。其中以 D 抗原的抗原性最强。故把含有 D 抗原的红细胞称为 Rh 阳性，不含 D 抗原的称为 Rh 阴性。我国汉族绝大多数人属 Rh 阳性，Rh 阴性者不足 1% 。但在有些少数民族中，Rh 阴性者的比例比汉族高。如苗族为 12.3% ，塔塔尔族为 15.8% 。

2. Rh 血型系统的特点及意义   人的血清不存在能与 D 抗原结合的天然抗 D 抗体。但在 Rh 阴性的人接受 Rh 阳性血液后，可通过体液免疫产生抗 D 抗体。所以，Rh 阴性受血者第一次接受 Rh 阳性血液时，不会发生红细胞凝集反应，但以后再次输入 Rh 阳性血液时，输入的红细胞即可发生凝集现象。这就是临床上重复输同一供血者的血液时，也要做交叉配血试验的原因。

另外，Rh 阴性的母亲孕育了 Rh 阳性胎儿后，在胎盘屏障有小的渗漏时，胎儿血液可渗入母亲的血循环中，母体受到胎儿红细胞的刺激，可以产生相应的抗体。此种免疫性抗体能通过胎盘破坏胎儿的红细胞，如果是第一胎所产生抗 D 抗体，效价较低，对胎儿无明显影响，如再次妊娠 Rh 阳性胎儿时，抗 D 效价很快升高。此抗体通过胎盘进入胎儿体内而发生新生儿溶血病。

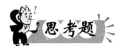
思考题

1. 简述血浆渗透压的组成及其生理意义。

2. 简述血液凝固的基本过程。

3. ABO 血型系统的分型原则是什么？临床输血时应注意什么？

4. 何谓贫血？用所学的生理知识分析可能引起贫血的原因。

第四章 | 血液循环

学习目标

1. 掌握心肌生物电活动及其形成机制；心肌的生理特性；心动周期的概念；心脏射血与充盈过程；心输出量及其影响因素；心音的产生原理及其特点。动脉血压的正常值；动脉血压的形成及其影响因素；微循环的血流通路及功能；组织液的生成与回流；心血管活动的神经及体液调节。

2. 熟悉影响心肌生理特性的因素；各类血管的功能特点；静脉血压及其影响因素；冠脉循环的特点。

3. 了解正常心电图的波形及其意义；动脉脉搏；肺、脑循环的特点。

循环系统由心脏和血管组成。心脏是推动血液流动的动力器官，血管是血液流动的管道。通过心脏节律性的收缩和舒张，推动血液在血管中按一定方向周而复始地流动，称为血液循环（blood circulation）。血液循环的主要功能是完成物质运输以保证新陈代谢的正常进行和维持内环境稳态，并实现机体的体液调节和防御功能。心脏和血管还具有内分泌功能。血液循环一旦停止，生命活动也即将终止。因此，血液循环是高等动物机体生存的最重要条件之一。

本章将分别对心脏和血管的生理活动、心血管活动的调节，以及心、肺、脑重要器官的血液循环进行讨论。

第一节　心脏生理

心脏是血液循环的动力泵，它表现为两个方面的节律性的周期性活动：一是心电周期，即心脏各部分动作电位的产生和扩布的周期性活动；二是心动周期，即由兴奋触发的心肌收缩和舒张的机械活动周期。心脏的每一次泵血活动都是这两个周期相互联系活动的结果。本节将从心脏的生物电活动和机械活动两个角度来讨论心脏的生理活动。

一、心肌细胞的生物电现象

心肌细胞同其他可兴奋细胞一样，细胞膜也存在着跨膜电位。其跨膜电位的形成取决于两个重要的基本条件：即存在着离子的跨膜电 – 化学梯度和膜对离子的选择性通透。后者在心肌细胞膜上表现较为复杂，使各类心肌细胞的跨膜电位各有差异，因而决定了心脏兴奋的产生以及向整个心脏传播过程中表现出的特殊规律。

（一）心肌细胞的类型

心肌细胞根据结构和功能不同分为两大类。一类为非自律细胞，包括心房肌和心室肌细胞。非自律细胞含有大量的肌原纤维，具有兴奋性（excitability）、传导性（conductivity）、收缩性（contractility），执行心脏的收缩和射血功能，所以又称工作细胞；另一类为自律细胞，是特殊分化了的具有自动节律性（autorhythmicity）或起搏功能（pacemaker）的心肌细胞。主要包括窦房结细胞和浦肯野细胞。它们构成了心脏的特殊传导系统。这类细胞所含肌原纤维甚少，基本上无收缩性。自律细胞的主要功能是产生和传播兴奋，控制心脏活动的节律。

（二）心室肌细胞的跨膜电位及其形成机制

心室肌细胞的跨膜电位包括静息电位和动作电位。

1. 静息电位　心室肌细胞的静息电位约为 -90mV，形成机制与神经纤维和骨骼肌细胞相似，即在静息状态下，细胞膜对 K^+ 通透性远远超过其他离子（Na^+、Ca^{2+}、Cl^-），所以，心室肌细胞膜的静息电位主要是 K^+ 向细胞外扩散产生的电-化学平衡电位。

2. 动作电位　与骨骼肌或神经纤维比较，心室肌细胞动作电位的明显特征是复极过程复杂，有平台，时程长，动作电位总时程达 $200\sim300\text{ms}$。通常将动作电位的全过程分为 0、1、2、3、4 共五个时期（图 4-1）。

（1）0 期　为去极化过程。心室肌细胞兴奋时，膜内电位由静息状态时的 -90mV 迅速上升到 $+30\text{mV}$ 左右，即细

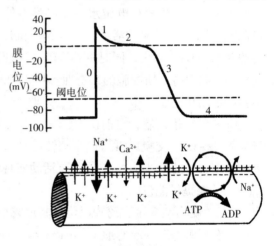

图 4-1　心室肌细胞动作电位和
主要离子的跨膜活动机制

胞膜由原来的极化状态转变为反极化状态，构成了动作电位的上升支。0 期去极化幅度高（120mV），时间短（$1\sim2\text{ms}$），速度快（$200\sim300\text{mV/ms}$）。形成的原因是：刺激引起细胞膜上部分 Na^+ 通道开放，少量 Na^+ 内流，造成膜部分去极化，当去极化达到阈电位约 -70mV 时，大量 Na^+ 通道被激活，出现再生性 Na^+ 内流，使膜内电位急剧上升，直至接近 Na^+ 平衡电位。由于 Na^+ 通道激活快，失活也快，因而称为快钠通道。快钠通道可被河豚毒素阻断。

（2）1 期　又称快速复极初期。动作电位到达峰值后，出现快速而短暂的复极化，膜内电位由 $+30\text{mV}$ 迅速下降到 0mV 左右，0 期和 1 期的膜电位变化速度快，形成了尖锋状图形，称为锋电位，历时约 10ms。1 期形成的原因是：此期 Na^+ 通道已失活关闭，K^+ 通道瞬时激活，出现短暂开放，形成一过性 K^+ 外流。

（3）2期　又称平台期。1期复极到0mV左右，此时的膜电位下降速度非常缓慢，基本上停滞于0mV左右的等电位状态，记录图形表现为平台状，故称为平台期。平台期历时长达100～150ms，是心室肌细胞动作电位时程长的主要原因。也是心室肌细胞动作电位区别于神经纤维和骨骼肌细胞动作电位的主要特征。平台期形成的主要原因是由于缓慢、持久的Ca^{2+}内流和少量K^+外流同时存在，两者跨膜转运的电荷量相当，因此膜电位稳定于0mV左右。随着时间推移，Ca^{2+}通道逐渐失活，Ca^{2+}内流逐渐衰减，而K^+通道不断激活，K^+外流逐渐增强，使平台期延续为复极3期。

（4）3期　又称快速复极末期。此期复极速度加快，膜电位由0mV左右快速下降到－90mV，历时约100～150ms。3期形成的原因是：平台期末，Ca^{2+}通道完全失活关闭，内向电流终止，外向K^+电流进一步增强。3期复极K^+外流是再生性的，K^+的外流使膜内负电荷增加，而膜内电位越负，K^+外流就越增加，这种正反馈的再生过程导致膜的复极越来越快，直至复极完成。

（5）4期　又称静息期或恢复期。3期复极完毕，膜电位基本稳定在－90mV。虽然膜电位已恢复到静息电位水平，但膜内外离子的分布尚未恢复。像骨骼肌一样，通过肌膜上Na^+-K^+泵的活动，实现Na^+和K^+的主动转运。将在动作电位期间进入细胞内的Na^+和Ca^{2+}泵出，同时将外流的K^+摄回膜内，使细胞膜内外的离子恢复到兴奋前的状态，以保持心肌细胞的兴奋性。4期膜电位将保持稳定，若无外来刺激，工作细胞不会产生动作电位。

Ca^{2+}的转运机制，目前认为，Ca^{2+}逆浓度的外运与Na^+顺浓度的内流相偶联进行，形成Na^+-Ca^{2+}交换。Ca^{2+}的主动转运是由Na^+内向性浓度梯度提供能量的，而Na^+内向浓度梯度的维持是Na^+-K^+泵活动实现的，所以归根结底，Ca^{2+}主动转运也是由Na^+-K^+泵提供能量的。

（三）窦房结P细胞跨膜电位及其形成机制

存在于窦房结的起搏细胞（pacemaker cell）简称P细胞，是一种特殊分化的心肌细胞，具有很高的自动节律性，是控制心脏兴奋的正常起搏点。

1. P细胞动作电位的主要特征　P细胞动作电位与心室肌细胞动作电位相比有显著的差别（图4－2）。主要特征是：①0期去极化速度慢，幅度小，膜内电位仅上升到0mV；②基本上没有1期和2期；③复极由3期完成，3期复极完毕后的膜电位称为最大复极电位（或称最大舒张电位），约为－60mV～－65mV；④4期膜电位不稳定，发生了自动去极化，这是自律细胞动作电位最显著的特点。P细胞动作电位4期自动去极化速度快，去极达到阈电位（－40mV），便又产生新的动作电位，这种现象周而复始，动作电位就不断地自动产生。因此，4期自动去极是自律细胞具备自动节律性的基础。

2. P细胞动作电位的形成机制

（1）0期去极的形成　当膜电位由最大复极电位自动去极化达阈电位－40mV时，膜上的Ca^{2+}通道开放，引起Ca^{2+}内流，形成0期去极。由于Ca^{2+}通道激活慢，失活也慢，因而称为慢钙通道。慢钙通道可被Mn^{2+}、维拉帕米（异搏定）所阻断。

（2）3期复极的形成　0期去极后，慢钙通道逐渐失活，复极初期K^+通道被激活，

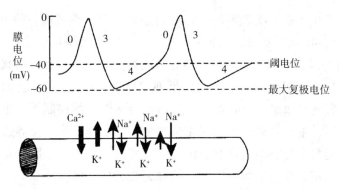

图 4 - 2　窦房结 P 细胞动作电位和主要离子的跨膜活动

Ca^{2+} 内流的逐渐减少和 K^+ 外流的逐渐增加，形成了 3 期复极。

（3）4 期自动去极的形成　此期主要与两种起搏离子流有关。①K^+ 外流的进行性衰减：在 3 期复极达 $-40mV$ 时 K^+ 通道便开始逐渐失活，K^+ 外流逐渐减少；②Na^+ 内流的进行性增强，3 期复极完毕时，一种 Na^+ 通道开始激活，它不同于快 Na^+ 通道，其激活过程非常缓慢，形成逐渐增强的 Na^+ 内流。两种离子流综合的结果导致膜内正电荷增加，形成 4 期自动去极。目前认为，K^+ 外流进行性衰减是 P 细胞 4 期自动去极最重要的离子基础。

（四）浦肯野细胞的跨膜电位及其形成机制

浦肯野细胞（Purkinje cell）属自律细胞，最大复极电位约为 $-90mV$。其动作电位的 0、1、2、3 期的膜电位变化及离子机制与心室肌细胞基本相似。不同之处在于存在 4 期自动去极。4 期自动去极是由随时间而逐渐增强的内向 Na^+ 电流和逐渐衰减的外向 K^+ 电流所引起。浦肯野细胞的 4 期自动去极速度比窦房结 P 细胞慢，因此其自律性比窦房结 P 细胞低。在正常情况下，浦肯野细胞受窦房结 P 细胞的控制，仅起传导兴奋的作用。

综上所述，自律细胞与非自律细胞的区别在于有无 4 期自动去极化。快反应细胞与慢反应细胞的区别在于 0 期去极化速度的快慢。自律细胞自律性的高低主要看 4 期自动去极化速度的快慢。窦房结细胞属于慢反应细胞，但 4 期自动去极化速度快，故自律性高。浦肯野细胞属于快反应细胞，但 4 期自动去极化速度慢，因此自律性低。

二、心肌的生理特性

心肌具有自动节律性、兴奋性、传导性和收缩性。前三者是以心肌细胞膜的生物电活动为基础，故称为电生理特性，它们反映了心脏的兴奋功能。收缩性是以收缩蛋白质之间的生物化学和生物物理反应为基础的，是心肌的一种机械特性，它反映了心脏的泵血功能。电生理特性和机械特性共同决定着心脏的活动。

（一）自动节律性

心肌细胞在没有外来因素作用下，能够自动地发生节律性兴奋的能力或特性称为自动节律性，简称自律性。心肌的自动节律性主要表现在心内特殊传导系统，包括窦房结、房室交界、房室束及其分支。各部位的自律性高低不等，即在单位时间（每分钟）内能够自动发生兴奋的次数不等。窦房结细胞的自律性最高，约 100 次/min；其次是房室交界，约 40～60 次/min；浦肯野纤维约 15～40 次/min。

1. 窦性心律与异位心律 心内特殊传导系统绝大部分都具有自动兴奋的能力，都能以一定的节律使心脏兴奋和收缩。但如果都"各自为政"，心脏就无法实现泵血功能。实际上，心脏各自律组织的活动均在自律性最高组织的控制下。正常情况下，窦房结的自律性最高，由它自动产生的兴奋依次激动心房肌、房室交界、房室束及其分支和心室肌，引起整个心脏的兴奋和收缩。因此窦房结是正常心脏兴奋的发源地，又是统一整个心脏兴奋和收缩节律的中心，故称为心脏的正常起搏点。由窦房结控制的心脏节律性活动，称为窦性心律（sinus rhythm）。正常情况下，窦房结以外的心脏自律组织因受窦房结兴奋的控制，不表现其自律性，故称为潜在起搏点。在某些异常情况下，如窦房结自律性降低、传导阻滞使兴奋不能下传或者潜在起搏点的自律性增高等，这些潜在起搏点可表现出自律性，并使心房或心室按其节律搏动，这些异常的起搏点称为异位起搏点。由窦房结以外的异位起搏点所控制的心脏节律性活动，称为异位心律（ectopic rhythm）。

2. 影响自律性的因素 自律性的高低取决于 4 期自动去极化的速度以及最大复极电位水平和阈电位水平（图 4－3）。

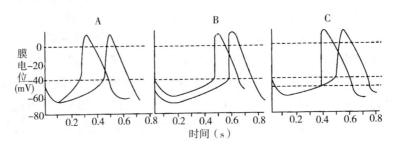

图 4－3 影响自律性的因素

A：自动去极化速度的影响 B：最大复极电位的影响 C：阈电位的影响

（1）4 期自动去极化的速度 4 期自动去极化是形成自律性的基础。如果其他因素不变，4 期自动去极化速度加快，从最大复极电位到达阈电位的时间就缩短，单位时间内产生兴奋的次数增多，自律性就增高；反之，4 期自动去极化速度减慢，从最大复极电位到达阈电位所需时间延长，单位时间内产生的兴奋次数少，自律性就降低。

（2）最大复极电位 若其他条件不变，最大复极电位的绝对值减小，与阈电位的差距缩小，4 期自动去极化到达阈电位的时间缩短，自律性增高；反之，最大复极电位绝对值增大，与阈电位的差距加大，4 期自动去极化达到阈电位的时间延长，自律性降低。

（3）阈电位水平 在其他因素不变的情况下，阈电位水平下移，由最大复极电位到达阈电位的距离缩小，4 期自动去极化达到阈电位所需的时间缩短，自律性增高；反之，阈电位水平上移，4 期到达阈电位的时间延长，自律性降低。

（二）兴奋性

心肌细胞对刺激产生兴奋的能力或特性称为心肌细胞的兴奋性。衡量心肌兴奋性高低的指标是阈强度。

1. **心肌细胞兴奋性的周期性变化**　当心肌细胞受到刺激产生一次兴奋时，兴奋性也随之发生一系列周期性变化。心室肌细胞兴奋性的变化分为以下几个时期（图4-4）。

（1）有效不应期　心肌发生一次兴奋时，从动作电位0期去极化开始至复极化3期达-60mV这段时间内，由于给予有效刺激不能引发动作电位，称为有效不应期。这段时间可分为二种状态，其中从0期去极化开始至复极化3期膜内电位为-55mV的时间内，无论给予多强的刺激都不会使肌膜产生任何程度的去极化，称为绝对不应期。此时Na⁺通道处于失活状态，心肌细胞兴奋性为零。从膜内电位-55mV到-60mV这段复极化期间，由于少量Na⁺通道开始复活，这时如给予强刺激，肌膜可发生局部去极化，但仍然不能产生动作电位，故称为局部反应期。

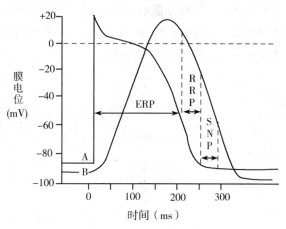

图4-4　心室肌动作电位期间
兴奋性的变化与收缩的关系

a：绝对不应期　　b：局部反应期　　ERP：有效不应期
RRP：相对不应期　　SNP：超常期

（2）相对不应期　有效不应期完毕，从3期膜内电位-60mV开始至-80mV这段时期内，如果给予阈上刺激，可使心肌细胞产生一次新的动作电位，称为相对不应期。此期内心肌的兴奋性已逐渐恢复，但仍低于正常，原因是Na⁺通道已逐渐复活，但开放能力尚未恢复到常态。此期Na⁺内流引起0期去极化的速度较慢和幅度较小，因此，兴奋传导速度较慢。

（3）超常期　从复极化3期膜内电位-80mV开始至复极化-90mV这段时期内，用阈下刺激就能引起心肌产生动作电位，说明心肌的兴奋性超过了正常，故称为超常期。在此期间，心肌细胞的膜电位已基本恢复，但绝对值尚低于静息电位，距阈电位的差距较小，引起兴奋所需的刺激阈值减少，因此兴奋性高于正常水平。由于Na⁺通道开放的能力还没有全部恢复到备用状态，所以，产生动作电位的0期去极化速度和幅度均低于正常，兴奋传导速度也较慢。

2. **心肌兴奋性变化与收缩活动的关系**

（1）有效不应期长　心肌的有效不应期长，几乎占据了整个心肌收缩期和舒张早期（图4-4），这是心肌细胞兴奋性变化的最大特点。由于此期心肌对任何刺激均不会产生兴奋和收缩，因此与骨骼肌不同，心肌不会产生强直收缩，这对心脏交替性的收缩射血和舒张充盈活动非常有利。

（2）期前收缩与代偿性间歇　正常心脏是按窦房结自动产生的兴奋进行节律性的

活动。如果在有效不应期之后（相对不应期和超常期之内），心室受到一次额外的人工刺激或异位起搏点产生的刺激，则可以产生一次兴奋和一次收缩，此兴奋发生在下次窦房结的兴奋到达之前，故称为期前兴奋（premature excitation）。由期前兴奋引起的收缩，称为期前收缩（premature systole），又称早搏。期前兴奋也有自己的有效不应期，当紧接在期前兴奋之后的一次窦房结兴奋传到心室肌时，常常正好落在期前兴奋的有效不应期内，因而不能引起心室的兴奋和收缩，而出现一次"脱失"。必须等到下一次窦房结的兴奋传到心室时，才能引起心室的兴奋和收缩。这样，在一次期前收缩之后，往往出现一段较长的心室舒张期，称为代偿间歇（compensatory pause，图4-5）。

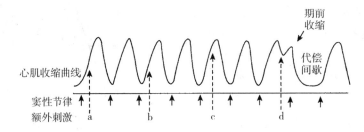

图4-5 期前收缩和代偿间歇

刺激 a、b、c 落在有效不应期不引起反应，刺激 d 落在相对不应期引起期前收缩和代偿间歇

3. 影响兴奋性的因素

（1）静息电位与阈电位之间的差距　在一定范围内，静息电位（自律细胞为最大复极电位）绝对值增大或阈电位水平上移，使两者之间距离加大，引起兴奋所需的刺激阈值也增大，兴奋性降低；反之，静息电位（或最大复极电位）绝对值减小或阈电位水平下移时，使两者之间差距缩小，引起兴奋所需的刺激阈值减小，则兴奋性增高。

（2）Na^+ 通道的状态　是指 Na^+ 通道所处的功能状态，心肌细胞产生兴奋，都是以 Na^+ 通道能被激活为前提的。Na^+ 通道具有三种功能状态，即备用、激活和失活状态，通道状态是决定兴奋性正常、低下和丧失的主要因素。Na^+ 通道处于哪种状态，取决于当时的膜电位水平和时间进程。当膜电位处于正常静息电位（-90mV）水平时，Na^+ 通道虽然关闭，但处于可被激活状态，即备用状态。在备用状态下，若受到有效刺激，膜电位从静息电位水平去极化到阈电位（-70mV）时，Na^+ 通道被激活而开放（激活状态），引起 Na^+ 迅速内流，产生动作电位。紧接着 Na^+ 通道很快关闭，即失活状态，Na^+ 内流终止。此时 Na^+ 通道不能立即被再次激活开放，只有恢复到备用状态后，才能被再次激活。Na^+ 通道由失活状态恢复到备用状态的过程，称为复活，所需时间较长。因此，Na^+ 通道是否处于备用状态，是心肌细胞是否具有兴奋性的前提。

（三）传导性

心肌的传导性是指各种心肌细胞传导兴奋的能力或特性。心肌细胞传导性的高低可用兴奋的传播速度来衡量。

兴奋在单个心肌细胞上传导的机制和其他可兴奋细胞一样，也是局部电流流动的结果。位于相邻心肌细胞间闰盘处的缝隙连接构成细胞间的通道，兴奋可通过这些低电阻通道直接扩布至相邻的细胞，实现心肌细胞的同步性活动。但心房与心室之间有纤维结缔组织环将二者隔开，因此心房和心室分别成为各自独立的功能合胞体。

1. 心脏内兴奋的传导途径 兴奋在心脏内的传播，是通过特殊传导系统进行的有序的扩布。正常情况下，窦房结发出的兴奋通过心房肌传播到整个右心房和左心房，从而使整个心房发生兴奋。与此同时，窦房结的兴奋沿着心房肌细胞整齐排列组成的"优势传导通路"迅速传到房室交界（包括房结区、结区和结希区），经室束和左、右束支到达浦肯野纤维网，引起心室肌兴奋，兴奋由心内膜侧向心外膜侧扩布，使整个心室兴奋（图 4-6）。

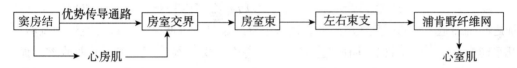

图 4-6 心脏内兴奋的传导途径

2. 心脏内兴奋的传导特点 各类心肌细胞的传导性是有差别的。在心房，普通心房肌的传导速度较慢，约为 0.4m/s，而"优势传导通路"的传导速度较快，约为 1.0 m/s，有利于两心房同步兴奋和同步收缩；在心室，心室肌的传导速度约为 1.0m/s，而浦肯野纤维的传导速度可达 4 m/s，有利于两心室同步兴奋和同步收缩，从而实现心脏强有力的泵血功能。房室交界区的传导性很低，特别是结区的传导速度最慢，仅有 0.02m/s。因此，兴奋传导在房室交界出现了延迟，称为房-室延搁。房-室延搁具有重要的生理意义，使心房收缩完毕之后心室才开始收缩，保证心室有足够的血液充盈与射血，从而避免出现房室收缩重叠的现象。

3. 影响传导性的因素

（1）心肌细胞的直径 兴奋传导速度与心肌细胞的直径粗细呈正变关系。直径粗、横截面积较大，则对电流的阻力较小，故局部电流大，传导速度快；反之，直径细、横截面积小，传导速度慢。如浦肯野细胞的直径为 $70\mu m$，传导速度达 4m/s，而结区细胞直径为 $3\sim4\mu m$，传导速度才 0.02m/s。

（2）0 期去极化的速度和幅度 0 期去极化的速度愈快，局部电流的形成也就愈快，使邻近未兴奋部位去极化达到阈电位水平的速度也随之增快，兴奋在心肌上传导的速度因而增快。另外，0 期去极化幅度愈大，与未兴奋部位之间形成的电位差愈大，局部电流愈强，兴奋传导速度也愈快。反之亦然。

（3）邻近部位膜的兴奋性 兴奋在心肌细胞上的传导，是心肌细胞膜依次兴奋的过程。由于膜的兴奋性周期性变化实际上是 Na^+ 通道所处功能状态所决定的。因此，若未兴奋部位膜上的 Na^+ 通道（或慢反应细胞的 Ca^{2+} 通道）尚处于失活状态（处于有效不应期），则兴奋部位和未兴奋部位之间形成的局部电流不能再使它激活开放，结果导致兴奋传导阻滞；如果 Na^+ 通道处于部分复活（处于相对不应期或超常期），则局部电流可使邻近膜爆发兴奋，但兴奋所产生动作电位的 0 期去极速度慢、幅度小，传导性下降。

（四）收缩性

心肌细胞受到刺激产生兴奋时，首先是细胞膜产生动作电位，然后启动兴奋－收缩偶联，引起肌丝滑行，肌细胞收缩。心肌细胞收缩具有以下特点。

1. 对细胞外液中 Ca^{2+} 依赖性较大　心肌细胞和骨骼肌细胞都是以 Ca^{2+} 作为兴奋－收缩偶联媒介的。虽然心肌细胞的终末池不发达，储 Ca^{2+} 量比骨骼肌少，但心肌细胞横管系统发达，有利于细胞外液的 Ca^{2+} 内流。因此，心肌收缩所需 Ca^{2+} 主要来自细胞外液。在一定范围内，细胞外液 Ca^{2+} 浓度升高，可增强心肌收缩能力。反之，Ca^{2+} 浓度降低，心肌收缩能力减弱。

2. 同步收缩（全或无式收缩）　由于心房和心室内特殊传导组织的传导速度快，加之心肌细胞之间的闰盘区电阻低，兴奋很容易通过。因此当心房或心室受到刺激后，几乎同步收缩。同步收缩具有"全或无"的特性，阈下刺激不能引起心肌收缩，而只要刺激强度达到阈值，所有心肌细胞都参与同步收缩，称为"全或无式收缩"。同步收缩的收缩力量大，泵血效果好。

3. 不发生强直收缩　详见心肌兴奋性变化与收缩活动的关系。

三、心脏的泵血功能

（一）心动周期与心率

1. 心动周期　心脏每收缩和舒张一次所构成的机械活动周期，称为心动周期（cardiac cycle）。一个心动周期要完成心房的收缩和舒张以及心室的收缩和舒张。在正常情况下，心脏的收缩和舒张是由窦房结的自动节律性兴奋所引起的。窦房结的兴奋经心内特殊的传导系统，先兴奋心房，使心房收缩，后兴奋心室，使心室收缩。

心动周期与心率密切相关，二者成反变关系。如以成人安静时平均心率为每分钟 75 次计算，则每一心动周期时程应为 0.8s，其中心房收缩期为 0.1s，舒张期为 0.7s。当心房收缩时，心室尚处于舒张状态。当心房进入舒张期后，心室开始进入收缩期，持续时间 0.3s。继而转入心室舒张期，持续时间 0.5s。心房和心室都处于舒张的时间为 0.4s，这一时期称为全心舒张期（图 4－7）。在一个心动周期中，无论心房或心室，舒张期都长于收缩期，这对于心脏持久不停地活动，以及保证心室有足够的充盈时间，都具有重要的意义。另一方面，心房

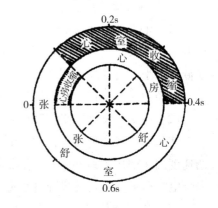

图 4－7　心动周期

和心室从不同步收缩，但却有一段较长的共同舒张时间，这对血液顺利回流心室是十分有利的。

2. 心率　心脏的舒缩活动称为心搏，每分钟心搏的次数称为心率。正常成人安静时的心率为 60～100 次/min。心率因不同年龄、不同性别和不同生理情况而有差异。新生儿心率可达 130 次/min 以上，以后逐渐减慢，至青春期接近成年人。成年人的心

率，女性较男性快；经常进行体力劳动或体育锻炼的人，平时心率较慢；同一个人，安静或睡眠时较慢，肌肉活动增加或情绪激动时较快。

心率对心动周期有直接的影响。心率加快，心动周期缩短，收缩期和舒张期均缩短，但舒张期的缩短更为显著，这样对心脏的充盈和持久活动不利。临床上快速性心律失常有时可导致心力衰竭。

（二）心室射血和充盈过程

在心脏泵血活动过程中，左右心室呈同步性活动。心室所起的作用远比心房重要得多。因此，通常所说的心动周期是指心室的活动周期而言。根据心动周期中心室内压力变化、瓣膜的启闭、心室内容积和血流方向等，通常把一个心动周期分为心室的收缩和舒张两个时期（包括7个时相），以说明心室射血和心室充盈的整个泵血过程（图4-8）。

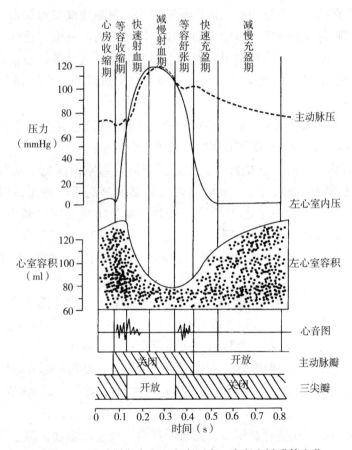

图4-8 心动周期中左心室内压力、容积和瓣膜等变化

1. 心室收缩期 心室收缩之前，室内压低于房内压和动脉压，此时，动脉瓣关闭而房室瓣开放，血液由心房流入心室。在心室收缩期，根据心室内压力和容积等变化，将心室收缩期分为等容收缩期、快速射血期和减慢射血期等3个时相。

（1）等容收缩期 心室开始收缩，室内压升高，当室内压超过房内压时，推动房室瓣关闭，防止心室内血液反流进入心房。此时，室内压仍低于动脉压，动脉瓣仍处于关闭状态，心室成为一个密闭的腔。从房室瓣关闭到动脉瓣尚未开放的时期，心室继续收缩但不射血，由于血液是不可压缩的液体，心室容积并不改变，故此期称为等容收缩期，此期持续约0.05s。心室在密闭状态下的继续收缩，导致室内压急剧升高，成为心动周期中室内压上升速度和幅度最大的时期。

（2）快速射血期　等容收缩期末，心室肌继续收缩，室内压继续升高，当室内压超过动脉压时，动脉瓣开放，此时等容收缩期结束进入快速射血期。血液顺着心室与动脉间的压力梯度，被快速射入动脉内，心室容积迅速减小。随着心室肌的强烈收缩，心室内压很快上升到顶峰，故此期射入到动脉的血量较大，约占总射血量的70%，而且血流速度很快，故称快速射血期，历时约0.1s。此期室内压上升达峰值，且心室容积下降速度最快。

（3）减慢射血期　快速射血期后，由于大量血液已从心室进入动脉，使动脉压相应增高，此时心室肌收缩力量和心室内压开始减小，射血速度变得缓慢，故此期称为减慢射血期。在此期心室内压已略低于动脉压，但心室内血液由于受到心室收缩的作用而具有较高的动能，依其惯性作用逆着压力梯度继续进入动脉，心室的容积将减小到最小值。此期心室射出的血量约占心室收缩期总射血量的30%。减慢射血期历时约0.15s。

2. 心室舒张期　减慢射血期后，心室开始进入舒张状态。心室舒张期包括等容舒张期、快速充盈期、减慢充盈期和心房收缩期等4个时相。

（1）等容舒张期　心室开始舒张，室内压下降，当室内压低于动脉压时，动脉瓣关闭，使血液不能倒流入心室。此时室内压仍然明显高于房内压，房室瓣依然处于关闭状态，心室又成为一个密闭的腔。从动脉瓣关闭到房室瓣尚未开放的时期，心室舒张不能充盈血液，心室容积不变，称为等容舒张期，历时约0.06～0.08s。心室在密闭状态下舒张，室内压急剧下降，成为心动周期中，室内压下降速度和幅度最大的时期。

（2）快速充盈期　等容舒张期末，心室进一步舒张，室内压低于房内压，房室瓣即刻开放，心室迅速充盈。房室瓣开放后，心室的继续舒张，使室内压更低于房内压，甚至形成负压。因此，心房和大静脉内血液顺着房室压力梯度被快速的"抽吸"进入心室，心室容积增大，故此期称为快速充盈期。在这一时期内，进入心室的血量约占总充盈量的2/3，是心室充盈的主要阶段，历时约0.11s。此期心室容积增加速度最快、量最多。

（3）减慢充盈期　快速充盈期后，随着心室内血液不断增加，房室压力梯度逐渐减小，静脉内血液经心房流入心室的速度逐渐减慢，此期称为减慢充盈期，历时约0.22s。

（4）心房收缩期　继减慢充盈期之后，心房开始收缩，房内压升高，进一步将心房内血液挤入心室，心房收缩期进入心室的血量约占心室总充盈量的10%～30%左右。此期历时约0.1s。在临床上心房纤颤的病人，尽管心房已不能正常收缩，心室的充盈量有所减少，但对心脏的泵血功能影响尚不严重，若发生心室纤颤，则心脏的泵血功能丧失，后果极为严重。

综上所述：心室的收缩和舒张，引起室内压大幅度的升降，是形成心房和心室之间以及心室和动脉之间压力梯度的根本原因。而压力梯度又是促使瓣膜启闭和推动血液流动的直接动力。瓣膜在保证血液单向流动和影响室内压变化方面起着重要作用。特别是发生在等容收缩期和等容舒张期这两个时相，由于动脉瓣和房室瓣均处于关闭状态，心室收缩和舒张，造成室内压急剧大幅度的升降，由此很快形成心室和动脉之间以及心房和心室之间的压力梯度。所以，心室的收缩和舒张分别是心脏射血和充盈的动力。

（三）心脏泵血功能的评价

心脏的功能在于泵血，心脏能不断适时地泵出一定数量的血液至全身各器官和组织，以满足其新陈代谢的需求。因此，心脏单位时间泵血量的多少，是反映心脏功能是否正常的最基本的评定指标。常用的评定指标有以下几种。

1. 每搏输出量和射血分数 一次心搏由一侧心室射出的血量，称为每搏输出量，简称搏出量（stroke volume）。左、右心室的搏出量基本相等。相当于心室舒张末期容积减去收缩末期容积。正常成人在安静状态下的搏出量约为 60 ~ 80ml。

搏出量占心室舒张末期容积的百分比称为射血分数（ejection fraction）。安静状态下，健康成人的射血分数约为 55% ~ 65%。正常心脏搏出量始终与心室舒张末期容积相适应。在一定范围内，心室舒张末期容积增加时，搏出量也相应增加，射血分数基本不变。在心室异常扩大，心功能减退时，搏出量可能与正常人没有明显区别，但与已经增大了的心室舒张末期容积不相适应，射血分数明显下降。因此，射血分数是评定心脏泵血功能较为客观的指标。

2. 每分输出量和心指数 每分钟由一侧心室射出的血量，称为每分输出量，简称心输出量（cardiac output），它等于搏出量乘以心率。如按心率 75 次/min 计算，正常成人安静时心输出量约 4.5 ~ 6L/min，平均约为 5L/min。心输出量与机体新陈代谢水平相适应，可因性别、年龄及其他生理情况而不同。成年女性比同体重男性心输出量约低 10%，青年时期高于老年时期。重体力劳动或剧烈运动时，心输出量可比安静时提高 5 ~ 7 倍。情绪激动时心输出量可增加 50% 以上。

心输出量是以个体为单位计算的。身体矮小的人与高大的人，其新陈代谢总量并不相等，心输出量也有差别。调查资料表明，人静息时的心输出量和基础代谢率一样，与体表面积呈正比，因此，把在空腹和安静状态下，每平方米体表面积的每分输出量称为心指数（cardiac index）或静息心指数。一般成人的体表面积约为 1.6 ~ 1.7m^2，静息时心输出量按 5 ~ 6L/min 计算，则心指数约为 3.0 ~ 3.5 L/min·m^2。心指数是分析比较不同个体心脏功能常用的指标。心指数与机体新陈代谢水平相适应。肌肉运动、妊娠等生理条件下均有不同程度的增高；不同年龄者心指数不同，年龄在 10 岁左右时，心指数最大，可达 4L/min·m^2 以上，以后随着年龄增长而逐渐减小，80 岁时心指数接近于 2 L/min·m^2。女性心指数比同龄男性约低 7% ~ 10%。

3. 心脏作功量 血液循环流动所消耗的能量，是由心脏作功供给的。左心室一次收缩所作的功，称为每搏功，简称搏功（stroke work）。搏功包括两部分，一是压力－容积功，这是心室以一定的压强将血液射入主动脉所做的功。压力－容积功是心脏作功的主要部分。另一种是动力功，这是心室赋予血液适当的动能，以加速血液流动所作的功。一般情况下，左心室的动力功在整个搏功中所占比例很小，可忽略不计。左室搏功可用每搏量与心室射血期平均压力的乘积表示。而心室射血期平均压力等于射血期左心室内压与左心室舒张末期压之差。即：

搏功 = 搏出量 × （射血期左心室内压 － 左心室舒张末期压）

每分功 = 搏功 × 心率

右心室搏出量与左心室相等，但肺动脉平均压仅为主动脉平均压的 1/6 左右，故右心室作功量也仅有左心室的 1/6。

作为评定心脏泵血功能的指标，搏功和每分功比单纯心输出量更为全面。因为心脏的作功不仅用于维持心输出量，而且还赋予血液能量以维持血压和推动血液流动，因此，应用心脏作功量评价心脏泵血功能是一个良好的指标。在动脉压增高的情况下，心脏要向动脉射出与原先同等量的血液，就必须加强收缩，增加作功量。

4. 心力储备 心输出量能随机体代谢需要而增长的能力称为心力储备（cardiac reserve）。健康人有相当大的心力储备，强体力活动时心输出量可达 25～30L/min，为静息时的 5～6 倍。心脏的储备能力取决于心率储备和搏出量储备。充分动用心率储备，使心率加快达 160～180 次/min，可使心输出量增加 2～2.5 倍。心率超过 160～180 次/min，心输出量即行减少。搏出量是心室舒张末期容积与收缩末期容积之差，心室舒张末期容积和收缩末期容积都有一定的储备量，故搏出量储备包括收缩期储备和舒张期储备。①收缩期储备，左心室收缩末期容积通常达 75ml，心肌收缩能力增强时，使心室剩余血量不足 20ml，可见，动用收缩期储备，可使搏出量增加约 55～60ml。②舒张期储备，静息时舒张末期容积约为 145ml，由于心室不能过度扩张，一般只能达到 160ml 左右，故舒张期储备只有 15ml 左右。

坚持体育锻炼的人其心肌纤维增粗，心肌的收缩力增强，因而收缩期储备能力增加。同时，由于运动员的基础心率比一般健康人低，故其心率储备也大，剧烈活动时，其心率可增快到静息时的 2～3 倍。因此，适当的体育锻炼，可以有效地提高心率储备，增强心脏的泵血功能。

（四）影响心输出量的因素

心输出量等于搏出量乘以心率，凡能影响搏出量和心率的因素都能影响心输出量。

1. 影响搏出量的因素 在心率不变的情况下，搏出量的多少取决于心室肌收缩的强度和速度，因此，凡能影响心肌收缩的因素都能影响搏出量，它们包括前负荷、后负荷和心肌收缩能力。

（1）前负荷 指心室肌收缩前所承受的负荷，即心室舒张末期容积。心室舒张末期容积是静脉回心血量和心室射血后存在于心室的余血量之和。它决定着心肌的初长度。通常用心室舒张末期压力或容积反映心室的前负荷或心室肌的初长度。在一定限度内，心室舒张末期压力（容积）愈大，心室肌的初长度愈长，则心肌收缩强度和速度就愈大、搏出量就愈多。因此，把通过改变心肌的初长度而使心肌的收缩强度和速度增大，搏出量提高的调节，称为异长自身调节。

在动物实验中，维持动脉血压于一个稳定水平，逐步改变心室舒张末期压力和容积，观察搏出量或搏功的变化，以心室舒张末期压力或容积为横坐标，以搏出量或搏功为纵坐标，所绘制的关系曲线称为心室功能曲线也称 Starling curve（图 4-9）。

心室功能曲线大致分为三段：①心室舒张末期压力为 12~15mmHg 是人体心室的最适前负荷。②最适前负荷左侧一段为功能曲线的升支，通常左心室舒张末期压力为 5~6mmHg。所以，正常心室是在功能曲线的升支段工作，在未达到最适前负荷之前，搏功可随着前负荷和初长度的增加而增加。表明心室具有一定的初长度储备。其意义：在一定的工作范围内，可以随着静脉回流量增加而提高搏出量，使搏出量与静脉回流量经常保持动态平衡，使血液不会在静脉内蓄积，这是一种重要的适应性表现，

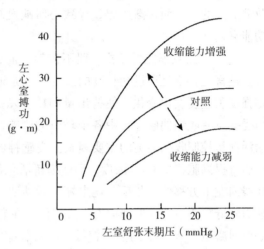

图 4-9　左心室功能曲线

是对搏出量的一种精细调节。③心室舒张末期压力超过最适前负荷后，功能曲线逐渐平坦，并不出现骨骼肌长度-张力曲线那样的明显降支，搏功仍保持不变或轻微下降。这是因为心肌细胞外的间质内含有大量胶原纤维，使心肌伸展性较小的缘故。心室若发生严重病理改变，功能曲线可能出现降支。

由心室功能曲线得知，心脏的泵血功能具有一定的自我调节能力，这种自我调节的基础就是心肌纤维初长度的改变，即静息肌小节长度的改变。心肌超微结构的研究表明，静息肌小节长度为 2.0~2.2μm 时是肌小节的最适初长度，表现为粗、细肌丝之间功能性重叠程度最大，该初长将提供可形成横桥联结的最大横桥数。若做等长收缩或等张收缩时，肌细胞所产生的张力或缩短速度都是最大的。因此，在心室的前负荷或初长度未达到最适水平之前，随着前负荷或初长度的增加，使粗、细肌丝有效的重叠程度增加，因而激活时可形成横桥联结的数目也相应增加，心肌收缩强度和速度增加，搏出量和搏功增加。

心室肌的前负荷是由心室舒张末期充盈量决定的。此量等于静脉回心血量和心室射血后剩余血量的总和。其中静脉回心血量是影响心室舒张末期充盈量的重要因素。而静脉回心血量又与心室舒张期的时程和静脉回流速度呈正比。此外，心房收缩也能增加心舒末期的充盈量，因而可提高心肌收缩强度和速度。

（2）后负荷　指心室肌在收缩过程中所承受的负荷，即心脏在射血过程中所遇到的阻力。这一阻力来自动脉血压。因此用动脉血压来反映心脏的后负荷。如果心脏前负荷、心肌收缩能力、心率保持不变，则后负荷与搏出量呈反变关系。这是因为动脉

血压的升高将使心室等容收缩期延长，动脉瓣开放延迟，射血期缩短，射血速度减慢，搏出量减少。搏出量的减少，却使心室内余血量增加，加之静脉回流量不变，因而使心脏的前负荷增加，通过异长自身调节使搏出量恢复正常。应该说在动脉血压增高的情况下，要通过心脏前负荷、心肌收缩能力和心脏后负荷三方面综合作用的影响，使心脏得以维持适当的搏出量。临床上高血压患者，因长期后负荷加重，心肌经常处于收缩加强的状态而逐渐肥厚，导致心肌缺血缺氧、心肌收缩能力减弱、甚至导致左心功能衰竭。

（3）心肌收缩能力　指心肌不依赖于前、后负荷而改变其力学活动的一种内在特性。换言之，不是通过初长度的改变，而是通过心肌细胞内部功能状态的改变使其收缩强度和速度发生变化，使搏出量和搏功发生改变，称为等长自身调节。心肌收缩能力受兴奋 – 收缩偶联过程中各个环节的影响，其中横桥活化的数量和肌凝蛋白的 ATP 酶活性是控制收缩能力的重要因素。交感神经活动增强及血液中儿茶酚胺浓度增高均能通过提高胞浆中 Ca^{2+} 浓度，而使横桥活化数目增多，心肌收缩能力增强，心室功能曲线向左上方移位。相反，迷走神经活动增强，则降低胞浆中 Ca^{2+} 浓度，使心肌收缩能力降低，心室功能曲线向右下方移位。在老年性心脏和甲状腺功能减退患者的心脏，心肌肌凝蛋白 ATP 酶的活性较低，心肌收缩能力减弱；缺氧、酸中毒均可降低心肌收缩能力，使搏出量和搏功减小。

2. 心率对心输出量的影响　在一定范围内，心率增快则心输出量增加。然而心率过快，超过 160 ~ 180 次/min，心输出量反而下降。原因有二：①心率过快，心室舒张期明显缩短，使心室充盈不足，搏出量减少；②心率过快，心脏过度消耗供能物质，使心肌收缩能力减弱。相反，心率过慢，低于 40 次/min，虽然心室舒张期延长，充盈量增加，但由于心肌的伸展性小，当心室充盈达最适前负荷后，充盈量已尽极限，即使再延长心室舒张时间，也不能相应提高心输出量。因此，心率适宜地加快，心输出量提高，过快或过慢均使心输出量减少。运动员锻炼时，因呼吸和肌肉运动均有助于静脉回流，再加上神经和体液因素的作用，使心肌收缩能力加强，因此，搏出量和心输出量可在心率超过 200 次/min 时才下降。

四、心音和心电图

（一）心音

在每一个心动周期中，心肌收缩舒张、瓣膜开闭、血流冲击室壁和大动脉管壁等因素引起的机械振动，通过周围组织传导到胸壁的声音，称为心音（heart sound）。将听诊器放在胸壁某些特定的听诊部位，即可听到心音。如果用换能器将这些机械振动转变为电信号经记录仪记录下来的曲线，便是心音图（phonocardiogram，PCG）。正常心脏在一个心动周期中出现四个心音，即第一心音、第二心音、第三心音和第四心音，用听诊器听取心音，一般可听到第一心音和第二心音。在正常人偶尔可听到第三心音和第四心音。

1. 第一心音　发生在心室收缩期，标志着心室收缩的开始。音调较低，持续时间较长，在左侧第五肋间锁骨中线内侧听得最清楚。第一心音主要是由心室肌收缩、房室瓣关闭以及心室射出的血液冲击动脉壁引起的振动而产生。第一心音的响度可反映心肌收缩力的强弱和房室瓣的功能状态（表4-1）。

2. 第二心音　发生在心室舒张期，是心室开始舒张的标志。音调较高，持续时间较短。在胸骨左、右缘第二肋间听得最清楚。第二心音产生的主要原因是心室开始舒张时，动脉瓣迅速关闭及血液反流冲击主动脉根部引起的振动所致。第二心音的响度可反映动脉血压的高低和动脉瓣的功能状态（表4-1）。

3. 第三心音　出现在快速充盈期末，故也称舒张早期音或快速充盈音。产生的原因可能是在快速充盈期末，血液充盈减慢，血流速度突然改变而引起心室壁和瓣膜振动。

4. 第四心音　又称心房音。产生原因是心房收缩使血液进入心室而引起室壁振动引起。

心音是心动周期的客观体征，在判断心脏功能方面有重要意义。例如听取心音可判断心率、心律、瓣膜的功能是否正常。在心肌或心瓣膜发生病变、心脏活动异常时，均可产生心脏杂音或异常心音。如心肌炎的患者，在体检时可听到心尖区第一心音低钝；高血压患者，可听到主动脉瓣区第二心音亢进。临床上，杂音对诊断心瓣膜病变具有重要价值。例如，动脉瓣狭窄或房室瓣关闭不全时，在心缩期内出现杂音，称为收缩期杂音；房室瓣狭窄或动脉瓣关闭不全时，在心舒期内出现杂音，称为舒张期杂音。

表4-1　第一心音与第二心音的区别

	第一心音	第二心音
产生原因	主要是房室瓣关闭	主要是动脉瓣关闭
听诊特点	音调低，持续时间长	音调高，持续时间短
音响部位	心尖搏动处	胸骨左、右缘第二肋间隙
生理意义	标志心室收缩开始	标志心室舒张开始

（二）心电图

在每个心动周期中，由窦房结产生的兴奋，按一定的途径，依次传向心房和心室，引起整个心脏的兴奋。这种兴奋的产生和传布过程中的生物电变化，可通过周围的导电组织和体液传导到全身，使体表各部位在每一心动周期中都发生有规律的电变化。因此，用引导电极置于身体表面的一定部位记录出来的心脏电变化曲线，称为心电图（electro cardiogram，ECG）。心肌细胞的生物电变化是心电图的来源，心电图每一瞬间的电位值都是许多心肌细胞电活动的综合效应在体表的反应。

1. 心电图的导联　在记录心电图时，将金属电极分别放在体表某两点，再用导线连接心电图机的正负两极，这种电极安放的位置和连接方式，称为导联。目前，临床上常用的导联包括标准导联（Ⅰ、Ⅱ、Ⅲ），加压单极肢体导联（aVR、aVL、aVF）及加压单极胸导联（V_1、V_2、V_3、V_4、V_5、V_6）。标准导联描记的心电图波形，反映两极下的电位差；加压单极肢体导联和加压单极胸导联能直接反映电极下的心脏电变化。

2. 正常心电图各波及意义 心电图记录纸上纵线代表电压，每 1mm 为 0.1mV；横线代表时间，标准纸速为 25mm/s 时，横线 1mm 为 0.04s。根据记录纸可测量出心电图各波的电位值和时间。不同导联描记的心电图，具有各自的波形特征。标准导联 II 的波形较典型，下面以它为例说明心电图的波形组成（图 4 - 10）。

（1）P 波 左右心房的去极化波，反映兴奋在心房传导过程中的电位变化。P 波从起点到终点的时间为 P 波时间，历时 0.08 ~ 0.11s。P 波的波顶圆钝，波幅不超过 0.25mV。如其时间和波幅超过正常，则提示心房肥厚；心房纤颤时，P 波消失，代之以锯齿状的小波。

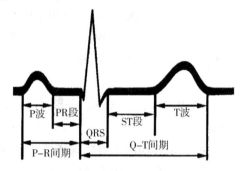

图 4 - 10 正常心电图

（2）QRS 波群（简称 QRS 波）它反映左、右心室去极化过程的电位变化。包括三个紧密相连的电位波动，其中第一个向下的波，称为 Q 波；随后，有一个高而尖峭向上的波，称为 R 波；R 波之后向下的波，称为 S 波。QRS 波的起点标志心室兴奋的开始，终点表示左、右心室已全部兴奋。QRS 波从起点到终点的时间为 QRS 时间，它代表兴奋在左、右心室肌扩布所需的时间，历时 0.06 ~ 0.10s。QRS 波各波的幅度在不同的导联上变化较大，并且三个波不一定都出现。

（3）T 波 反映两心室复极过程的电位变化。T 波起点标志两心室复极开始，终点表示两心室复极完成。历时 0.05 ~ 0.25s。波幅一般为 0.1 ~ 0.8mV。在以 R 波为主的导联中，T 波不应低于 R 波的 1/10，小于 1/10 称为 T 波低平，接近于零电位为 T 波平坦。T 波低平、平坦，常见于心肌损害。T 波的方向通常与 QRS 波的主波 R 波方向相同。

T 波后偶有一个小的 U 波，方向与 T 波一致，波幅小于 0.05mV，历时 0.2 ~ 0.3s。U 波的意义和成因均不十分清楚。

（4）P - R 间期（或 PQ 间期） 指从 P 波起点至 QRS 波起点之间的时间。历时 0.12 ~ 0.20s。它反映从心房开始兴奋到心室开始兴奋所需要的时间，又称为房室传导时间。PR 间期延长，说明有房室传导阻滞。

（5）S - T 段 指从 QRS 波终点至 T 波起点之间的线段。正常时，它与基线平齐或接近基线。它反映心室各部分已全部处于去极化状态，心室表面全都带有负电位，各部分之间已不存在电位差，因此表现为 0 电位。若 ST 段上下偏离一定范围常说明心肌有损伤、缺血等病变。

（6）Q - T 间期 指从 QRS 波起点至 T 波终点的时间，历时 0.30 ~ 0.40s。它反映心室肌去极化过程和复极化过程的总时间。Q - T 间期与心率有密切关系，心率愈慢，Q - T 间期愈长，反之亦然。

第二节　血管生理

血管分为动脉、毛细血管和静脉三大类。由心室射出的血液，经动脉、毛细血管和静脉返回心房。由于各类血管的组织结构和所在部位不同，因此功能上各有特点。

一、各类血管的功能特点

1. 弹性贮器血管　主动脉和肺动脉等大动脉血管的管壁较厚，含有丰富的弹性纤维，有明显的可扩张性和弹性。左心室射血时，动脉内压力升高，一方面推动动脉内的血液向前流动；另一方面，使主动脉和大动脉被动扩张，容积增大，暂时贮存部分血液。左心室舒张时，被扩张的主动脉和大动脉发生弹性回缩，把在射血期多容纳的那部分血液继续向外周方向推动，故心室的间断射血并没有影响到动脉和整个血管系统内的连续血流，因此大动脉被称为弹性贮器血管。

2. 分配血管　指大动脉之后分支的中动脉，其管壁中弹性纤维减少而平滑肌开始增多，其功能是为各器官组织输送血液，故称为分配血管。

3. 阻力血管　包括小动脉和微动脉，其口径较小，且管壁又含有丰富的平滑肌，通过平滑肌的舒缩活动，很容易使血管口径发生改变，从而改变血流的阻力。因此，把它们称为阻力血管。

4. 毛细血管　毛细血管的口径最小，数量最多，总的横截面积最大，血流速度最慢，管壁最薄，仅由单层内皮细胞和基膜组成，通透性好，这些优势条件，均有利于血液与组织进行物质交换，因此被称为交换血管。

5. 容量血管　是指静脉，静脉和与之相伴行的同名动脉比较，口径大、管壁薄，数量多，易扩张，也易受管外压力作用而塌陷。因此较小的压力变化就可使其容积发生较大的变化。通常安静时，静脉内能容纳 60% ~ 70% 的循环血量，故称为容量血管。

二、血流量、血流阻力和血压

血液在心血管系统内流动的规律，属于血流动力学的范畴。血流动力学所研究的基本问题是血流量、血流阻力和血压以及它们之间的关系。

（一）血流量与血流速度

血流量（blood flow）是指单位时间内流过血管某一截面的血量，也称为容积速度，单位为 ml/min 或 L/min。根据流体力学原理，液体在某段管道中的血流量（Q）与血管两端的压力差（ΔP）呈正比，与血流阻力（R）呈反比，写成下式：

$$Q = \Delta P/R$$

在整个体循环系统中，Q 相当于心输出量，R 相当于总外周阻力，ΔP 相当于平均主动脉压 P 与右心房压之差。由于右心房压接近于零，故 ΔP 接近于平均主动脉压 P。因此，心输出量 $Q = P/R$。而对某一器官来说，Q 相当于该器官的血流量，ΔP 相当于灌注该器官的平均动脉压和静脉压之差，R 相当于该器官的总血流阻力。可见，无论对于心输出量和器官血流量来说,其大小主要取决于两个因素,即器官两端的压力差和血管对血流的阻力。

各类血管中的血流速度与血流量成正比,与血管的总横截面积成反比,由于毛细血管的总横截面积最大,主动脉的总横截面积最小,因此,血流速度在毛细血管中最慢,约 0.5～1.0mm/s;在主动脉中最快,约 220mm/s。除此之外,动脉的血流速度与心室的舒缩状态有关,在一个心动周期中,心缩期较心舒期为快。另外,在同一血管中,靠近管壁的血液因摩擦力较大,故流速较慢,愈近管腔中心,流速愈快。

（二）血流阻力

血液在血管内流动时所遇到的阻力称为血流阻力。血流阻力来源于血液内部各种成分之间的摩擦和血液与管壁的摩擦。血流阻力（R）由血液黏滞度（η）、血管长度（L）和血管的半径（r）决定,其关系式为:

$$R = \frac{8\eta L}{\pi r^4}$$

血流阻力与血液的黏滞度和血管的长度成正比,与血管半径的四次方成反比。由于血管的长度很少变化,因此,血流阻力主要取决于血管半径和血液黏滞度,而血管半径的影响更加显著。

（三）血压

血压（blood pressure,BP）是血管内流动的血液对单位面积血管壁的侧压力或压强。在循环系统中,各类血管的血压均不相同,因此,就有动脉血压、毛细血管血压和静脉血压之分。测定血压时,是以大气压为基数,以 mmHg 或 kPa 为单位（1mmHg = 0.133kPa）。例如测得动脉血压为 100mmHg（13.3kPa）,即表示动脉血压高于大气压 100mmHg（13.3kPa）。

三、动脉血压和动脉脉搏

（一）动脉血压的概念

动脉血压（arterial blood pressure）是指动脉血液对单位面积动脉管壁的侧压力,一般指主动脉血压。在一个心动周期中,动脉血压随着心室的舒缩而发生规律性的波动。在心室收缩时,主动脉血压上升达到的最高值称为收缩压（systolic pressure）;在心室舒张时,主动脉血压下降到的最低值称为舒张压（diastolic pressure）。收缩压与舒张压之差称为脉搏压（pulse pressure）,简称脉压。在一个心动周期中每一瞬间动脉血压的平均值称为平均动脉压（mean arterial pressure）,约等于舒张压 + 1/3 脉压。

（二）动脉血压的正常值及其生理变异

一般所说的血压是指体循环的主动脉血压。由于大动脉中血压的降落甚微,故上臂肱动脉处所测得的血压数值,基本上可以代表主动脉血压。因此,通常测量血压,是以肱动脉血压为标准。健康成人动脉血压比较稳定,变化范围较小,安静时收缩压为 100～120mmHg（13.3～16.0kPa）,舒张压为 60～80mmHg（8.0～10.6kPa）,脉压为 30～40mmHg（4.0～5.3kPa）,平均动脉压为 100mmHg（13.3kPa）。如果安静时收缩压持续超过140mmHg（18.6kPa）或舒张压持续超过90mmHg（12.0kPa），可视为血压高于正常水平。收缩压持续低于90mmHg（12.0kPa），舒张压持续低于60mmHg（8.0kPa），则认为血压低于正常水平。

人体动脉血压受年龄、性别和不同生理状态等因素的影响。在年龄方面，健康人的动脉血压随着年龄的增长，收缩压和舒张压均有逐渐增高的趋势，收缩压增高较为显著。在性别方面，男性略高于女性。在情绪激动和运动状态下，由于交感神经活动增强，血压特别是收缩压可增高。人在站立时血压较平卧时略高。睡眠的不同时相，血压也有波动。环境温度也会影响血压。高原居民血压较高。

（三）动脉血压的形成

血压形成的前提条件是在血管系统内要有足够的血液充盈。在动物实验中，如使狗的心脏停搏，血流停止，此时在循环系统中各处所测得的压力都是相同的，这个压力即为循环系统平均充盈压（mean circulatory filling pressure），约7mmHg（0.93 kPa）。在循环系统平均充盈压的基础上，血压的形成有赖于心脏射血和外周阻力这两个根本因素。心室肌收缩所产生的能量用于两个方面：一部分表现为动能，推动血液在血管内流动；另一部分形成对血管壁的侧压，并使主动脉和大动脉管壁扩张，这部分是势能。在心舒期，主动脉和大动脉发生弹性回缩，又将一部分势能转变为动能，推动血液继续向前流动。外周阻力可以阻碍血液的流动。在每一心动周期中，由于外周阻力作用，左心室在收缩期射出的血量不会完全流向外周组织，总是有一部分搏出量滞留在主动脉和大动脉内，构成对主动脉和大动脉管壁的侧压力，使主动脉和大动脉管壁贮存一定的势能，这对维持循环血液的持续流动和血压非常有益。体循环和肺循环各类血管血压的共同特点是：靠近心室的动脉血压较高，靠近心房的静脉血压较低，从心室到心房各类血管之间存在着压力梯度。血流阻力的产生是由于血液流动时发生的摩擦，其消耗的能量一般表现为热能，这部分热能不可能再转换为血液的势能或动能，故血液在血管内流动时压力逐渐降低。特别是小动脉和微动脉的阻力最大，能量消耗最多，故血压降落极为明显。

前已述及，在血管系统内有足够的血液充盈量是形成血压的前提。在此基础上，心室收缩射血和血液流向外周血管所遇到的阻力（外周阻力）是形成动脉血压的基本因素。此外，主动脉和大动脉管壁的可扩张性和弹性在血压的形成中起着重要的缓冲作用。已知在心动周期的心室收缩期，左心室射血所做的功，一部分用在流速，一部分产生侧压。但是，如果不存在外周阻力，心室收缩释放的能量将全部转化为动能，使血液迅速向外周流失而不能保持对主动脉和大动脉管壁的侧压力，动脉血压将不能维持。只有在外周阻力配合下，左心室射出的血量，仅有1/3流向外周，其余2/3暂时贮存在主动脉和大动脉血管内，这时左心室收缩的能量才能大部分以侧压的形式表现出来，形成较高的收缩压。左心室射血时，主动脉和大动脉弹性扩张，可以缓冲收缩压，使收缩压不至于过高。在左心室舒张射血停止时，主动脉和大动脉管壁弹性回缩作用，将贮存的势能转化为动能，推动血液继续流动，并使舒张压维持在一定高度（图4-11）。

（四）影响动脉血压的因素

综上所述，动脉血压的形成与心脏射血、外周阻力、主动脉和大动脉管壁的可扩张性和弹性以及血管系统内有足够的血液充盈量等因素有关，上述诸因素凡有改变，动脉血压将受到影响。

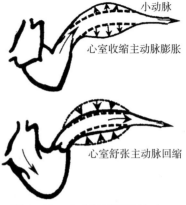

图4-11 主动脉管壁弹性对
血压及血流的作用

1. 搏出量 在心率和外周阻力不变的情况下，当左心室收缩力加强、搏出量增加时，在心缩期进入到主动脉和大动脉的血量增多，管壁所受的侧压力增大，收缩压明显升高。由于主动脉和大动脉管壁被扩张的程度增大，心舒期其弹性回缩力量也增加，推动血液向外周流动的速度加快，因此，到心舒期末，主动脉和大动脉内存留的血量增加并不多，故舒张压虽有所升高，但升高的程度不大，因而脉压增大。反之，左心室收缩力减弱，搏出量减少时，则主要表现为收缩压降低，脉压减小。可见，搏出量主要影响收缩压，收缩压的高低可反映心脏搏出量的多少，即反映左心室的收缩功能。临床上左心功能不全时主要表现为收缩压降低，脉压减小。

2. 心率 搏出量和外周阻力不变的情况下，心率增快，心舒期缩短，心室舒张期间流向外周的血量减少，致使心舒期末主动脉和大动脉内存留的血量增多，舒张压明显升高。由于动脉血压升高，可使血流速度加快，因此，在心缩期内仍有较多的血液从主动脉流向外周。所以，尽管收缩压也升高，但不如舒张压升高明显，因而脉压减小。反之，心率减慢时，舒张压比收缩压降低明显，故脉压增大。

3. 外周阻力 如果心输出量不变而外周阻力增加即阻力血管口径变小，则使心舒期内血液向外周流动的速度减慢，心舒期末存留在主动脉和大动脉内的血量增多，舒张压明显升高。在心缩期内，由于动脉血压升高使血流速度加快，因此，在心缩期内仍有较多的血液流向外周，故收缩压升高不如舒张压升高明显，因而脉压减小。反之，当外周阻力减小时，舒张压降低比收缩压降低明显，脉压增大。可见，外周阻力主要影响舒张压，舒张压的高低可反映外周阻力的大小。原发性高血压病人大多是由于阻力血管广泛持续收缩或硬化而引起外周阻力过高，动脉血压升高，特别是舒张压升高较明显。

4. 大动脉管壁的弹性 如前所述，该作用可以缓冲动脉血压。单纯主动脉和大动脉管壁硬化时，可扩张性和弹性降低，表现为收缩压过高、舒张压过低、脉压明显加大。随着年龄的增长，老年人的动脉管壁的弹性纤维逐步减少，胶原纤维渐多，弹性逐渐减弱；小动脉和微动脉被动扩张的能力减小，外周阻力增大，故表现为收缩压明显升高，而舒张压稍升高或变化不大，脉压加大。

5. 循环血量和血管容积 在正常情况下，循环血量和血管容积是相适应的。如果血管容积不变而循环血量减小（如大失血），或循环血量不变而血管容积增大（因细菌毒素的作用或药物过敏等原因引起小动脉、微动脉、毛细血管扩张），都将使体循环的平均充盈压降低，动脉血压下降。

以上讨论是假定其他因素不变，单一因素改变对动脉血压的影响。实际上，在完整人体内，单一因素改变而其他因素不变的情况几乎是不存在的。在某些生理或病理情况下动脉血压的变化，往往是各种因素相互作用的综合结果（图4-12）。

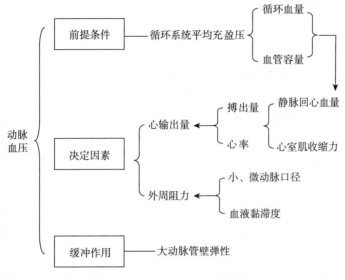

图4-12 动脉血压的形成及其影响因素

（五）动脉血压相对稳定的生理意义

动脉的主要生理功能是输送血液到全身各器官组织，供应其代谢的需要。动脉血压则是推动血液流向各器官组织的动力。一定水平的动脉血压，对于推动血液循环，维持血流速度、保持各器官有足够的血流量具有重要意义。因此，动脉血压是循环功能的重要指标之一。动脉血压过高或过低都会影响各器官的血液供应和心脏血管的负担，如动脉血压过低，将引起器官组织血液供应减少，尤其是造成脑、心、肾、肝等重要器官的供血不足，导致器官的功能障碍和衰竭。若动脉血压过高，则心脏和血管的负担过重。长期高血压患者往往引起心室代偿性肥大，心功能不全，甚至心力衰竭。血管长期受到高压作用，血管壁自身发生病理性改变（硬化），如脑血管硬化，被动扩张的能力降低，在高压力的作用下，容易破裂而引起脑出血等严重后果。所以保持动脉血压处于正常的相对稳定状态是十分重要的。

（六）动脉脉搏

在每个心动周期中，由于心脏的收缩和舒张，动脉内的压力和容积也发生周期性变化，引起管壁的搏动，称为动脉脉搏（arterial pulse），简称脉搏。这种搏动是以波浪形式沿动脉管壁向末梢血管传播出去，这就是脉搏波。脉搏波的传播速度与动脉管壁的扩张性呈反变关系。在主动脉传播速度约3~5m/s，大动脉传播速度约7~10m/s，小动脉扩张性小，则传播速度最快，约15~35m/s。脉搏在一定程度上反映循环系统的功能状态，通过触压桡动脉脉搏，可判断心率、心律、心缩力、动脉管壁的弹性和主动脉瓣的健全情况。

四、静脉血压和静脉血流

静脉血管是血液回流入心脏的通道。由于静脉易扩张，容量大，是机体的贮血库。静脉通过其舒缩活动，便能有效地调节回心血量和心输出量。

（一）静脉血压

当血液从动脉流经毛细血管进入静脉时，血压降低至 15 ~ 20mmHg（2.0 ~ 2.7kPa），而且不受心室舒缩活动的影响，故无收缩压与舒张压之分。根据测量的部位，将静脉血压分为中心静脉压和外周静脉压。

1. 中心静脉压（central venous pressure，CVP） 是指右心房或胸腔内大静脉的血压。正常成人中心静脉压约为 4 ~ 12cmH$_2$O（0.4 ~ 1.2kPa）。中心静脉压的高低取决于两个因素：①心脏泵血功能，心脏泵血功能良好，能及时将回流入心脏的血液射入动脉，则中心静脉压维持于正常水平不致升高。反之，心脏泵血功能减退，中心静脉压将会升高。②静脉回流速度，如果静脉回流速度加快，中心静脉压升高；反之，如果静脉回流速度减慢，则中心静脉压降低。可见，中心静脉压的高低取决于心脏的射血能力和静脉回心血量之间的相互关系，是反映心血管功能的又一指标。临床上，中心静脉压可作为控制补液速度和补液量的指标。

2. 外周静脉压（peripheral venous pressure） 是指各器官的静脉血压。当心脏泵血功能减退，中心静脉压升高，同样影响外周静脉回流，使外周静脉压升高。

（二）影响静脉回流的因素

静脉中的血流顺其压力梯度由微静脉向右心房方向流动。在体循环中，单位时间内静脉回流量取决于外周静脉压和中心静脉压之间的压力差，以及静脉对血流的阻力。因此，凡能影响外周静脉压、中心静脉压以及静脉阻力的因素，均能影响静脉回心血量。

1. 体循环平均充盈压 血量增加或容量血管收缩，血管系统的充盈程度增高，体循环平均充盈压升高，静脉回心血量增多。反之，血量减少或容量血管舒张，体循环平均充盈压则降低，静脉回心血量减少。

2. 心脏收缩力 心脏收缩力改变是影响静脉回心血量最重要的因素。如果心室收缩力强，搏出量大，则心舒期室内压较低，外周静脉压与中心静脉压之间的压力差增大，静脉回流量就增多；反之则减少。如右心衰竭时，由于搏出量减少，致使舒张期右心室室内压升高，静脉回流受阻，大量血液淤积在心房和大静脉中，引起中心静脉压升高，结果导致体循环静脉系统逆行性的血管压力升高，造成体循环静脉系统淤血，患者表现出颈外静脉怒张，肝充血肿大及下肢浮肿等体征。同理，左心衰竭时，左心房和肺静脉压升高，会引起肺淤血和肺水肿。

3. 骨骼肌的挤压作用 骨骼肌收缩时，肌肉间和肌肉内的静脉受到挤压，加速静脉血液的回流。骨骼肌松弛时，静脉压下降，又促使血液从毛细血管流入静脉。肌肉的交替舒缩活动对于站立时降低下肢静脉压和减少血液在下肢静脉滞留起着重要的作用。但肌肉这种作用的实现需要有健全的静脉瓣的存在，使静脉内的血液只能向心脏方向流动而不能倒流。因此，骨骼肌节律性舒缩和静脉瓣的配合，对静脉回流起着一种"泵"的作用，称为"肌肉泵"或"静脉泵"。

4. 呼吸运动　吸气时胸腔容积增大，胸膜腔负压增加，胸腔内大静脉和右心房被牵引而扩张，压力进一步降低，外周静脉压与中心静脉压之间的压力梯度增大，有利于静脉回流。反之，呼气时，静脉回流则减少。

5. 体位改变　静脉血管管壁薄，可扩张性大，因此，当体位改变时，重力可以影响静脉回流。平卧时，全身静脉与心脏基本处于同一水平，故各血管的静脉血压基本相同。由平卧转为直立时，在重力的作用下，心脏以下静脉血管内的血液充盈量增加，静脉回心血量减少，心输出量随之减少。这种变化在健康人由于神经系统迅速调节而不易被察觉。长期卧床或体弱久病的患者，由于静脉管壁的紧张性较低，可扩张性较大，腹壁和下肢肌肉的收缩力量减弱，对静脉的挤压作用减小，当由平卧位迅速转为直立时，由于重力的影响，大量血液积滞在下肢，使静脉回心血量减少，动脉血压下降，引起脑和视网膜供血不足，出现头晕、眼前发黑，甚至昏厥等症状。

五、微循环

微循环（microcirculation）是指微动脉和微静脉之间的血液循环。微循环的基本功能是进行血液和组织液之间的物质交换。正常情况下，微循环的血流量与组织器官的代谢水平相适应，保证各组织器官的血液灌流量并调节回心血量。微循环障碍会直接影响各器官的生理功能。

（一）微循环的组成和血流通路

微循环的组成随器官而异。典型的微循环一般由微动脉、后微动脉、毛细血管前括约肌、真毛细血管、通血毛细血管、动 - 静脉吻合支和微静脉等七个部分组成，微循环的血液可通过三条途径由微动脉流向微静脉（图 4 - 13）。

1. 迂回通路　血流从微动脉经后微动脉、毛细血管前括约肌、真毛细血管网，最后汇流至微静脉。由于真毛细血管交织成网，迂回曲折，穿行于细胞之间，血流缓慢，加之真毛细血管管壁薄、通透性又好，因此，此条通路是血液与组织进行物质交换的主要场所，故又称营养通路。真毛细血管是交替开放的，其开放的多少取决于所在器官的代谢水平。安静时骨骼肌中大约只有20%的真毛细血管处于开放状态。

2. 直捷通路　血流从微动脉经后微动脉、通血毛细血管至微静脉。这条通路较直，流速较快，加之通血毛细血管管壁较厚，又承受较大的血流压力，故经常处于开放状态。因此，这条通路的作用不在于物质交换，而是使一部分血液通过微循环快速返回心脏。这是安静状态下大部分血液流经的通路。

3. 动 - 静脉短路　血流经微动脉通过动 - 静脉吻合支直接回到微静脉。动 - 静脉吻合支的管壁厚，有完整的平滑肌层。多分布在皮肤和皮下组织，特别是手指、足趾、耳廓等处。其口径的变化常与体温调节有关。一般情况下，吻合支因平滑肌收缩而呈关闭状态。当环境温度升高时，吻合支开放，上述组织的血流量增加，有利于散发热量；环境温度降低，吻合支关闭，有利于保存体内的热量。吻合支的开放，会相对地减少组织对血液中氧的摄取。临床上，感染性和中毒性休克时，这条短路大量开放，可加重缺氧。

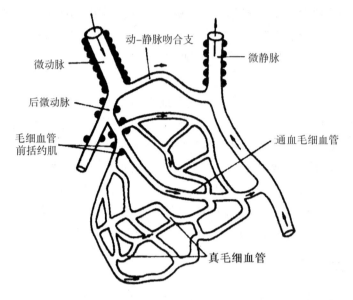

图 4 - 13　微循环模式图

圆黑点表示血管壁上的平滑肌

（二）影响微循环血流量的因素

微动脉、后微动脉、毛细血管前括约肌和微静脉的管壁含有平滑肌，其舒缩活动直接影响到微循环的血流量。

1. 微动脉　微动脉是毛细血管前阻力血管，在微循环中起"总闸门"的作用，其口径变化决定了微循环的血流量。微动脉平滑肌主要受交感缩血管神经纤维和体内缩血管活性物质（如儿茶酚胺、血管紧张素、血管升压素等）的影响。当交感神经兴奋以及缩血管活性物质在血中浓度增加时，微动脉收缩，毛细血管前阻力增大，一方面可以提高动脉血压，另一方面却减少微循环的血流量。

2. 后微动脉和毛细血管前括约肌　后微动脉是微动脉的分支，管壁只有单层平滑肌细胞。毛细血管前括约肌位于真毛细血管的入口处，管壁环绕着平滑肌，在微循环中起着"分闸门"的作用，它的开闭直接影响真毛细血管的血流量。而该处的血流量对物质交换最为重要。后微动脉和毛细血管前括约肌的舒缩活动主要取决于局部组织的代谢水平。当局部组织代谢活动增强或血液供给不足时，氧分压降低和局部代谢产物堆积（CO_2、H^+、腺苷等）均可使后微动脉和毛细血管前括约肌舒张，真毛细血管开放，血流量增加，代谢产物随血流而被清除，氧的供应改善。随后后微动脉和毛细血管前括约肌收缩，真毛细血管血流量减少，又造成氧分压降低和局部代谢产物的堆积，使它们又舒张，血流量又增加。如此反复，真毛细血管网轮流交替开放。在一般情况下，后微动脉和毛细血管前括约肌的这种收缩和舒张的交替大约每分钟 5 ~ 10 次。

3. 微静脉 是毛细血管后阻力血管。在微循环中起"后闸门"的作用。微静脉收缩，毛细血管后阻力加大，静脉回心血量减少。微静脉平滑肌也受交感缩血管神经纤维和体液中缩血管活性物质的影响。但与微动脉比较，对神经体液刺激产生的反应有其独特性。如交感缩血管神经纤维兴奋，微动脉收缩比微静脉明显；微静脉对儿茶酚胺的敏感性较微动脉低、对缺 O_2 与酸性代谢产物的耐受性比微动脉高。

（三）毛细血管内外的物质交换

组织液是细胞与血液之间进行物质交换的中介。组织液与血液之间的物质交换是通过毛细血管壁进行的。物质交换的方式主要有扩散、滤过和重吸收、入胞和出胞三种方式。

1. 扩散 是毛细血管内外物质交换的主要方式。某物质在管壁两侧的浓度差是该物质扩散的直接动力。脂溶性物质如 O_2 和 CO_2 等，可以直接通过毛细血管壁的内皮细胞进行扩散；水溶性物质如 Na^+、Cl^-、葡萄糖和尿素等，则通过毛细血管壁上的孔隙进行扩散。

2. 滤过和重吸收 当毛细血管壁两侧的静水压不等时，水分子会从压力高的一侧移向压力低的一侧。另外，当毛细血管壁两侧的渗透压不等时，水分子会从渗透压低的一侧向渗透压高的一侧移动。由于管壁两侧静水压和胶体渗透压的差异，引起液体由毛细血管内向组织液方向移动，称为滤过；液体向相反方向的移动则称为重吸收。通过滤过和重吸收方式进行的物质交换，仅占总物质交换的一小部分，但这种方式在组织液生成中却具有重要作用。

3. 入胞和出胞作用 毛细血管内皮细胞能将其一侧的大分子物质，如血浆蛋白等，通过入胞作用进入细胞，形成吞饮囊泡，然后转运到细胞另一侧，通过出胞作用排出细胞。

六、组织液的生成与淋巴循环

存在于组织细胞间隙内的液体称为组织液。血浆中的某些成分经毛细血管壁进入组织间隙的过程，称为组织液生成；组织液经毛细血管壁重吸收入毛细血管内的过程，称为组织液的回流。组织液中除蛋白质浓度明显低于血浆外，其他成分与血浆相同。血浆和组织液的动态平衡中，淋巴系统也起着重要的作用。

（一）组织液的生成与回流

组织液的生成与回流取决于毛细血管血压、血浆胶体渗透压、组织液静水压及组织液胶体渗透压四种力量的代数和。其中毛细血管血压和组织液的胶体渗透压，是促使毛细血管内液体向血管外滤过的力量，即组织液生成的力量；而血浆胶体渗透压和组织液的静水压则是使液体重吸收回毛细血管的力量。滤过的力量与重吸收的力量之差称为有效滤过压（effective filtration pressure）。可用下式表示：有效滤过压 =（毛细血管血压 + 组织液胶体渗透压）－（血浆胶体渗透压 + 组织液静水压）。当有效滤过压为正值时，组织液生成；若有效滤过压为负值时，则组织液回流入血（图 4 - 14）。

人体的血浆胶体渗透压约为 25mmHg（3.33kPa）；动脉端毛细血管血压约为

30mmHg（4.00kPa）；静脉端毛细血管血压约为12mmHg（1.60kPa）；组织液胶体渗透压约为15mmHg（2.00kPa）；组织液静水压约为10mmHg（1.33kPa），故：

毛细血管动脉端有效滤过压 =（30 + 15）-（25 + 10）= 10mmHg（1.33kPa）

毛细血管静脉端有效滤过压 =（12 + 15）-（25 + 10）= - 8mmHg（- 1.06kPa）

计算结果表明，在毛细血管动脉端为正值，不断有组织液生成；静脉端为负值，组织液不断被重吸收回血液。血液在毛细血管中流过，血压是逐渐下降的，有效滤过压也逐渐降低至零，再往下行，血压更低，有效滤过压转为负值，重吸收增加。其结果，毛细血管动脉端滤过的液体，约90%可在毛细血管静脉端重吸收入血。约10%的组织液则进入毛细淋巴管，生成淋巴液，淋巴液经淋巴系统又回到循环系统中去。最终，组织液生成与回流才达到了动态平衡。

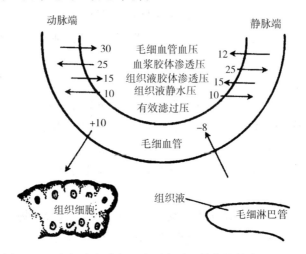

图 4 - 14　组织液生成与回流示意图（数字的单位为 mmHg）

（二）影响组织液生成与回流的因素

正常情况下，组织液的生成和回流维持着动态平衡，保证了血浆与组织液含量的相对稳定。一旦由于某种原因使动态平衡失调，就会发生组织液生成量过多或重吸收量减少，使过多的液体滞留在组织间隙，形成水肿。凡能影响有效滤过压、毛细血管壁通透性和淋巴循环的因素，都可影响组织液的生成与回流。

1. 毛细血管血压　是促进组织液生成，阻止组织液回流的主要因素。在其他因素不变的情况下，毛细血管前阻力血管扩张时，毛细血管血压升高，有效滤过压增大，组织液生成增加。在运动着的肌肉或发生炎症的部位，都可以出现这种现象。毛细血管后阻力血管收缩或静脉压升高时，也可使组织液生成增加。如右心衰时，右心室射血功能减弱，中心静脉压升高，静脉回流受阻，毛细血管后阻力加大，毛细血管血压升高，组织液生成增加，引起组织水肿。

2. 血浆胶体渗透压　血浆胶体渗透压是促进组织液回流的因素，它主要由血浆蛋白分子组成。肝脏疾病（蛋白质合成减少）、营养不良（蛋白质摄入减少）以及肾脏疾病（蛋白质丢失过多）均可导致血浆蛋白减少，使血浆胶体渗透压降低，有效滤过压增大，组织液生成过多，造成组织水肿。

3. **淋巴液回流** 由于一部分组织液是经淋巴管回流入血，故当淋巴液回流受阻（如肿瘤压迫）时，则受阻部位远端组织发生水肿。

4. **毛细血管壁的通透性** 过敏反应时，由于局部组胺的大量释放，使毛细血管壁通透性异常增加，部分血浆蛋白漏出血管，使得血浆胶体渗透压降低，组织液胶体渗透压升高，结果使有效滤过压增大，组织液生成增加，回流减少，引起局部水肿。

（三）淋巴循环及其生理意义

组织液进入淋巴管，即成为淋巴液。淋巴液每天生成约 2~4L，淋巴液的成分大致与组织液相近。组织液经毛细淋巴管进入淋巴系统而形成淋巴循环。

1. **淋巴循环** 毛细淋巴管是一端封闭的盲端管道，管壁由单层扁平内皮细胞构成，内皮细胞之间呈鱼鳞状相互覆盖，形成开口于管内的单向活瓣，组织液只能流入，而不能倒流。组织液中的蛋白质及其代谢产物、漏出的红细胞、侵入的细菌以及经消化吸收的小脂滴都很容易经细胞间隙进入毛细淋巴管。淋巴液在毛细淋巴管形成后流入集合淋巴管，全身集合淋巴管最后汇合成两条大干，即胸导管和右淋巴导管，它们分别在两侧锁骨下静脉和颈内静脉汇合处进入血液循环。因此，淋巴循环视为血液循环的一个侧支，是组织液向血液循环回流的一个重要辅助系统。

2. **淋巴循环的生理意义**

（1）回收蛋白质 每天组织液中约有 75~100g 蛋白质由淋巴液回收到血液中，保持组织液胶体渗透压在较低水平，有利于毛细血管对组织液的重吸收。

（2）运输脂肪 由小肠吸收的脂肪，80%~90% 是通过小肠绒毛的毛细淋巴管吸收的。

（3）调节血浆和组织液之间的液体平衡 据测定，每天在毛细血管动脉端滤过的液体总量约24L，由毛细血管静脉端重吸收的液体总量约21L，多余的约3L经淋巴循环回收到血液。即一天中回流的淋巴液量大约相当于全身的血浆总量。

（4）防御屏障作用 淋巴液在经过淋巴结时，具有吞噬功能的巨噬细胞可清除由组织间隙进入淋巴液中的红细胞、细菌等异物。淋巴结还产生淋巴细胞和浆细胞，参与免疫反应。故淋巴循环对人体具有防御屏障作用。

第三节 心血管活动的调节

机体在不同生理情况下，各器官、组织的新陈代谢水平不同，对血流量的需要也就不同。机体通过神经系统和体液因素调节心脏和各部分血管的活动，协调各器官之间血流量的分配，来满足各器官、组织在不同情况下对血流量的需要。

一、神经调节

神经调节对心血管的作用主要是通过改变心肌收缩能力、心率以及血管的口径（阻力血管、容量血管），使心输出量和各器官组织的血流分配适应新陈代谢活动的需要，同时保持动脉血压的相对稳定。神经调节主要通过自主神经系统的活动完成。

（一）心脏的神经支配

心脏受心交感神经和心迷走神经的双重支配。

1. 心交感神经　心交感神经节前神经元起源于脊髓 $T_1 \sim T_5$ 灰质侧角神经元，节前纤维在星状神经节或颈交感神经节换元，节后神经纤维组成了心上、心中和心下神经，进入心脏后支配窦房结、心房肌、房室交界、房室束及其分支和心室肌。左、右心交感神经在心脏的分布不对称。支配窦房结的交感纤维主要来自右侧心交感神经，其效应主要是使心率加快；支配房室交界、心房肌和心室肌的交感纤维主要来自左侧的心交感神经，其效应主要是使房室传导加速和心肌收缩能力加强。

心交感神经节后纤维末梢释放的神经递质是去甲肾上腺素，作用于心肌细胞膜上的 β_1 受体，使心肌细胞膜对 Ca^{2+} 通透性提高、对 K^+ 的通透性降低，总的结果是对心脏的活动起兴奋作用。具体效应是导致心率加快、心肌收缩力加强、房室传导加快。分别称为正性变时、正性变力、正性变传导作用。儿茶酚胺类激素也可以作用于心肌细胞膜上的 β_1 受体，其结果同心交感神经的作用相似。β 受体阻断剂如普萘洛尔（心得安）等可阻断心交感神经对心脏的兴奋作用。

2. 心迷走神经　心迷走神经的节前神经元起源于延髓的迷走神经背核和疑核，节前纤维进入心后在心壁内的神经节换元，其节后纤维支配窦房结、心房肌、房室交界、房室束及其分支。心室肌仅有少量的心迷走神经纤维分布。两侧心迷走神经对心脏的作用也有不同，如右侧心迷走神经对窦房结的抑制作用占优势，而左侧心迷走神经对房室交界的抑制作用较明显。

心迷走神经的节后纤维末梢释放的神经递质是乙酰胆碱，作用于心肌细胞膜上的 M 胆碱能受体。乙酰胆碱与 M 受体结合，使细胞膜对 K^+ 通透性增大，促进 K^+ 外流，总的结果是对心脏活动起抑制作用。表现为心率减慢、心房肌收缩能力减弱、房室传导减慢。这些效应分别称为负性变时作用、负性变力作用和负性变传导作用。心迷走神经对心脏的负性作用可被 M 胆碱能受体阻断剂阿托品所阻断。

（二）血管的神经支配

除毛细血管外，几乎所有的血管都接受自主神经的支配。支配血管的神经纤维从功能上分为缩血管神经纤维和舒血管神经纤维两大类。

1. 缩血管神经纤维　这类神经纤维都属于交感神经，它可使血管平滑肌收缩，故又称交感缩血管神经。

交感缩血管神经纤维起自脊髓胸、腰段（$T_1 \sim L_{2 \sim 3}$）灰质侧角神经元。节前纤维在椎旁或椎前神经节内换元，换元后，一部分节后纤维支配躯干和四肢的血管平滑肌；另一部分节后纤维支配内脏器官的血管平滑肌。节后纤维末梢释放的神经递质是去甲肾上腺素。血管平滑肌细胞有 α 和 β 两类肾上腺素能受体。去甲肾上腺素与 α 受体结合，导致血管平滑肌收缩；与 β 受体结合，则表现为血管舒张。去甲肾上腺素与 α 受体结合的能力较 β 受体更强，故该神经纤维兴奋时，引起的主要是缩血管效应。体内大多数血管只接受该纤维的单一支配。静息状态下，交感缩血管神经纤维经常发放 1 ~ 3 次/s 的低频冲动，称为交感缩血管紧张，维持着大多数血管的紧张性。一旦这种传出冲动频率降低或消失，血管就呈舒张状态。

人体内几乎所有的血管都受交感缩血管神经支配，但不同部位的血管中，其分布密度不同。皮肤中的密度最大、骨骼肌和内脏中的次之，冠脉和脑血管较少。这种分布特点具有重要的生理和病理生理意义。如在急性失血时，交感缩血管神经纤维高度兴奋，使皮肤、内脏的血管强烈收缩，动脉血压升高，脑血管和冠状血管收缩反应极小，因此，可使有限的循环血量优先供应脑和心脏等重要器官。

2. 舒血管神经纤维 与缩血管神经纤维相比，舒血管神经纤维在分布范围和数量上都是较少的。但舒血管神经纤维的种类较为复杂，目前已知有交感舒血管神经、副交感舒血管神经、脊髓背根舒血管神经、血管活性肠肽神经等。

（1）交感舒血管神经 属于交感神经，末梢释放的递质是乙酰胆碱，作用于血管平滑肌细胞膜上的 M 受体，产生舒血管效应。这类纤维主要分布在骨骼肌的微动脉，安静状态下，无紧张性活动，只有在机体处于激动、恐慌和剧烈运动时才有冲动发放，使肌肉血流量大大增加。这类神经纤维可能参与机体的防御反应。

（2）副交感舒血管神经纤维 属于副交感神经纤维，末梢释放的递质是乙酰胆碱，作用于血管平滑肌细胞膜上的 M 受体，产生舒血管效应。这类神经纤维主要分布在脑、舌、唾液腺、胃肠道的外分泌腺和外生殖器的血管。其作用主要是调节器官组织局部的血流量，对循环系统的总外周阻力影响很小。

（3）脊髓背根舒血管神经纤维 当皮肤受到伤害性刺激时，感觉冲动一方面沿传入纤维向中枢传导，另一方面可在末梢分叉处沿其他分支到达受刺激部位邻近的微动脉，使微动脉舒张，局部皮肤出现红晕。这种仅通过轴突外周部位完成的反射，称为轴突反射（axon reflex）。这种神经纤维释放的递质尚不清楚。

（4）血管活性肠肽神经元 某些自主神经元内共存有血管活性肠肽和乙酰胆碱。如支配汗腺的交感神经元和支配颌下腺的副交感神经元等。这些神经元兴奋时，其末梢既释放乙酰胆碱引起腺细胞分泌，同时又释放血管活性肠肽，引起血管舒张，局部血流量增加。

（三）心血管中枢

是指位于中枢神经系统内、与心血管反射有关的神经元集中的部位。心血管中枢广泛分布在中枢神经系统的各级水平，在不同的生理情况下，调节心血管活动的各部分的神经元之间以及与调节机体其他功能的各级神经元之间可以发生不同形式的整合，从而使心血管活动与机体其他功能活动相互协调。

1. 延髓心血管中枢 在动物实验中，如在延髓上缘横断脑干后，动脉血压并无明显变化，但如果将横断水平逐步移向脑干尾端，则动脉血压逐渐降低，当横断水平下移至延髓的闩部时，动脉血压很快下降到大约 40mmHg（5.3kPa）。由此可见，正常心血管的紧张性活动不是起源于脊髓，而是起源于延髓。只要保留延髓及其以下中枢部分的完整性，就可以基本维持安静时心血管正常的紧张性活动和心血管反射活动。因此认为，延髓是心血管活动的基本中枢。

延髓心血管中枢包括位于迷走神经背核和疑核的心迷走中枢和位于延髓腹外侧部

的心交感中枢和交感缩血管中枢。这些中枢部位的神经元平时都具有紧张性活动，表现为相应神经纤维持续的低频放电，分别称为心迷走紧张、心交感紧张和交感缩血管紧张。延髓孤束核的神经元接受由颈动脉窦、主动脉弓压力感受器经舌咽神经、迷走神经传入的信息，然后发出纤维与延髓和延髓以上的心血管中枢发生联系，从而影响心血管活动。

心交感中枢与心迷走中枢两者之间有交互抑制的现象。心交感中枢紧张性活动增强时，心迷走中枢紧张性活动减弱。反之亦然。在安静状态下，心迷走中枢紧张性占优势，窦房结的自律性受到一定限制，故心率较慢，平均约为 75 次/min。在运动、精神紧张、疼痛、大出血等情况下，心交感中枢的紧张性占优势，心率加快，心肌收缩能力加强，心输出量增加。

2. 延髓以上的心血管中枢 在延髓以上的脑干部分、下丘脑、小脑和大脑皮质中，都存在与心血管活动有关的神经元，他们对心血管活动和机体其他功能之间起着更复杂的整合作用。即把来自不同方面的信号刺激和生理反应统一起来，形成一个完整协调的生理过程。如下丘脑在体温调节、摄食、水平衡、睡眠与觉醒、性功能以及发怒、恐惧等情绪反应的整合中起着重要作用，在这些反应中均伴有相应的心血管活动的变化。电刺激小脑顶核，可出现血压升高和心率加快，这种作用可能与姿势和体位改变时发生的心血管活动变化有关。大脑的一些部位，特别是边缘系统的结构，能影响下丘脑和脑干其他部位的心血管神经元，并和机体各种行为的改变相协调。人类大脑皮质高级神经活动对心血管机能有着明显的影响，如害羞时面部血管扩张，情绪激动、思维活动加强时出现心率加快等心血管活动的反应。

（四）心血管反射

神经系统对心血管活动的调节是通过各种心血管反射实现的。机体内外环境的变化，可以被各种相应的内、外感受器所感受，通过反射引起各种心血管效应。各种心血管反射的生理意义均在于维持机体内环境的稳态以及使机体适应内、外环境的各种变化。

1. 颈动脉窦和主动脉弓压力感受器反射 颈动脉窦位于颈总动脉分叉处的颈内动脉起始的膨大部。颈动脉窦和主动脉弓血管壁的外膜中有丰富的感觉神经末梢，它们能感受动脉血压对管壁的牵张刺激，并发放冲动，故按其所在部位分别称为颈动脉窦压力感受器和主动脉弓压力感受器（图 4 - 15）。

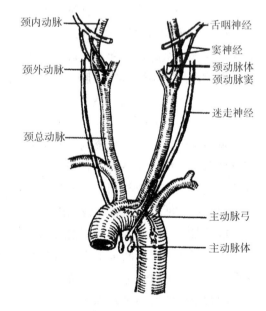

图 4 - 15 颈动脉窦区与主动脉弓区的压力感受器和化学感受器

颈动脉窦压力感受器的传入神经纤维组成窦神经。窦神经加入舌咽神经，进入延髓。主动脉弓压力感受器的传入神经纤维混合在迷走神经内进入延髓。兔的主动脉弓压力感受器传入神经自成一束，与迷走神经和交感神经伴行，称为减压神经（depressor nerve），它在进入颅腔前并入迷走神经。

当动脉血压突然升高时，动脉管壁的扩张程度增大，颈动脉窦和主动脉弓压力感受器的传入冲动增加，经舌咽神经和迷走神经传入纤维将冲动传入到延髓的孤束核，通过与延髓和延髓以上的各级心血管中枢的复杂联系和整合作用，结果使心迷走紧张增强，心交感紧张和交感缩血管紧张减弱，表现为心率减慢，心肌收缩力减弱，心输出量减少，外周血管阻力下降，故动脉血压下降（图 4 - 16）。因此颈动脉窦和主动脉弓压力感受器反射又称为减压反射（depressor reflex）。反之，当动脉血压降低时，颈动脉窦和主动脉弓压力感受器的传入冲动减少，心迷走紧张减弱，心交感紧张和交感缩血管紧张加强，于是血压回升。由此说明，压力感受性反射对血压的调节机制是一种负反馈调节（图 4 - 16）。

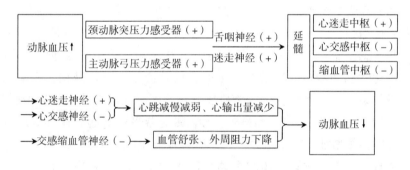

图 4 - 16　压力感受器反射途径示意图

利用动物实验，观察改变颈动脉窦灌注压对血压的影响，得出一条颈动脉窦内压与动脉血压关系的反 S 形曲线（图 4 - 17）。曲线反映了压力感受器的生理特点，当窦内压变动在 80 ~ 160mmHg（10.6 ~ 21.3kPa）范围内时，压力感受器传入冲动的频率与动脉管壁的扩张程度成正比，动脉血压与窦内压之间的关系接近于线性，即动脉血压随窦内压增高而降低；当窦内压高于 180mmHg（24.0kPa）后，压力感受器的传入冲动不再增加，动脉血压不再进一步下降，曲线趋于平直；当窦内压力低于 60mmHg（8.00kPa）时，压力感受器没有传入冲动，则血压也不再进一步增高，曲线又趋平坦。这说明在正常平均动脉压水平［约 100mmHg（13.3 kPa）］附近，压力感受器反射敏感性最大，纠正偏离正常水平的动脉血压的能力最强。如果动脉血压偏离正常水平愈远，压力感受器反射敏感性愈小，纠正异常动脉血压的能力愈差。还有实验证明，压力感受器对突发性或搏动性压力变化比对平稳的非搏动性压力变化更为敏感。

颈动脉窦、主动脉弓压力感受器反射的生理意义在于经常性监视动脉血压的变动并及时准确地进行调节。使动脉血压稳定于正常范围之内。原发性高血压患者的压力感受器对高血压刺激已产生适应现象，感受器敏感性降低，压力感受器反射在一个高于正常水平的范围内进行工作，故血压保持在较高水平。

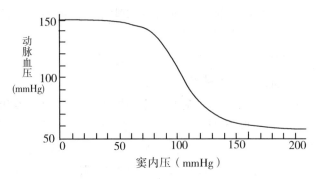

图 4 – 17   颈动脉窦内压与动脉血压的关系

2. 颈动脉体和主动脉体化学感受器反射   在颈总动脉分叉处及主动脉弓区域有一些对血液中化学成分变化起反应的感受器，即颈动脉体和主动脉体，称之为外周化学感受器。血液中 PO_2 过低、PCO_2 过高、H^+ 浓度过高均能刺激化学感受器，传入冲动经舌咽神经和迷走神经传入延髓。使呼吸中枢和心血管中枢的活动发生改变。反射的主要效应是延髓的呼吸中枢兴奋，呼吸加深加快（详见第五章呼吸）。同时延髓的交感缩血管中枢紧张性增强，使皮肤、骨骼肌和内脏等阻力血管收缩，外周阻力加大，动脉血压升高。化学感受器对心脏的影响较为复杂。在动物实验中人为地保持呼吸频率和深度不变，则化学感受器传入冲动对心脏的直接效应是使心率减慢，心输出量减少。但在自然呼吸的条件下，化学感受器受刺激引起的呼吸加深加快可间接地引起心率加快，心输出量增多。因此在完整机体内，化学感受器兴奋引起心血管效应的结果是：心率加快，心输出量增加，外周阻力增大，动脉血压升高。

在正常生理状态下，颈动脉体和主动脉体化学感受性反射主要是调节呼吸运动，对心血管活动不起明显的调节作用。只有在机体发生低氧、窒息、失血、动脉血压低于 8.0kPa（60mmHg）和酸中毒等情况才发挥作用。除了提高肺通气量外，还能提高心输出量和动脉血压，使血液重新分配，确保心、脑等重要器官的血液供应。

3. 其他感受器对心血管活动的影响   在身体的其他部位，也存在影响心血管功能的感受器。如心房、心室和肺循环的血管壁存在许多感受器，它们能感受血量的变化，又称为容量感受器，当血量增加时，容量感受器受牵张刺激而兴奋，引起的反射效应是：心率减慢、心输出量减少、阻力血管舒张、动脉血压下降。同时还出现肾血流量增多、肾排水排钠增多以及肾素和血管升压素的释放减少等一系列反应。在某些内脏器官，如肺、胃肠、膀胱、睾丸等器官，当它们受到扩张或挤压时，常可引起心率减慢和外周血管舒张的效应。当伤害性刺激作用于皮肤时，常引起心率加快、血管收缩、血压升高。但有时刺激过强也可出现相反的效应，而引起血压下降。此外寒冷使皮肤血管收缩，温热使皮肤血管舒张。

二、体液调节

心血管活动的体液调节是指血液和组织液中一些化学物质对心肌和血管平滑肌的调节作用。其中激素主要是通过血液循环，广泛地作用于心血管系统。有些体液因素则是在组织中形成，主要作用于局部血管，对局部组织的血流起调节作用。

（一）肾上腺素和去甲肾上腺素

循环血液中的肾上腺素和去甲肾上腺素（epinephrine and norepinephrine）主要来自肾上腺髓质，在化学结构上，都属于儿茶酚胺化合物。其中肾上腺素占80%，去甲肾上腺素占20%。肾上腺髓质受交感神经节前纤维的支配。当交感神经兴奋时，可促进肾上腺髓质分泌肾上腺素和去甲肾上腺素，这两种激素进入血液循环后对心血管的作用效果与交感神经所引起的效果相似。因此，可以说它们对心血管活动的调节是神经调节的继续和补充。

肾上腺素和去甲肾上腺素对心血管的作用有许多共同点，但又有不同之处。其原因在于：①二者对不同的肾上腺素能受体的结合能力不同，肾上腺素能受体主要有 α 和 β 两种，β 受体又可分为 β_1 和 β_2。肾上腺素既能与 α 受体结合，又能与 β 受体结合。去甲肾上腺素主要与 α 受体结合，也能与 β_1 受体结合，但和 β_2 受体的结合能力弱。②心肌和血管平滑肌的细胞膜上肾上腺素能受体的分布密度不同，心脏主要是 β_1 受体；皮肤、肾、脾、肠胃等内脏血管 α 受体占优势；骨骼肌、肝脏和冠脉血管 β_2 受体数量占优势。③不同受体被激活后产生的效应有所不同，通常 α 受体是缩血管效应；β_1 受体是"强心"效应；β_2 受体是舒血管效应。

肾上腺素作用于心肌细胞膜的 β_1 受体，产生正性变时、正性变力和正性变传导作用，使心输出量增加。肾上腺素作用于皮肤、肾、脾、肠胃等内脏血管的 α 受体，引起血管收缩，导致上述器官组织血流量减少；同时肾上腺素又可以作用于骨骼肌血管、肝和冠脉血管的 β_2 受体，使这些血管舒张。可见，肾上腺素对外周血管的调节作用是使全身各器官的血液分配发生变化，但对总外周阻力影响不大。在临床上肾上腺素主要作为强心药使用。

去甲肾上腺素作用于体内大多数血管的 α 受体，可使全身血管广泛收缩，外周阻力增大，血压明显升高。用去甲肾上腺素灌流离体心脏，去甲肾上腺素对心脏的直接作用同肾上腺素的 β_1 效应。但是在完整机体内，注射去甲肾上腺素后通常会出现心率减慢。这是因为去甲肾上腺素使血管广泛收缩，造成动脉血压升高，通过压力感受器反射使心率减慢从而掩盖了去甲肾上腺素对心肌的 β_1 效应。临床上常把它作为升压药使用。

（二）血管紧张素

血管紧张素（angiotensin）是一组多肽类物质。其前体为血浆中的一种 α_2 球蛋白，由肝脏产生，称为血管紧张素原（A，14 肽）。肾缺血、血钠降低或肾交感神经兴奋，可刺激肾球旁细胞分泌肾素。肾素是一种酸性蛋白酶，能使血浆中的血管紧张素原水解成为血管紧张素Ⅰ（AⅠ，10 肽），血管紧张素Ⅰ在肺与血浆中转换酶的作用下转变为血管紧张素Ⅱ（AⅡ，8 肽），血管紧张素Ⅱ又在氨基肽酶的作用下脱去一个氨基酸，成为血管紧张素Ⅲ（AⅢ，7 肽）。

血管紧张素中血管紧张素Ⅱ对循环系统作用最强，其主要作用有：①强烈的缩血管作用，血管紧张素Ⅱ作用于血管平滑肌，可使全身微动脉收缩，使外周阻力增加，血压升高，也使静脉收缩，提高回心血量。以相同克分子量计算，血管紧张素 Ⅱ 的升压效应约为去甲肾上腺素的 40 倍。②提高血容量，血管紧张素 Ⅱ 与血管紧张素 Ⅲ 一起促进肾上腺皮质球状带合成和释放醛固酮，醛固酮能促进肾小管对 NaCl 和水的重吸收，使细胞外液量增加，血容量增加（详见第八章）。③促进交感神经末梢释放去甲肾上腺素。④作用于中枢神经系统，使交感缩血管中枢紧张加强。

由于肾素、血管紧张素、醛固酮三者关系密切，在功能上形成一个重要系统，被称为肾素－血管紧张素－醛固酮系统。该系统对血压、血容量的长期调节起着重要的作用。机体出现失血、失水时，随着循环血量下降，肾血流量减少，肾素－血管紧张素－醛固酮系统的活动加强，可以促使血量增加和动脉血压回升。若肾素－血管紧张素－醛固酮系统的活动异常增强，可引起继发性高血压。

（三）血管升压素

血管升压素（vasopressin，VP）是由下丘脑视上核和室旁核神经元合成的一种 9 肽激素，经神经轴突的轴浆运输，到达神经垂体，然后释放入血液中。由于 VP 能促进肾对水的重吸收，使尿量减少，故又称为抗利尿激素（antidiuretic hormone，ADH）。

血管升压素的主要作用：①抗利尿效应，生理浓度的血管升压素主要作用是促进肾远曲小管和集合管对水的重吸收，使尿量减少。②升压效应，当血管升压素浓度过高时，可使全身血管平滑肌强烈收缩，使外周阻力增高，血压升高。在禁水、失水、失血等情况下，血管升压素释放大量增多，对保留体液和维持动脉血压具有重要作用。

（四）其他体液因素

心房钠尿肽（atrial natriuretic peptide），是由心房肌细胞合成和释放的一类具有生物活性的多肽。当血容量和血压升高时，心房肌受到牵拉，可促使心房肌细胞释放心房钠尿肽。心房钠尿肽的主要生理作用是促进肾脏排钠利尿，使血容量减少；舒张血管使外周阻力下降；抑制肾的球旁细胞分泌肾素和抑制肾上腺皮质球状带分泌醛固酮等。因此，心房钠尿肽是调节血容量、血压和水盐平衡的一个重要体液因素。

激肽释放酶－激肽系统（kallikrein－kinin system，简称 K－K 系统）是机体内一个重要的体液调节系统，包括激肽释放酶和激肽两种基本成分。血浆中有两种活性激肽，即缓激肽（9 肽）和胰激肽（10 肽）。激肽是由其前身物质－激肽原（血浆蛋白质）在血浆激肽释放酶和组织激肽释放酶的分别作用下，生成缓激肽和胰激肽，胰激肽在氨基肽酶的作用下失去赖氨酸，成为缓激肽。激肽对循环系统的主要作用是使血管平滑肌舒张，使毛细血管的通透性增加，降低血压。已知激肽是体内最强烈的舒血管物质。在唾液腺和胰腺等器官组织中生成的激肽，可使这些腺体局部血管舒张，血流量增加。

前列腺素（prostaglandin，PG）是一族含二十个碳原子的不饱和脂肪酸，其前体是花生四烯酸或其他二十碳不饱和脂肪酸。PG 根据其分子结构的差异，分为多种类型。各种前列腺素对血管平滑肌的作用是不同的。例如前列腺素 E_2（PGE_2）和前列腺素 I_2（PGI_2）都具有强烈的舒血管作用，而前列腺素 $F_{2\alpha}$（$PGF_{2\alpha}$）则使静脉收缩。

组胺（histamine）是组氨酸的脱羧产物，广泛存在于各种组织中，特别是皮肤、肺和胃肠黏膜组织中的肥大细胞含量最多。当组织受到损伤、发生炎症或过敏反应时大量释放。组胺有很强的舒张小动脉的作用，并能使毛细血管、微静脉管壁内皮细胞收缩，从而扩张细胞之间的裂隙，使血管壁通透性增加，血浆渗出而形成水肿。

近年已知，血管内皮细胞可以生成并释放多种血管活性物质，引起血管平滑肌舒张和收缩。如舒血管物质有 PGI_2 和 NO 等，缩血管物质有内皮素，它们在调节动脉血压和器官组织血流量方面有着重要的生理作用。

阿片肽为内源性阿片样物质，体内主要有脑啡肽、强啡肽和 β – 内啡肽。前两者可作为心血管系统的神经递质，在心脏可能与肾上腺素能神经纤维共存。脑啡肽有提高心室肌收缩力的作用，而强啡肽则能抑制心房肌的收缩力。由垂体释放的 β – 内啡肽具有降低血压的作用。目前研究，β – 内啡肽是休克发生的一个重要体液因素，休克时，β – 内啡肽水平明显升高。

在心血管活动的调节中，除神经和体液调节外，还存在着自身调节。实验证明，当去除支配某些器官血管的神经和体液因素，在一定范围的灌注压下，该器官组织的血流量仍保持相对稳定，这是通过局部血管的舒缩活动实现的（如肾、脑血管）。心脏的泵血功能也存在自身调节机制（如异长调节），前文已述。虽然这种调节仅限于某些器官和血管本身，但其功能活动也是必不可少的。

第四节　器官循环

器官与器官之间的血管是并联的。体内每一器官的血流量（Q）取决于灌注该器官的动脉血压与流出这个器官的静脉血压之差（ΔP）和该器官中的血管对血流的阻力（R），即 $Q = \Delta P / R$。由于各器官的结构与功能各有特点，因此，其血液供应及调节（除属于上述讨论的调节外），还有它们自身的特殊性。本节重点讨论心、脑、肺三个重要器官的血液循环特点。

一、冠脉循环

心脏自身的血液供应依靠冠脉循环。冠脉循环在解剖学、血流动力学和调控机制等方面，与其他器官循环相比，均有其自身特点。

（一）冠脉循环的解剖特点

1. 冠脉循环的起始端和终末端　冠脉循环起始于主动脉根部的左右冠状动脉。左冠状动脉的血液经毛细血管和静脉后，主要经冠状窦回流入右心房，而右冠状动脉的血液则主要经较细的心前静脉直接回流入右心房。另外还有一小部分冠脉血液可通过心最小静脉直接流入左、右心房和心室腔内。

2. 冠状动脉的供血分布　左右冠状动脉及其分支的走向有多种变异。在多数人中，左冠状动脉主要供应左心室前部，右冠状动脉主要供应左心室的后部和右心室。

3. 冠状动脉的分支方式　冠状动脉的主干走行于心脏的表面，其小分支常以垂直于心脏表面的方向穿入心肌，并在心内膜下层分支成网。这种分支方式使冠脉血管在心肌收缩时易受到挤压导致血流量减少，甚至中断血流。

4. 毛细血管数与心肌纤维数的比例 冠脉循环的毛细血管网极为丰富，毛细血管数与心肌纤维数的比例为1:1。在心肌横截面上，每平方毫米面积内约有2500~3000根毛细血管。因此，心肌与冠脉血液之间的物质交换能迅速进行。

5. 冠状动脉之间有侧支互相吻合 冠状动脉同一分支的近、远端或不同分支间有侧支互相吻合。这些吻合支在心内膜下较多，而在心外膜下甚少。吻合支的口径细小，血流量很少。因此，当冠状动脉突然阻塞时，侧支循环不易很快建立，常导致心肌梗死。但如果阻塞是缓慢形成的，则上述吻合支可于数周内逐渐扩大，使血流量增加，从而建立新的有效的侧支循环，这是冠脉硬化性心脏病的一种重要代偿过程。

（二）冠脉循环的血流特点

1. 冠脉循环途径短、血流快 血流从主动脉根部起始，经过全部冠脉血管到右心房仅需几秒钟。

2. 冠脉循环的血流量大 在安静状态下，人体冠状动脉血流量为200~250ml/min或每100g心肌60~80ml/min，占心输出量的4%~5%。左心室单位克重心肌组织血流量大于右心室。当心肌活动增加时，冠脉血流量相应增加，冠脉最大限度扩张，可使冠脉血流量增加到每100g心肌300~400ml/min，为安静状态冠脉血流的5倍。

3. 冠脉循环血流在每一心动周期中呈现规律性变化 由于冠脉血管的大部分分支深埋在心肌内，因此，心肌的节律性舒缩对冠脉血流影响很大，尤其是左冠状动脉血流。在左心室等容收缩期，心肌收缩对冠脉血管的强烈挤压，左冠状动脉血流急剧减少，甚至出现倒流。左心室射血期时，主动脉压升高，冠状动脉血压也随之升高，冠脉血流量增加。进入减慢射血期、冠脉血流量又有下降。在左心室等容舒张期，对冠脉血管的挤压解除。冠脉血流的阻力减小，冠脉血流量迅速增加，在舒张早期达到最高峰，然后逐渐回降。通常左心室舒张期的冠脉血流约占左心室心动周期冠脉血流量的70%~80%。显而易见，动脉舒张压的高低和心舒期的长短是影响冠脉血流量的重要因素。动脉舒张压升高，冠脉血流量增加，反之，则减少；心率加快时，心动周期的舒张期

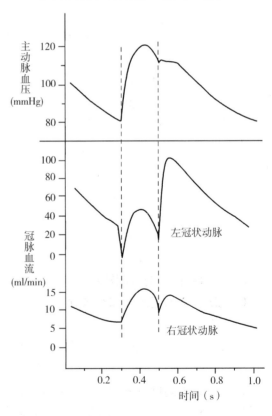

图4-18 心动周期中左、右冠状动脉血流情况

明显缩短，冠脉血流量减少，反之，则增加。右心室壁薄，收缩时产生的张力小，对冠脉血管的挤压程度小，故右心室收缩时对冠脉血流量的影响不如左心室明显（图4-18）。

（三）冠脉血流量的调节

调节冠脉血流量最重要的因素是心肌本身的代谢水平。其次是神经因素和体液因素。

1. 心肌代谢水平 由于心肌连续不断地舒缩，耗氧量较大。人体在安静状态下，动脉血经心脏后，其中65%～75%的氧被心肌摄取。这说明心肌收缩的能量来源几乎全部依靠有氧代谢，因此，心脏的动脉血和静脉血的含氧量差别较大，意味着心肌提高从单位血液中摄取氧的潜力较小。在肌肉运动、精神紧张等情况下，心肌本身代谢水平提高，耗氧量增加。此时，机体主要通过冠脉血管舒张来提高冠脉血流量以满足心肌对氧的需求。已知，心肌代谢水平与冠脉血流量呈正比。心肌代谢增强时引起冠脉血管舒张，其原因不是低氧本身，而是心肌代谢产物的增加所致，如CO_2、乳酸、H^+和腺苷等，其中腺苷是最重要的舒张冠脉血管的物质。当心肌代谢增强，耗氧量增大，心肌细胞内ATP分解为ADP和AMP，在冠脉血管周围间质细胞内$5'-$核苷酸酶作用下，使AMP分解产生腺苷，腺苷易于透过细胞膜弥散到细胞间隙，作用于小动脉，产生强烈的舒血管作用，从而增加局部冠脉血流，保证心肌的代谢活动和改善缺氧状况。

2. 神经因素 冠状动脉受迷走神经和交感神经的支配。迷走神经兴奋时，一方面对冠状动脉的直接作用是使其舒张；另一方面由于对心脏活动的抑制，心率减慢，心肌代谢水平下降，间接使冠脉血流量减少。交感神经兴奋时，一方面对冠状动脉的直接作用是使其收缩；另一方面，由于引起心脏活动加强、心率加快、心肌代谢水平提高，间接使冠脉血流量增多。总之，在整体条件下，冠脉血流量主要是由心肌本身的代谢水平来调节，神经因素对冠脉血流量的影响可在很短时间内被心肌代谢改变所引起的血流变化所掩盖。

3. 体液因素 肾上腺素、去甲肾上腺素和甲状腺激素等均可通过提高心肌代谢水平，使冠脉血管舒张，血流量增加。缓激肽、前列腺素（PGE_2、PGI_2等）也能使冠脉血管舒张。血管紧张素Ⅱ和血管升压素，均可使冠脉血管收缩，使冠脉血流量减少。

二、脑循环

脑的血液供应来自颈内动脉和椎动脉，在脑的底部连成脑底动脉环，由此分支，供应脑的各部。静脉血主要通过颈内静脉返回腔静脉，也可通过颅骨上的吻合支，由颈外静脉返回体循环。

（一）脑血流量的特点

脑组织的代谢水平高。其代谢耗能几乎全部依赖于葡萄糖有氧氧化产生的能量。脑的血流量较大，在安静状态下，成人脑血流量为每100g脑组织50～60ml/min；整个脑的血流量约为750ml/min。脑重量为体重的2%，但其血流量却占心输出量的15%左右。脑组织耗氧量为每100g脑组织3～3.5ml/min，占全身耗氧量的20%。由此可见，脑的血流量大、耗氧量又多，而脑的能量储存又十分有限。所以，脑对缺氧的耐受力极差，脑功能活动的维持主要依赖于循环血量。若脑血流中断10s左右，通常导致意识丧失；血流中断超过3~4min，脑细胞将引起不可恢复的损伤。

脑位于颅腔内，颅腔的容积是固定的。颅腔被脑实质、脑血管和脑脊液所充满，三者容积的总和较恒定。因脑组织不可压缩，所以脑血管的舒缩活动范围较小，脑血流量的变动范围也就小。中枢强烈兴奋时脑血流量仅能增加50%。深度抑制时可减少30%~40%。与其他器官相比，脑血流量的变动范围小，如心脏活动增强时，冠脉血流量可增加4~5倍。

（二）脑血流量的调节

调节脑血流量的主要因素有体液因素和自身调节因素。在神经因素方面，现已知脑血管上有肾上腺素能纤维、胆碱能纤维以及血管活性肠肽等神经肽纤维末梢的分布，但它们对脑血流量影响不大，在多种心血管反射中，脑血流量一般变化都很小。

1. 自身调节因素 脑血流量取决于脑的动脉和静脉之间的压力差和脑血管对血流的阻力。正常状态下，颈内静脉压接近于零，较稳定。故脑血流量主要取决于颈动脉压。正常情况下脑循环的灌注压为80~100mmHg（10.6~13.3kPa）。平均动脉压降低或颅内压升高均可使脑循环的灌注压降低，脑血流量减少。但当平均动脉压变动在60~140mmHg（8.0~18.6kPa）范围内时，通过脑血管的自身调节机制使脑血流量保持相对恒定。若平均动脉压超过上述范围，则对脑功能不利。如平均动脉压低于60mmHg（8.0kPa）时，脑血流量将减少，导致脑功能障碍。反之当平均动脉压超过140mmHg（18.6kPa）时，脑血流量显著增加，若平均动脉压过高，使毛细血管血压过高，有效滤过压增大，易发生脑水肿，甚至脑血管破裂引起脑出血。

2. 体液因素 影响脑血管阻力的体液因素有PCO_2、H^+、PO_2、K^+、腺苷等。当血液中PCO_2升高时，可引起脑血管舒张，血流阻力降低，脑血流量增加；PCO_2降低则有相反的作用，严重的PCO_2降低，甚至可引起脑缺血。如人工呼吸含7% CO_2的空气，脑血流量可增加一倍。反之过度通气使血中PCO_2降低，脑血流量减少可引起头晕。CO_2过多时是通过提高细胞外液H^+浓度而使脑血管舒张的。PO_2过高引起脑血管收缩。低氧可使脑血管舒张，但是低氧不是脑血流的重要调节因素。通常要在动脉血PO_2低于50mmHg（6.65kPa）时，脑血流量才会增加。

脑的血流量与脑的代谢率密切相关。当脑的某一部分活动加强时，该部分的血流量就增加。如在握拳时，对侧大脑皮质运动区的血流量增加；读书时，大脑皮质枕叶和颞叶与语言功能有关的部分血流量明显增加。代谢活动增强引起血流量的改变也与局部的代谢产物CO_2、H^+、K^+、腺苷增多以及氧分压降低引起脑血管舒张有关。

（三）血-脑脊液屏障和血-脑屏障

血-脑脊液屏障（blood-cerebrospinal fluid barrier）是指血液与脑脊液之间存在的一种特殊屏障。这个屏障就是存在于第Ⅲ、Ⅳ脑室顶和部分侧脑室壁上的脉络丛，它是由脉络丛上皮细胞、基膜和毛细血管内皮细胞共同组合而成的，脑脊液主要是由脉络丛上皮细胞分泌的。脑脊液中蛋白质含量极微（20~30mg/100ml）。葡萄糖含量只有血糖的60%左右。Na^+、Mg^{2+}、Cl^-高于血浆，而K^+、HCO_3^-、Ca^{2+}、尿素和磷酸根则比血浆低。血浆中脂溶性高的物质（包括药物）较易进入脑脊液，脂溶性低的不易进入，O_2 和 CO_2 可通过脉络丛与脑脊液自由交换，而 H^+ 及 HCO_3^- 通过困难。脑脊液的压力在侧卧位时为 $70 \sim 180mmHg$（$0.7 \sim 1.8kPa$），比静脉窦中压力高，故脑脊液不断分泌出来，又不断通过蛛网膜绒毛进入静脉窦。脑脊液每分钟约更新 $0.2\% \sim 0.4\%$。

血 - 脑屏障（blood - brain barrier）是指血液与脑组织之间的物质通透屏障。这个屏障的组织结构是由毛细血管内皮细胞、基膜和星状胶质细胞的足突构成。血 - 脑屏障对各种物质有特殊的通透性。脂溶性物质如 O_2、CO_2、某些麻醉剂和乙醇等容易通过。不同的水溶性物质通透性有较大的差别。例如葡萄糖和氨基酸的通透性较高，而甘露醇、蔗糖和许多离子通透性则很低，甚至不通透；水分子也可以通过跨膜扩散而自由出入脑组织；一些小分子的蛋白质可以通过细胞间结合处而透过脑毛细血管；较大分子的蛋白质则不能通过血 - 脑屏障；儿茶酚胺、四环素等物质均不易进入脑组织，而磺胺嘧啶则容易进入脑组织。

血 - 脑脊液屏障和血 - 脑屏障的主要功能在于保持神经元周围稳定的内环境，防止血液中的有害物质侵入脑内。例如，实验中使血浆 K^+ 浓度加倍，而脑脊液中的 K^+ 浓度不会随之而升高，而是维持在低浓度的正常范围内。因此脑内神经元的兴奋性不会因血浆 K^+ 浓度的变化而发生明显的变化。循环血液中的乙酰胆碱、去甲肾上腺素、多巴胺和甘氨酸等物质不易通过血 - 脑屏障，因此，它们在血浆中浓度改变不会轻易地影响到脑内神经元的正常功能活动。毛细血管壁的通透性在一些情况下会出现异常，例如，脑组织发生缺氧、损伤等情况以及在脑肿瘤部位，毛细血管壁的通透性增加，一些平时不容易透过血 - 脑屏障的物质此时较容易进入受损部位的脑组织。因此，临床上采用放射性核素标记的白蛋白注入体内，白蛋白进入正常脑组织的速度很慢，但比较容易地进入脑肿瘤组织，所以可用这种方法对脑肿瘤进行定位诊断。另外在治疗神经系统疾病时，选择药物必须选用容易通过血 - 脑脊液屏障和血 - 脑屏障的药物，否则达不到治疗目的。

三、肺循环

肺和支气管有两套血管系统：一是从肺动脉到肺静脉的肺循环，其功能是使流经肺泡的血液与肺泡气之间进行气体交换。另一个是从支气管动脉到支气管静脉的体循环分支，其功能是向呼吸性细支气管以上的呼吸道组织提供营养。两套血管的末梢之间有吻合支相通，有一部分支气管静脉的血液可经过这些吻合支进入静脉，因此，使主动脉血中掺有 $1\% \sim 2\%$ 未与肺泡气进行气体交换的静脉血。

（一）肺循环的生理特点

肺动、静脉较粗短，腔大壁薄，肺循环全部血管都在胸腔内，而胸膜腔内压力低于大气压。故肺循环具有与体循环不同的特点。

1. 阻力小、血压低 由于肺动脉及其分支短而管径较大，管壁薄而扩张性较好，故肺循环的血流阻力小，血压低，是一低阻抗、低压力系统，极易受心功能的影响，当左心功能不全时，容易导致肺淤血和肺水肿，并影响到呼吸功能。

2. 血容量变化大　肺的血容量约为450ml，约占全身血量的9%。由于肺组织和肺血管可扩张性大，故肺部的血容量变动范围较大。在深吸气时可增至1000ml左右；而在用力呼气时可减至200ml左右。因此，肺循环血管起着贮血库的作用。当机体失血时，肺血管收缩，血管容积减小，将肺循环的一部分血液输送到体循环以补充循环血量，起着重要的代偿作用。肺的血容量也随呼吸周期而发生变化，并对左心室输出量和动脉血压产生影响。吸气时，腔静脉回流入右心房的血量增多，右心室射血量增多。由于肺扩张时，可使肺循环血容量增大，肺静脉回流入左心房的血液则减少，但在几次心搏后，扩张的肺循环血管已被充盈，因此，肺静脉回流入左心房的血量逐渐增多。在呼气时，则发生相反的过程。故吸气开始时血压下降，到吸气相的后半期降至最低点；而在呼气开始时血压回升，到呼气相的后半期升至最高点。在呼吸周期中出现的这种血压波动，称为动脉血压的呼吸波。

3. 无组织液存在　由于肺循环毛细血管血压约为7mmHg（0.93kPa），血浆胶体渗透压平均为25mmHg（3.33kPa），组织液生成的力量小于重吸收的力量，有效滤过压为负值，故正常时肺组织间隙内无组织液存在。又因肺部组织内为负压，这一负压使肺泡膜和毛细血管互相紧密相贴，既有利于肺泡和血液之间的气体交换，又有利于吸收肺泡内的液体，故正常时，肺泡内无液体存在。在某些病理原因使肺静脉压力升高、肺毛细血管压亦随之升高时，就可使肺组织间隙和肺泡内积聚液体，形成肺水肿。

（二）肺循环血流量的调节

1. 肺泡气的 PO_2　肺泡气的 PO_2 对肺部血管的舒缩活动有显著影响。肺血管平滑肌对肺泡气低氧很敏感，当局部肺通气不足而氧含量降低时，这些肺泡周围的微动脉收缩，血流量减少，使更多的血液流经通气充足的肺泡，有利于进行有效的气体交换，避免因血液氧合不足，而造成体循环血中氧含量降低。长期生活在低氧环境中，例如高海拔地区生活的人，常因低氧肺循环微动脉广泛收缩，血流阻力增大，肺动脉压显著升高，使右心室负荷长期加重，导致右心室肥厚。此外，血液 pH 降低，也可引起肺血管收缩，尤其是伴有肺泡内低氧时，作用更为明显。

2. 神经调节　肺循环血管受交感神经和迷走神经的支配。交感神经兴奋对肺血管的直接作用是引起收缩和血流阻力增大。但在整体情况下，交感神经兴奋使体循环血管收缩，将一部分血液挤入肺循环，使肺循环内血容量增加。循环血液中的儿茶酚胺也有同样效应。而迷走神经兴奋使肺血管舒张，但作用较弱。

3. 体液调节　肾上腺素、去甲肾上腺素、血管紧张素 II 、前列腺素 $F_{2\alpha}$ 和血栓素 A_2 等体液因素可使肺循环的微动脉收缩。组胺、5－羟色胺可使肺循环的微静脉收缩，但它们在流经肺循环后即分解失活。

思考题

1. 心室肌细胞动作电位的分期及其形成的离子基础。
2. 试述动脉血压的形成及其影响因素。

3. 中心静脉压测定有何生理意义?

4. 从维持正常心功能角度,分析静脉输液时需控制输液量和速度的理由。

5. 试述一个心动周期中,心室内压力、容积、瓣膜启闭以及血流方向的变化。

6. 试述组织液的生成及其影响因素。

7. 比较肾上腺素和去甲肾上腺素对心血管的作用。

8. 试述颈动脉窦和主动脉弓压力感受器反射调节的过程及其生理意义。

第五章 | 呼 吸

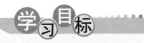

学习目标

1. 掌握呼吸的概念、基本过程；肺通气过程中的动力与阻力；胸内负压的生理意义；肺换气与组织换气过程及影响肺换气的因素；呼吸的基本中枢；O_2、CO_2、H^+浓度对呼吸的影响及作用机制。

2. 熟悉 O_2 和 CO_2 在血液中的运输方式；脑桥和肺牵张反射对呼吸节律的作用。

3. 了解肺容量与肺通气量。

机体与外界环境之间进行的气体交换过程称为呼吸（respiration）。通过呼吸，机体不断从外环境中摄取 O_2，同时不断排出 CO_2，以确保新陈代谢的正常进行和内环境的相对稳定。

人体的呼吸过程由三个相互联系的环节组成（图 5－1）：①外呼吸（external respiration），包括肺通气（肺与外界的气体交换过程）和肺换气（肺泡与肺毛细血管血液之间的气体交换过程）；②气体在血液中的运输；③内呼吸（internal respiration），也称组织换气（组织细胞与组织毛细血管之间的气体交换过程）。通常所称的呼吸，一般是指外呼吸。

呼吸是维持人体生命活动最基本的生理活动之一。呼吸过程不仅靠呼吸系统来完成，还需要血液循环的协调配合。因此其中任何一个环节发生障碍，均可导致组织细胞缺 O_2 和 CO_2 堆积，引起内环境紊乱，从而影响新陈代谢的正常进行，甚至危及生命。

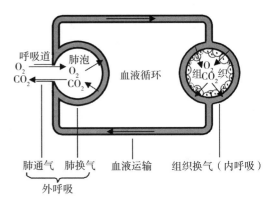

图 5－1 呼吸的全过程

第一节 肺通气

肺通气（pulmonary ventilation）是指气体经呼吸道进出肺的过程。实现肺通气的器官包括呼吸道、肺泡、胸廓等。呼吸道是气体进出肺泡的通道，同时还具有对吸入气体加温、加湿、过滤清洁的作用；肺泡是气体进行交换的场所；胸廓的节律性扩大和缩小则是实现肺通气的动力。气体进出肺取决于两方面因素的相互作用。一是推动气体流动的动力，二是阻止其流动的阻力，只有肺通气的动力克服了肺通气的阻力，才能实现肺通气。

一、肺通气的动力

实现肺通气的直接动力是肺内压与大气压之差。通常情况下，大气压为一常数，故气体能否进出肺取决于肺内压的变化。而肺本身不具有主动扩张和回缩的能力，其扩张和回缩完全是被动地随着胸廓的扩大与缩小，而胸廓的扩大与缩小又是由呼吸肌的收缩与舒张引起的。因此，由呼吸肌的舒缩引起的呼吸运动是肺通气的原动力。

（一）呼吸运动

由呼吸肌收缩和舒张引起胸廓节律性扩大和缩小的活动称为呼吸运动（respiratory movement）。根据呼吸深度的不同，可将呼吸运动分为平静呼吸和用力呼吸。引起呼吸运动的肌肉统称为呼吸肌。吸气肌主要包括膈肌和肋间外肌；呼气肌主要包括肋间内肌和腹肌。此外，还有一些吸气辅助肌，如胸大肌、胸锁乳突肌、斜角肌等。

1. 平静呼吸和用力呼吸

（1）平静呼吸 安静状态下的呼吸称为平静呼吸（eupnoea）。呼吸运动较为平稳均匀，呼吸频率为 12~18 次/min，可随年龄、性别、肌肉活动和情绪等的不同而变化。平静呼吸是由膈肌和肋间外肌舒缩引起的。

平静呼吸时，吸气运动是由膈肌和肋间外肌的收缩完成的。膈肌收缩，膈顶下降，胸廓上下径增大；肋间外肌收缩，胸骨和肋骨上提，同时肋骨稍向外旋，胸廓前后、左右径增大（图5-2）。胸廓扩大引起肺容积增大及肺内压降低，当肺内压低于大气压时，外界气体顺气压差经呼吸道进入肺内，产生吸气，直至肺内压与大气压达到均等时，吸气终止。

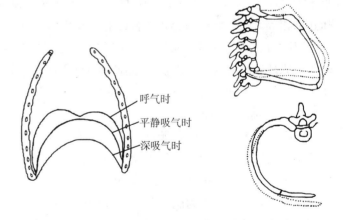

呼气时
平静吸气时
深吸气时

图5-2 呼吸肌活动引起胸腔容积的变化

平静呼吸时，呼气运动是由膈肌和肋间外肌舒张所致。膈肌和肋间外肌舒张时，膈穹窿、肋骨和胸骨均回位，胸腔和肺容积缩小，肺内压升高，高于大气压时，气体出肺，产生呼气，直至肺内压降至与大气压相等时，呼气停止。

由此可见，平静呼吸时只有吸气肌的参与，吸气动作是吸气肌收缩产生的，属于主动过程；呼气动作是吸气肌舒张产生的，属于被动过程。其中膈肌舒缩引起肺容量的改变占肺通气总量的4/5，所以膈肌在肺通气中起主要作用。

（2）用力呼吸　人在劳动或运动时，用力而加深的呼吸称为用力呼吸（forced breathing）或深呼吸（deep breathing）。

用力吸气时，除膈肌和肋间外肌收缩加强外，斜角肌、胸大肌、胸锁乳突肌等辅助吸气肌也参加收缩，使胸廓和肺容积扩大的程度更大，肺内压降的更低，吸入气体更多。

用力呼气时，除上述吸气肌、辅助吸气肌舒张外，肋间内肌和腹壁肌等呼气肌也参与收缩，使胸廓和肺容积更加缩小，肺内压更高，呼出的气体更多。可见，用力呼吸时吸气和呼气都是主动过程。

2. 胸式呼吸和腹式呼吸　肋间外肌的收缩和舒张主要引起胸壁明显起伏；膈肌的收缩和舒张推动腹腔器官，主要引起腹壁明显起伏。通常将主要由肋间外肌参与的呼吸运动称为胸式呼吸（thoracic breathing）；主要由膈肌参与的呼吸运动称为腹式呼吸（abdominal breathing）。正常人的呼吸运动是胸式呼吸和腹式呼吸的混合型。女性和青年人胸式呼吸占优势；成年男性和婴儿腹式呼吸占优势。当胸部或腹部活动受限时，可出现单一的呼吸类型。胸廓有病变时，如胸膜炎或胸腔积液等，因胸廓活动受限，主要呈腹式呼吸；在妊娠后期、腹水、腹腔肿瘤时，膈肌活动受限，则主要呈胸式呼吸。

（二）肺内压

肺泡内的压力称为肺内压（intrapulmonary pressure）。在呼吸运动中，肺内压随胸腔容积变化呈周期性变化。平静呼吸时，吸气之初肺容积随胸廓扩大而增加，肺内压低于大气压1~2mmHg（0.13~0.27kPa），大气进入肺泡，至吸气末期，肺内压与大气压达到相等。呼气之初肺容积随胸廓缩小而减小，肺内压高于大气压1~2mmHg（0.13~0.27kPa），肺内气体流向外界，至呼气末期，肺内压又与大气压相等。临床上人工呼吸的原理就是用人工的方法造成肺泡与外界压力差的周期性变化，以维持肺的通气功能。施行人工呼吸时，首先要保持呼吸道畅通，否则无效。

（三）胸膜腔内压

胸膜腔指脏胸膜与壁胸膜间密闭的潜在腔隙。腔内没有空气而仅有少量液体，它使两层胸膜紧贴在一起，只能沿水平方向滑动而不能垂直分开，从而保证在呼吸运动中，肺随胸廓运动而被动扩大或缩小。

胸膜腔内的压力称为胸膜腔内压（intrapleural pressure），简称胸内压。胸膜腔内压可用连接检压计的针头刺入胸膜腔内直接测定（图5-3），也可让受试者吞下带有薄壁气囊的导管测定食管内压来间接反映胸膜腔内压。在平静呼吸的全过程中，胸膜腔内压都低于大气压，以大气压为零，则胸膜腔内为负压，习惯上称胸膜腔负压，简称胸内负压。平静呼吸时，吸气末胸膜腔内压约为-10~-5mmHg（-1.33~-0.67kPa），呼气末约为-5~-3mmHg（-0.67~-0.40kPa），当声门紧闭，用力吸气，胸膜腔内负压可降至-90mmHg（-11.97kPa），用力呼气，胸膜腔内压高于大气压，可达110mmHg（14.63kPa），变为正值。

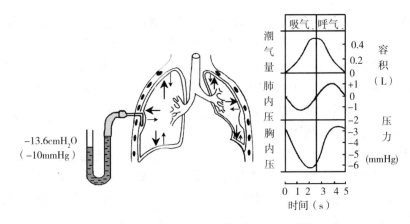

图5-3 呼吸时肺内压胸内负压及呼吸气量的变化

胸内负压是出生后形成的。当胎儿一出生第一次呼吸，气体进入肺后，肺被动扩张，具有回缩倾向的肺随之产生回缩力，使胸膜腔开始产生负压。以后，在发育过程中，胸廓发育的速度大于肺发育的速度，肺被牵拉的更大，回缩力也更大，使胸内负压也随之增加。由此可见，胸膜腔实际上通过脏层受两种方向相反力的影响，即肺内压（使肺扩张）与肺弹性回缩力（使肺缩小）。因此胸膜腔内压实际为：

胸膜腔内压 = 肺内压（大气压）- 肺回缩力

在吸气末或呼气末，肺内压等于大气压，若以大气压为零，则：

胸膜腔内压 = - 肺回缩力

可见，胸内负压是由肺的回缩力造成的，因此其值也随着呼吸运动的过程而变化。吸气时，肺扩张，肺的回缩力增大，胸膜腔负压增大；呼气时，肺缩小，肺的回缩力减小，胸膜腔负压也减小。

胸内负压的存在具有重要的生理意义：①通过牵拉作用，维持肺的扩张状态而不至于萎陷，并使肺能随胸廓的扩大而扩张；②降低心房、腔静脉、胸导管等胸腔内薄壁器官内的压力，促进静脉血和淋巴液的回流。当胸膜腔的密闭性遭到破坏（如胸壁贯通伤或肺损伤累及胸膜脏层时），空气进入胸膜腔造成气胸（pneumothorax）。气胸时，胸膜腔负压减小或消失，肺将因回缩力而萎陷，严重影响肺的通气功能，还能使血液和淋巴回流受阻，甚至因呼吸、循环功能严重障碍而危及生命。

二、肺通气的阻力

在肺通气过程中遇到的阻力称为肺通气的阻力，分为弹性阻力和非弹性阻力两种，其中弹性阻力约占总阻力的70%，非弹性阻力约占30%。

（一）弹性阻力

弹性阻力（elastic resistance）是指弹性组织在外力作用下变形时，具有对抗变形和回位的力量。肺和胸廓都具有弹性，因此，弹性阻力包括肺弹性阻力和胸廓弹性阻力。

1. 肺弹性阻力 肺弹性阻力由肺泡表面张力和肺弹性纤维的弹性回缩力构成。前者约占肺弹性阻力的2/3，后者约占1/3。

（1）肺泡表面张力与肺泡表面活性物质　肺泡表面张力是一种使肺泡表面积趋于缩小的力，这种力产生于肺泡内的液－气界面（肺泡内壁上的薄层液体与肺泡腔内的气体构成的界面），是液体分子之间相互吸引而产生的使液体表面积趋于缩小的力量。其作用是使肺泡缩小，产生弹性阻力。该表面张力较大，足以阻止肺泡扩张，且使肺泡失去稳定性，还会吸引肺毛细血管中的液体渗入肺间质或肺泡，引起肺水肿。但由于肺内存有肺泡表面活性物质，所以这些情况不会发生。

肺泡表面活性物质（pulmonary surfactant）由肺泡Ⅱ型细胞合成并释放，它是一种含有蛋白质和脂类的复合物，主要成分是二棕榈酰卵磷脂，分布于肺泡液－气交界面上，其密度随肺泡的张缩而变化，即随肺泡扩大而变小，随肺泡缩小而变大，并不断更新，以保持正常功能。

肺泡表面活性物质的作用是降低肺泡表面张力。该作用具有重要的生理意义：①降低肺泡表面张力，有利于肺的扩张，使吸气省力；②维持大小肺泡容积的稳定性。根据 laplace 定律，肺泡的回缩力（P）与肺泡表面张力（T）成正比，与肺泡半径（r）成反比，即 $P = 2T/r$。如果大小肺泡的表面张力相等，那么小肺泡的回缩力就会大于大肺泡的回缩力，气体将不断地由小肺泡流入大肺泡，导致大肺泡膨胀，小肺泡萎缩，肺泡将失去稳定性。实际上，大小肺泡的表面张力并不相等，而是小肺泡的表面张力小于大肺泡（小肺泡表面活性物质的密度大于大肺泡），从而使大小肺泡的回缩力基本相等，维持了大小肺泡容积的稳定；③减少肺间质和肺泡内组织液的生成，防止肺水肿的发生。

临床上由于某些肺部疾患损害了肺泡Ⅱ型上皮细胞，肺泡表面活性物质分泌减少，肺泡表面张力增大，可导致肺不张和肺水肿。胎儿发育至 30 周左右才有肺泡表面活性物质的分泌，因此，有些早产儿可因缺乏肺泡表面活性物质，发生肺不张和肺泡透明质膜形成（缺 O_2 使肺毛细血管通透性增大，血浆蛋白和液体渗出在肺泡表面沉淀形成透明样物质），造成严重的呼吸困难，甚至死亡，形成所谓的新生儿呼吸窘迫综合征。

（2）肺弹性纤维的回缩力　肺组织含有弹性纤维，具有一定的回缩力。在一定范围内，随着肺逐渐扩张，产生的弹性回缩力也越大，即弹性阻力越大。肺弹性纤维被破坏时（如肺气肿），弹性阻力减小，肺泡气不易被呼出，致使呼气后肺内残气量增大，导致肺通气效率降低，严重时可出现呼吸困难。

由此可见，肺弹性阻力只对吸气起阻力作用，对呼气则是动力作用。当肺泡表面活性物质缺乏时，吸气阻力增大，肺不易扩张，但呼气阻力减小，因此不利于吸气而利于呼气；肺弹性纤维被破坏时，吸气阻力减小，呼气阻力增大，使肺泡气不易呼出，残气量增多，也不利于肺通气。

2. 胸廓弹性阻力　胸廓弹性阻力来自胸廓的弹性成分，它的作用方向视胸廓扩大程度不同而异。当胸廓处于自然位置（平静吸气末，肺容量相当于肺总容量的 67%）时，胸廓的弹性阻力为零；当肺容量小于肺总容量的 67% 时，胸廓缩小，其弹性回缩力向外，是吸气的动力，呼气的阻力；当肺容量大于肺总容量的 67% 时，胸廓扩大，其弹性回缩力向内，是吸气的阻力，呼气的动力。所以胸廓弹性阻力对呼吸起动力作用还是阻力作用，要视其位置而定。胸廓异常、畸形、痉挛性骨骼肌疾病、肥胖等都可增加胸廓的弹性阻力。

3. 肺和胸廓的顺应性 由于肺和胸廓弹性阻力的大小难以测定，通常用顺应性来反映弹性阻力的大小。顺应性（compliance）是指弹性组织在外力作用下的可扩张性。弹性阻力小，容易扩张，顺应性大；弹性阻力大，不易扩张，顺应性小。可见顺应性与弹性阻力成反比，即：

$$顺应性 = \frac{1}{弹性阻力}$$

肺和胸廓的顺应性（C）可用单位压力变化（Δp）所引起的容积变化（Δv）来衡量，即：

$$顺应性 = \frac{容积变化（\Delta v）}{压力变化（\Delta p）}$$

在某些病理情况下，如肺水肿、肺纤维化、肺充血等，肺的弹性阻力增大，顺应性降低，患者表现为吸气困难；肺气肿时，因弹性组织破坏，肺的回缩力减小，弹性阻力减小，顺应性增大，患者表现为呼气困难。胸廓的顺应性可因肥胖、胸廓畸形、胸膜增厚等而降低。

（二）非弹性阻力

非弹性阻力包括呼吸道阻力、惯性阻力和黏滞阻力。正常情况下，后两种阻力较小，可忽略不计。呼吸道阻力占非弹性阻力的 80% ~ 90%，它是指气体流经呼吸道时气体分子之间和气体分子与气道壁之间的摩擦力。气道阻力虽然仅占呼吸总阻力的 1/3 左右，但却是临床上通气障碍最常见的因素。

影响呼吸道阻力的因素有气流速度、气流形式和气道口径等。其中以气道口径最为重要。这是因为气道阻力与气道半径的 4 次方成反比，气道口径越小，气道阻力越大。气道口径的大小受神经和体液因素的影响。交感神经兴奋时，呼吸道平滑肌舒张，气道阻力减小；副交感神经兴奋时，呼吸道平滑肌收缩，气道阻力增加。体液因素中儿茶酚胺使呼吸道平滑肌舒张，气道阻力减小；而组胺、5 - 羟色胺、缓激肽等使呼吸道平滑肌收缩，气道阻力增大。

三、肺通气功能的评价

肺通气是呼吸过程的基础，评定人体肺通气功能，不仅可以表明肺通气功能是否受损及其损伤程度，还可鉴别肺通气功能降低的类型，进而协助诊断疾病。肺容量和肺通气量能够比较客观地反映肺的通气功能，故常作为衡量肺通气功能的指标。

（一）肺容量

肺容量（pulmonary capacity）是指肺容纳的气量。在呼吸运动中，肺容量随出入肺的气体量而变化，用肺量计可测知其组成（图 5 - 4）。

1. 潮气量 平静呼吸时，每次吸入或呼出的气量称为潮气量（tidal volume，TV）。正常成人约为 400 ~ 600ml，平均约 500ml。用力呼吸时，潮气量增大。

2. 补吸气量与深吸气量 平静吸气末，再尽力吸气所能吸入的气量称为补吸气量

（inspiratory reserve volume，IRV）。正常成人约 1500 ~ 2000ml。潮气量与补吸气量之和称为深吸气量（inspiratory capacity，IC），是衡量最大通气潜力的一个重要指标。

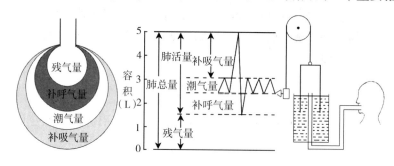

图 5 - 4　肺容积与肺容量

3. 补呼气量　平静呼气末，再尽力呼气所能呼出的气量程为补呼气量（expiratory reserve volume，ERV）。正常成人约为 900 ~ 1200ml。

4. 余气量和功能余气量　最大呼气末存留于肺内的气量称为余气量（residual volume，RV）。正常成人男性约为 1500ml，女性约为 1000ml。余气量过大，表示肺通气功能不良。老年人因肺弹性降低，故余气量比青壮年大。支气管哮喘和肺气肿患者，余气量增大。

平静呼气末，肺内存留的气量称为功能余气量（functional residual capacity，FRC）。它等于补呼气量与余气量之和。正常成人约为 2500ml。肺弹性回缩力降低（如肺气肿），功能余气量增大；肺纤维化、肺弹性阻力增大的病人，功能余气量减小。

功能余气量的存在具有重要的生理意义，它能缓冲呼吸过程中肺泡内 O_2 和 CO_2 的急剧变化，从而保证肺泡内和血液中 O_2 和 CO_2 分压不会随呼吸运动而发生大幅度的波动，有利于气体交换的正常进行。

5. 肺活量和时间肺活量　做最深吸气后再尽力呼气，所能呼出的气量称为肺活量（vital capacity，VC）。它是潮气量、补吸气量、补呼气量三者之和。正常成人男性平均约为 3500ml，女性约为 2500ml。肺活量可反映一次呼吸的最大通气量，是最常用的肺通气功能测定的指标之一，但尚有缺点，例如当病人肺弹性降低或呼吸道狭窄时，肺通气功能已经降低，而肺活量在任意延长呼气时间的条件下，仍可在正常范围。因此，又提出了时间肺活量。

时间肺活量（timed vital capacity，TVC）也称用力肺活量（forced expiratory volume，FEV），是指最大吸气后，尽力尽快呼气，计算第 1s、2s、3s 末呼出的气量占肺活量的百分比。正常成年人第 1s、2s、3s 末分别为 83%、96% 和 99%，其中第一秒时间肺活量最有意义。时间肺活量是一种动态指标，它不仅反映肺活量的大小，而且反映呼吸阻力的变化，是评价肺通气功能的理想指标。肺弹性降低或阻塞性肺疾患时，时间肺活量可显著降低。特别是第一秒时间肺活量低于 60% 为不正常。

6. 肺总量　肺所能容纳的最大气量称为肺总量（total lung capacity，TLC）。它是肺活量和余气量之和。其大小有较大的个体差异。正常男性平均为 5000ml，女性为 3500ml。

（二）肺通气量

肺通气量是指单位时间内进出肺的气体总量，包括每分通气量和肺泡通气量。

1. 每分通气量和最大通气量 每分钟吸入或呼出肺的气体量称为每分通气量（minute ventilation volume），它等于潮气量与呼吸频率的乘积，即每分通气量 = 潮气量 × 呼吸频率。

正常成人平静呼吸时，呼吸频率为 12～18 次/min，潮气量为 500ml，则每分通气量为 6～9L。每分通气量随性别、年龄、身材、状态的不同而有差异。

在尽力作深、快呼吸时，每分钟吸入或呼出肺的最大气量称为最大通气量（maximal voluntary ventilation）。一般由被试者作最深最快呼吸 15s，所得呼出气体总量乘以 4 即是。正常成人男性约为 100～120L/min，女性约为 70～80L/min。最大通气量是通气功能全部发挥出来所达到的通气量，可判断呼吸功能的潜在能力，是估计一个人能进行多大运动量的生理指标。

2. 肺泡通气量

（1）生理无效腔 在呼吸过程中，每次吸入的气体并非全部能够进行有效的气体交换。将这部分有通气但不能进行气体交换的区域称为无效腔（dead space），其中从鼻到终末细支气管之间的气体通道称为解剖无效腔（anatomical dead space），正常人其容量较恒定，约为 150ml。此外有些吸入肺泡内的气体，也可因血液在肺内分布不均而不能与肺泡毛细血管血液进行气体交换，这些未能发生气体交换的肺泡容积称为肺泡无效腔（alveolar dead space）。例如当机体直立时，肺叶顶部有一些肺泡常得不到足够的血液供应，不能充分进行气体交换。解剖无效腔和肺泡无效腔合称为生理无效腔（physiological dead space）。健康成人平卧时，肺泡无效腔接近于零，因此，生理无效腔与解剖无效腔几乎相等。当肺动脉栓塞时，肺泡无效腔增大，则生理无效腔大于解剖无效腔，将会影响气体交换。

（2）肺泡通气量 每分钟吸入肺泡且能与血液进行气体交换的新鲜空气量称为肺泡通气量（alveolar ventilation）。其计算公式如下：

$$肺泡通气量 = （潮气量 - 无效腔气量） × 呼吸频率$$

安静时，正常成人潮气量为 500ml，无效腔为 150ml，呼吸频率为 12 次/min，则每分通气量为 6L，肺泡通气量为 4.2L，它是肺通气的有效气量。

因为无效腔的容积是相对恒定的，所以肺泡通气量主要受潮气量和呼吸频率的影响。由表 5-1 可知，浅而快的呼吸可降低肺泡通气量，对人体不利；适当的深而慢的呼吸，可增加肺泡通气量，从而提高肺通气的效率。

表 5-1 不同呼吸形式时通气量

呼吸形式	呼吸频率（次/分钟）	潮气量（ml）	每分通气量（ml/min）	肺泡通气量（ml/min）
平静呼吸	16	500	8000	5600
浅快呼吸	32	250	8000	3200
深慢呼吸	8	1000	8000	6800

第二节 气体交换和运输

一、气体交换

呼吸气体的交换包括肺换气和组织换气。虽然气体交换的部位不同，但原理相同，都是通过扩散来实现的。

（一）气体交换的原理

根据物理学原理，气体分子无论处于气态还是溶于液体之中，总是从压力高处向压力低处扩散，直至两处压力相等。气体的扩散主要取决于气体的分压差、气体的分子量和溶解度。

1. 气体分压差 混合气体中，某种气体所占的气压称为该气体的分压（partial pressure）。其数值可按下式计算：气体分压 = 总气压 × 该气体容积百分比

某气体在两个区域之间的分压差值，称为该气体的分压差，它是气体扩散的动力，分压差大，扩散速度快。据测算空气、肺泡气、静脉血、动脉血和组织中的 O_2 和 CO_2 分压各不相同，见表 5-2。

表 5-2　O_2 和 CO_2 在各处的分压〔mmHg（kPa）〕

	海平面大气	肺泡气	动脉血	静脉血	组织
PO_2	159（21.2）	104（13.9）	100（13.3）	40（5.3）	30（4.0）
PCO_2	0.3（0.04）	40（5.3）	40（5.3）	46（6.1）	50（6.7）

由表中数值可见，肺泡气、静脉血、动脉血和组织中的 O_2 和 CO_2 分压各不相同，存在着分压差，从而确定了血液流经肺泡和组织时 O_2 和 CO_2 的扩散方向。

2. 气体的分子量和溶解度 气体扩散速度与溶解度成正比，与分子量的平方根成反比。质量轻、溶解度大的气体扩散速度快。正常时，肺泡气与静脉血之间 O_2 和 CO_2 的分压差之比为 10:1，溶解度之比为 1:24，分子质量平方根之比为 1:1.14。综合分析，CO_2 的扩散速度约为 O_2 的 2 倍。这就是临床上气体交换不足时，往往缺 O_2 显著，而 CO_2 潴留却不明显的原因。

（二）气体交换的过程

1. 肺换气 肺动脉内的静脉血流经肺泡时，由于肺泡气中的 PO_2 104mmHg（13.9kPa）高于静脉血中的 PO_2 40mmHg（5.3kPa），而 PCO_2 40mmHg（5.3kPa）低于静脉血中的 PCO_2 46mmHg（6.1kPa），因此，在分压差的促使下，O_2 由肺泡扩散入血液，而 CO_2 由静脉血扩散入肺泡，完成肺换气过程（图 5-5）。结果使静脉血变为 O_2 较多、CO_2 较少的动脉血。实验表明，安静时血液流经肺毛细血管的时间约为 0.7s，而气体交换仅需 0.3s 即可完成。因此，肺换气有着很大潜力，切除病人一侧肺，对日常生活影响不大。

2. 组织换气 由于组织细胞在新陈代谢过程中不断消耗 O_2，并产生 CO_2，使组织

内 PO₂ 30mmHg（4.0kPa）低于动脉
血 PO₂ 100mmHg（13.3kPa），而
PCO₂ 50mmHg（6.7kPa）高于动脉
血 PCO₂ 40mmHg（5.3kPa）。因此，
当动脉血流经组织时，O_2 由血液扩
散入组织细胞，而 CO_2 则由组织细
胞扩散入血液，完成组织换气过程
（图 5-6）。经组织换气后，动脉血
又变为静脉血。

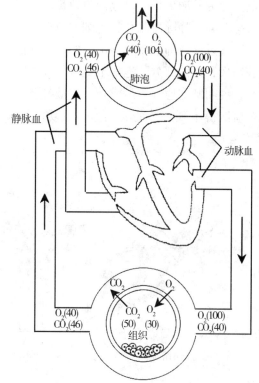

图 5-5 气体交换

（数字代表气体分压，单位为 mmHg）

（三）影响肺换气的因素

除前已提及的气体分压差、溶
解度、分子量等之外，还有以下
因素。

1. 呼吸膜的厚度和面积 肺泡
气通过呼吸膜与血液进行气体交换。
呼吸膜由六层结构组成（图 5-6）。
即含有表面活性物质的液体层、肺
泡上皮细胞层、上皮基膜层、间质
层、毛细血管基膜层、毛细血管内
皮细胞层。这六层结构总平均厚度
不到 1μm，有些部位仅 0.2μm，故
通透性很大，气体很容易通过。正常成人
的肺泡约 3 亿个，总扩散面积约 70m²，平
静呼吸时，能进行气体交换的呼吸膜面积
约为 40m²。

气体扩散速度与呼吸膜面积成正比，
与呼吸膜厚度成反比。正常情况下，呼吸
膜广大的面积和良好的通透性，保证了肺
泡与血液间能迅速地进行气体交换。在病
理情况下，呼吸膜面积减小（如肺气肿、
肺不张等）或呼吸膜厚度增加（如肺炎、
肺纤维化等）都会降低气体扩散速度，减
少扩散量。

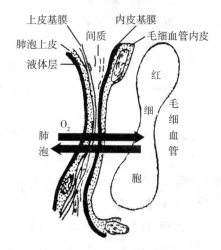

图 5-6 呼吸膜结构

2. 通气/血流比值 由于肺换气发生
在肺泡和血液之间，所以，充足的肺泡通气量和足够的肺血流量是肺换气正常进行的
必要条件。通气/血流比值（ventilation/perfusion ratio）指的是每分钟肺泡通气量（V）
和每分钟肺血流量（Q）的比值，简称 V/Q。正常人安静时，肺泡通气量为 4.2L，肺

血流量即为心输出量，每分钟约为5L，则 V/Q 为0.84，此种匹配最为合适，气体交换的效率最高，静脉血流经肺毛细血管时，将全部变为动脉血。如果 V/Q 比值增大，说明肺通气过度或肺血流量不足，多见于肺血流量减少（如部分血管栓塞），致使肺泡无效腔增大，使该部分肺得不到气体交换，导致气体交换的效率降低；如果 V/Q 比值减小，说明肺泡通气不足或肺血流量过多，多见于肺泡通气不足（如支气管痉挛），使部分血液得不到气体的交换，形成功能性动 - 静脉短路，使气体交换的效率也降低（图5 - 7）。

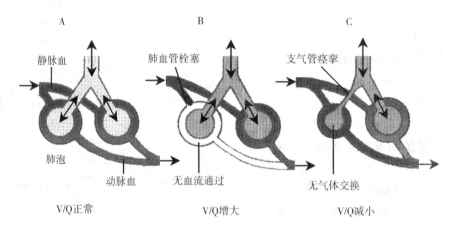

图5 - 7　通气/血流比值

影响组织换气的因素，主要有组织细胞代谢水平及血液供应情况。当组织代谢活动增强时，O_2 耗量和 CO_2 产生量增多，使动脉血与组织细胞之间的 O_2 及 CO_2 分压差增大，气体交换增多，同时组织代谢产生的酸性产物，使毛细血管开放数量增多，血流量增多，也有利于气体交换。

二、气体在血液中的运输

通过肺换气进入血液的 O_2 必须由血液运送至全身各组织器官，通过组织换气进入血液的 CO_2 也必须由血液运送到肺才能排出体外。气体在血液中的运输方式有两种，即物理溶解和化学结合。物理溶解的量很少，化学结合为主要运输形式。物理溶解的量虽然很少，但它是化学结合的前提，同时，化学结合的气体解离后也要溶解于血浆中，所以，物理溶解的形式是必不可少的重要环节。

（一）O_2 的运输

1. 物理溶解　100ml 动脉血中 O_2 的溶解量不超过0.3ml，约占血液运输 O_2 总量的1.5%。O_2 的溶解量主要决定于 O_2 的分压值，分压高时溶解多，分压低时溶解少。

2. 化学结合　交换到血液中的 O_2 绝大部分进入红细胞与血红蛋白（Hb）结合为氧合血红蛋白（HbO_2），并以 HbO_2 的形式运输。正常成人每100ml 动脉血结合的 O_2 约为19.5ml，约占血液运输 O_2 总量的98.5%。

（1）O_2 与 Hb 的结合　O_2 与 Hb 结合反应快（0.01s）、可逆、不需酶催化，反应进

行的方向取决于 PO_2 的高低。一分子的 Hb 有 4 个 Fe^{2+}，每一个 Fe^{2+} 能和一分子 O_2 进行可逆结合，因此一分子 Hb 可结合 4 分子 O_2。Fe^{2+} 与 Hb 结合后，Fe^{2+} 仍保持低铁形式，没有电子数目的变化，故不是氧化作用而称为氧合。其过程可表示为：

$$Hb + O_2 \xrightleftharpoons[PO_2低（组织）]{PO_2高（肺）} HbO_2$$

由此可知，当血液流经 PO_2 高的肺部时，Hb 与 O_2 结合形成 HbO_2 而运输，HbO_2 呈鲜红色，动脉血含 HbO_2 多，故呈鲜红色。当血液流经 PO_2 低的组织时，HbO_2 迅速解离形成去氧血红蛋白（Hb），并释放 O_2，供组织代谢所需，去氧血红蛋白呈暗红色（紫蓝色），静脉血中较多，故静脉血呈暗红色。

临床上发绀一般可作为缺 O_2 的标志。当血液中 Hb 含量达到50g/L以上时，口唇、甲床等毛细血管丰富的浅表部位出现青紫色，称为发绀（cyanosis）。但一些严重贫血的病人，虽严重缺 O_2，由于 Hb 总量太少，去氧血红蛋白达不到50g/L，而不出现发绀；高原性红细胞增多症患者，因 Hb 总量高，使去氧血红蛋白超过50g/L，虽不缺 O_2，但却出现发绀。因此，发绀与缺 O_2 并不成平衡关系。此外，Hb 与 CO 结合的能力是 Hb 与 O_2 结合力的210倍，所以在 CO 中毒时，Hb 与 CO 结合形成 HbCO，而丧失运输 O_2 的能力，出现严重缺 O_2，但由于 HbCO 呈樱桃红色，所以病人不出现发绀，而呈樱桃红色；亚硝酸盐或苯胺中毒，血红蛋白中的 Fe^{2+} 被氧化为 Fe^{3+}，血红蛋白变为高铁 Hb，呈紫蓝色，丧失运输 O_2 的能力，同时也出现发绀。

（2）血氧饱和度　血液含 O_2 量的多少通常用血氧饱和度表示。在足够的 PO_2 下，1g Hb 可结合 $1.34ml O_2$，如按正常人 Hb 平均浓度为150g/L计算，Hb 可结合的最大 O_2 量为 $150 \times 1.34 = 201ml/L$ 血液，这个量称为氧容量（oxygen capacity）。但实际上，血液的含 O_2 量并非能达到最大值。每升血液中，Hb 实际结合的 O_2 量称为氧含量（oxygen content）。正常人动脉血氧含量高于静脉血氧含量。氧含量占氧容量的百分比称为血氧饱和度（oxygen saturation）。正常人动脉血 PO_2 高，血氧含量约为194ml/L血液，血氧饱和度约为98%。静脉血 PO_2 低，血氧含量约为144ml/L血液，血氧饱和度约为75%。

（3）氧解离曲线及其影响因素

PO_2 与血氧饱和度之间的关系曲线称为氧解离曲线（oxygen dissociation curve），简称氧离曲线（图5-8）。曲线呈近似"S"形，说明在一定范围内，PO_2 与血氧饱和度成正比，但并非完全直线关系。这种"S"形曲线有重要的生理意义。可将曲线分为三段，来说明其特点及意义。曲线上段，PO_2 在 60~100mmHg 时，曲线平坦，表明 PO_2 在此范围内变化对血氧饱和度影响不大，这一特点使生活

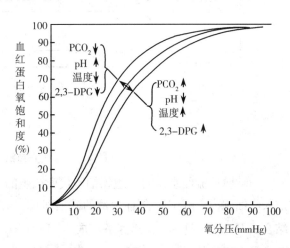

图5-8　氧解离曲线及主要影响因素

在高原地区或有轻度呼吸功能不全的人，只要 PO_2 不低于 60mmHg，血氧饱和度便可维持在 90% 以上，而不出现缺 O_2。同时也说明，机体对轻度的低 O_2 环境具有适应能力；曲线中段，PO_2 在 40~60mmHg 时，曲线坡度较陡，即随着 PO_2 下降，血氧饱和度较明显降低，以促进大量 O_2 解离。这表明此时 Hb 与 O_2 的亲和力降低，有利于 O_2 的释放；曲线下段，PO_2 在 15~40mmHg 时，曲线最陡，即 PO_2 稍有下降，则血氧饱和度急剧下降，HbO_2 解离，释放出大量 O_2。这一特点对组织活动增强、O_2 需要量急剧增加有利。

影响氧离曲线的主要因素有 PCO_2、pH、温度和 2，3－二磷酸甘油酸（2，3－DPG）。当血液中 PCO_2 升高、pH 降低、体温升高及 2，3－DPG 增多时，Hb 与 O_2 的亲和力下降，氧离曲线右移，血氧饱和度下降，有利于 O_2 的释放；反之，曲线左移，Hb 与 O_2 的亲和力增加，HbO_2 形成增多。2，3－DPG 是红细胞内的主要磷酸盐。在慢性缺 O_2、贫血、高原缺 O_2 等情况下，红细胞内无氧酵解加强，产生较多的 2，3－DPG，促进 HbO_2 解离，使组织在贫血、缺 O_2 时能从血液中得到更多的 O_2。血库贮存血液的红细胞，由于糖酵解停止，2，3－DPG 含量减少，Hb 与 O_2 不易解离，其供 O_2 能力降低。因此，用贮存血液给病人输血，其运 O_2 能力较差，特别是急救病人最好选输新鲜血液。

（二）CO_2 的运输

1. 物理溶解 CO_2 的溶解度比 O_2 大，但是 100ml 静脉血中的溶解量也仅约 3ml，约占血液运输 CO_2 总量的 5%。

2. 化学结合 CO_2 化学结合的形式有两种：一是形成碳酸氢盐，约占 CO_2 运输总量的 88%；二是形成氨基甲酸血红蛋白，约占运输总量的 7%。

（1）碳酸氢盐形式 碳酸氢盐形式是 CO_2 运输的主要形式，在红细胞中生成 $KHCO_3$，在血浆中生成 $NaHCO_3$，其具体过程见图 5－9。

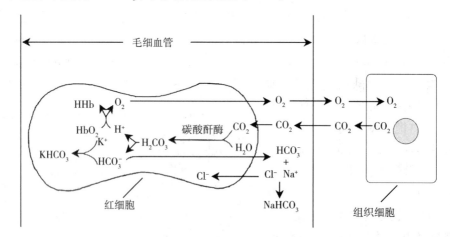

图 5－9 CO_2 在血液中的运输

当动脉血流经组织时，组织细胞代谢产生的 CO_2 经交换扩散入毛细血管，又很快扩散入红细胞内，红细胞含有大量的碳酸酐酶，在碳酸酐酶的催化作用下，CO_2 与 H_2O 结合成 H_2CO_3，H_2CO_3 又迅速解离成 H^+ 和 HCO_3^-。因为红细胞膜对 HCO_3^- 和 Cl^- 等负离子具有极高的通透性，而对 H^+ 等正离子通透性很小，所以，除少量的 HCO_3^- 在红细

胞内与 K^+ 结合为 $KHCO_3$ 外，其余大部分扩散入血浆与 Na^+ 结合成 $NaHCO_3$。与此同时，不易透出细胞的正离子（H^+）吸引血浆中的 Cl^- 向红细胞内扩散，以维持细胞膜两侧电荷平衡，这种现象称为氯转移。H_2CO_3 解离出来的 H^+ 则与 HbO_2 结合，形成 HHb。Hb 是强有力的缓冲剂，H^+ 和 HbO_2 的结合不仅能促进更多的 CO_2 转变为 HCO_3^-，有利于 CO_2 运输，还能促使更多的 O_2 释放，有利于向组织供 O_2。当静脉血流经肺泡时，肺泡内 PCO_2 较低，上述反应向相反的方向进行，即 HCO_3^- 自血浆进入红细胞，在碳酸酐酶的催化下形成 H_2CO_3，再解离出 CO_2 扩散入血浆，然后扩散入肺泡，排出体外。

（2）氨基甲酸血红蛋白形式　进入红细胞内的 CO_2 能直接与 Hb 上的自由氨基结合，形成氨基甲酸血红蛋白（$HbNHCOOH$），又称碳酸血红蛋白（$HbCO_2$），反应如下：

$$CO_2 + HbNHCOOH \underset{\text{肺}}{\overset{\text{组织}}{\rightleftharpoons}} HbNHCOOH + O_2$$

$$或 CO_2 + HbO_2 \underset{\text{肺}}{\overset{\text{组织}}{\rightleftharpoons}} HbCO_2 + O_2$$

上述反应迅速、可逆，不需酶参与，其运输 CO_2 的效率很高，虽然在静脉血中该形式仅占 CO_2 运输总量的 7%，但在肺排出的 CO_2 总量中，约有 18% 是由氨基甲酸血红蛋白释放的，可见这种形式的运输对 CO_2 的排出有重要意义。氨基甲酸血红蛋白形式的运输主要受氧合作用的调节。去氧血红蛋白与 CO_2 结合的能力比 HbO_2 大。所以在组织毛细血管内，HbO_2 释放出 O_2 之后，形成去氧血红蛋白，它能生成较多的 $HbNHCOOH$。当血液流经肺毛细血管时，去氧血红蛋白与 O_2 结合，形成 HbO_2，CO_2 就很容易被解离出来。

第三节　呼吸运动的调节

正常机体的节律性呼吸运动是在各级呼吸中枢相互配合共同调节下进行的。呼吸的深度和频率能随机体活动的水平而改变。例如劳动或运动时，代谢增强，呼吸加深加快，肺通气量增大，摄取更多的 O_2，排出更多的 CO_2，以适应机体代谢的需要。呼吸节律的形成和这种适应性改变都是通过呼吸功能的调节来实现的。

一、呼吸中枢和呼吸节律的形成

（一）呼吸中枢

呼吸中枢（respiratory center）是指中枢神经系统内产生和调节呼吸运动的神经细胞群。它们分布在脊髓、延髓、脑桥、间脑及大脑皮质，其中以延髓、脑桥最为重要，各个中枢在产生和调节呼吸运动中的作用不同，正常节律性呼吸运动是在各级中枢之间相互协调和配合下产生的。

1. 脊髓　支配吸气肌或是呼气肌的运动神经元均来自脊髓前角，但呼吸节律不是脊髓产生的。在动物实验中，如果在脊髓与延髓间横断，则呼吸停止。因此说明脊髓只是联系上位中枢与呼吸肌的中继站和整合某些呼吸反射（呼吸肌本体感受性反射）的初级中枢。

2. 延髓呼吸基本中枢　延髓是产生呼吸节律的基本中枢，如果延髓受损，则呼吸停止。延髓内有吸气神经元和呼气神经元。延髓内呼吸神经元主要集中在背侧（孤束核的腹外侧部）和腹侧（疑核、后疑核、面神经核附近）的神经核团内，分别称为背侧呼吸组（DRG）和腹侧呼吸组（VRG）。DRG 主要含有吸气神经元，其轴突主要交叉到对侧，下行至脊髓，支配膈肌和肋间外肌的运动神经元，兴奋时引起吸气。VRG 含有吸气和呼气两种神经元，其轴突下行至脊髓，支配吸气肌、呼气肌和呼吸辅助肌的神经元。VRG 的呼气神经元仅在呼吸加强时才有正常的活动，引起主动呼气。

3. 脑桥呼吸调整中枢　脑桥上部呼吸神经元主要集中在背外侧部的臂旁内侧核等部位，具有抑制吸气、促进吸气向呼气及时转化，防止吸气过长，调整呼吸节律的作用，称为呼吸调整中枢。因此，只保留延髓的动物，其呼吸节律很不规则。只有保留了延髓和脑桥的动物，才能维持正常的呼吸节律，说明延髓和脑桥是正常呼吸节律中枢所在。

4. 上位脑对呼吸运动的调节　呼吸还受脑桥以上部位的影响，如下丘脑、边缘系统、大脑皮质等。尤其是大脑皮质对呼吸运动有明显的调节作用，如人们可以有意识地控制呼吸深度和频率，说话、唱歌、屏气、深呼吸等都是在大脑皮质对呼吸运动的随意控制下进行的。另外经过训练，呼吸运动也能建立条件反射。

（二）呼吸节律的形成

呼吸节律的形成主要在延髓和脑桥内进行，但其形成机制尚未完全阐明。近年来比较公认的是"局部神经元回路反馈控制假说"。该假说认为，延髓中存在着"中枢吸气活动发生器"和"吸气切断机制"。当中枢吸气活动发生器自发的兴奋时，引发吸气神经元呈渐增性放电，引起吸气，吸气后，通过吸气切断机制转入呼气，吸气切断机制的活动减弱时，又引起吸气。该机制仍有许多不完善之处尚待进一步研究。

二、呼吸的反射性调节

中枢神经系统接受各种感受器的传入冲动，实现对呼吸运动调节的过程称为呼吸的反射性调节。通过调节，使呼吸运动的频率、深度和形式等与机体功能状态相适应。主要调节如下。

（一）肺牵张反射

由肺的扩张或缩小所引起的反射性呼吸变化称为肺牵张反射（pulmonary stretch reflex），又称黑-伯反射。包括肺扩张反射和肺萎陷反射。

1. 肺扩张反射　当肺扩张时，反射性地抑制吸气运动而产生呼气运动称肺扩张反射。感受器位于支气管和细支气管的平滑肌中，对牵拉刺激敏感。当吸气时，肺扩张，肺内气体达一定容积时（正常成人约800ml），感受器兴奋，冲动沿迷走神经传入延髓，抑制吸气中枢的活动，使吸气停止，转入呼气。肺扩张反射是一种负反馈调节，其意义是阻止吸气过深过长，促使吸气转为呼气，与脑桥呼吸调整中枢共同调节呼吸的频率和深度。

肺扩张反射的敏感性有种族差异。在动物，尤其是家兔这一反射比较明显。人体在平静呼吸时，此反射生理意义不大。深吸气时，才能引起肺牵张反射。病理情况下，如肺炎、肺充血、肺水肿等，由于肺顺应性降低，肺不易扩张，吸气时对牵张感受器的刺激作用增强，传入冲动增多，使呼吸变浅、变快。

2. 肺萎陷反射 当肺缩小时，引起呼气运动停止而产生吸气运动的反射称肺萎陷反射。感受器位于气道平滑肌中，性质尚不清楚。肺萎陷反射在平静呼吸时并不发挥调节作用，但对于防止呼气运动过深及在肺不张等情况下起一定作用。

（二）呼吸肌本体感受性反射

由呼吸肌本体感受器传入冲动引起的呼吸运动反射性变化，称为呼吸肌本体感受性反射。呼吸肌本体感受器是肌梭，位于呼吸肌内。当呼吸肌收缩时，肌梭受牵拉而兴奋，传入冲动经后根传入脊髓，反射性引起呼吸肌收缩加强。呼吸肌本体感受器反射参与呼吸运动的调节，其意义在于当呼吸肌负荷增大（呼吸道阻力增大）时，可通过本体感受性反射，使呼吸肌收缩力量加强，以克服呼吸道阻力，实现有效的肺通气。

（三）化学感受性反射

血液中 PCO_2、PO_2 和 H^+ 浓度变化时，可通过化学感受器影响呼吸运动，从而改变肺通气，以保证这三种化学成分在血液中相对恒定，并使肺通气能适应机体代谢的需要。

参与呼吸运动调节的化学感受器，按其所在部位不同分为外周化学感受器和中枢化学感受器两种。外周化学感受器是指颈动脉体和主动脉体化学感受器，对血液中 PCO_2、PO_2 和 H^+ 的变化敏感。当血液中 PCO_2 升高、PO_2 降低、H^+ 浓度升高时，该感受器兴奋，传入冲动增加，反射性引起呼吸加深加快。在呼吸调节中，颈动脉体的作用远较主动脉体重要；中枢化学感受器位于延髓腹外侧浅表部位，对脑脊液和局部组织液中 H^+ 浓度变化敏感。然而，血液中的 H^+ 不易通过血 – 脑屏障，故不易感受血液 H^+ 的变化。但 CO_2 则易通过血 – 脑屏障，当血液 PCO_2 升高时，CO_2 由脑血管扩散入脑脊液和脑组织细胞外液，与其中的 H_2O 结合成 H_2CO_3，再解离出 H^+，刺激中枢化学感受器，从而引起呼吸中枢兴奋。中枢化学感受器不感受缺 O_2 刺激。

1. CO_2 对呼吸的调节 CO_2 是维持正常呼吸运动的重要生理性刺激，也是调节呼吸运动最重要的体液因素。人过度通气，可发生呼吸暂停，就是由于 CO_2 排出过多，以致对呼吸中枢的刺激减弱而造成。所以，临床上给病人吸入的 O_2，要含有一定量的 CO_2。适当增加吸入气中 CO_2 含量，可使呼吸加深加快。如吸入气中 CO_2 由正常的 0.04% 增至 4%，再至 5%，肺通气量可逐渐增加至 1 倍，再增加至 3 ~ 5 倍。但当吸入气中 CO_2 含量超过 7% 至 20% 时，肺通气量不能相应增加，致使体内 CO_2 堆积，呼吸中枢抑制，不仅出现头痛、头昏等症状，而且还可能导致昏迷甚至呼吸停止，临床上称 CO_2 麻醉。

CO_2 兴奋呼吸的作用，是通过两条途径实现的：一条是刺激中枢化学感受器，进而引起延髓呼吸中枢兴奋，使呼吸加深加快；另一条是刺激外周化学感受器，冲动传入延髓，兴奋延髓的呼吸中枢，反射性地使呼吸加深加快。但以前者为主，约占总效应的80%。

2. H^+ 对呼吸的调节 动脉血 H^+ 浓度升高时，呼吸加深加快，肺通气量增加；H^+ 浓度降低时，则呼吸减弱。因为 H^+ 不易通过血 - 脑屏障，所以 H^+ 对呼吸的调节主要是通过刺激外周化学感受器实现的。

3. 低 O_2 对呼吸的调节 低 O_2 是通过兴奋呼吸中枢和抑制呼吸中枢两种相反作用途径影响呼吸的。当吸入气中 PO_2 下降时，可引起呼吸加深加快，肺通气量增加。因为低 O_2 对呼吸中枢的直接作用是抑制，因此它对呼吸的兴奋作用完全是通过外周化学感受器实现的。在轻、中度缺 O_2 时，通过外周化学感受器兴奋呼吸中枢的作用大于对呼吸中枢的直接抑制作用，从而使呼吸加强。但严重低 O_2 时，来自外周化学感受器的兴奋作用不足以抵消低 O_2 对呼吸中枢的直接抑制作用，导致呼吸抑制，甚至呼吸停止。

动脉血中 PO_2 对正常呼吸的调节作用不大，只有当血液中 PO_2 降到（8.0kPa）以下时，低 O_2 才对呼吸有影响。如身处高原、高山、高空时，大气压下降，血中 PO_2 降低，可刺激外周化学感受器，使呼吸加深加快，以增加 O_2 的吸入量。此时，低 O_2 刺激外周化学感受器兴奋呼吸成为提高血液 PO_2 的一条重要途径。低 O_2 对呼吸的兴奋作用有重要的临床意义，如严重慢性呼吸功能障碍（肺气肿、肺心病）患者，气体交换受到障碍，导致低 O_2 和 CO_2 潴留，长期 CO_2 潴留使中枢化学感受器对 CO_2 的刺激作用发生适应，敏感性降低，而外周化学感受器对低 O_2 刺激适应很慢，此时，低 O_2 对外周化学感受器的刺激就成为驱动呼吸的主要刺激。因此，对这类病人不宜快速给氧，应采取低浓度持续给氧，以免突然解除低 O_2 的刺激作用，引起呼吸中枢兴奋性突然降低而导致呼吸抑制。

以上所述，是 CO_2、H^+ 浓度及低 O_2 三种因素分别对呼吸的影响。实际上三者之间是彼此联系、相互影响、相互作用的，既可因相互总和而加大，也可因相互抵消而减弱，呼吸运动的变化是它们综合作用的结果。比如，CO_2 增多时，H^+ 也增加，两者共同作用使呼吸大大增强；低 O_2 时，呼吸加强，CO_2 排出增多，使 PCO_2 和 H^+ 浓度下降，从而减弱了低 O_2 的刺激作用；H^+ 浓度升高时，呼吸加强，CO_2 排除也增多，导致 PCO_2 下降，抵消了一部分 H^+ 对呼吸的兴奋作用。总之，完整机体内往往有多种化学因素同时变动，因而在临床工作中探讨它们对呼吸的调节时必须全面、动态地进行观察和分析，抓住主要矛盾，对症下药，以获得最佳治疗效果。

（四）气压对呼吸的影响

1. 低气压环境对呼吸的影响 在高原、高山、高空，由于海拔高、空气稀薄、大气压降低，吸入气中 PO_2 降低，肺泡、血液、组织液中的 PO_2 也降低。高海拔低气压与呼吸有关的主要问题是低 O_2 问题。此时，低 O_2 刺激外周化学感受器，反射性引起呼吸加强，使肺通气量增加，肺泡气 PO_2 增加，血氧饱和度增加，以弥补缺 O_2。但肺通气量增加，又使 CO_2 排出过多，血中 CO_2 减少，pH 升高，甚至产生呼吸性碱中毒。pH 增高对呼吸有抑制作用，并能减弱化学感受器刺激，削弱缺 O_2 引起的代偿性效应。pH 增高还可使氧离曲线左移，不利于 O_2 的释放。这些都加重了缺 O_2，特别是脑组织对缺 O_2 耐受性差，首先受到损害，产生一系列症状。实验表明，一般人对急性低 O_2 所能耐受的最低值为 36~40mmHg，低于此值时，仅靠呼吸空气将会失去知觉，必须吸入纯 O_2 才能生存。

长期居住高原的人，能逐渐增强对低 O_2 的耐受性，逐渐适应低 O_2 环境，这一过程称为习服。习服主要通过：①肾排出 HCO_3^- 增多，纠正碱中毒，解除对呼吸中枢的抑制；②HCO_3^- 排出增多，降低了对 pH 缓冲能力，增强了 CO_2 的刺激作用；③红细胞生成增多，O_2 的运输增多；④红细胞内 2，3 - DPG 增多，氧离曲线右移，有利于 O_2 的释放。

2. 高气压环境对呼吸的影响 高气压是在潜水作业中遇到的特殊情况。人在潜水作业时，深度每增加 10m，所承受的压力增加 1 个大气压（104.3mmHg）。在高气压下，气体密度增大，导致呼吸阻力增大，尤其是呼气阻力明显增大。此时，呼吸频率变慢，幅度加深，潮气量和肺活量增大，每分通气量减少，但肺泡通气量并不减少，甚至有所增多，原因是潮气量增多。在高气压下，肺泡内氮的分压相应增大，继而血液和组织液中氮分压也升高，虽然氮作为惰性气体不参与新陈代谢，但其溶解于脂肪会引起"氮麻醉"导致一系列神经活动障碍。

思考题

1. 当发生胸壁贯通伤时，呼吸系统会出现何种现象？其产生机制如何？
2. 试述肺通气的原理？
3. 当肺通气量一定时，为什么深而慢的呼吸比浅而快的呼吸更有效？
4. 试述肺部影响气体交换的因素？
5. 试述 CO_2、O_2 和 H^+ 对呼吸的影响及其作用途径。

第六章 | 消化与吸收

第一节 概 述

一、消化与吸收的概念

人体在整个生命活动过程中，不仅需要通过呼吸从外界摄取足量的氧气，还需摄取各种营养物质，作为新陈代谢的物质和能量的来源。人体所需要的营养物质包括蛋白质、脂肪、糖类、维生素、无机盐和水，这些物质都来自食物。

食物在消化管内被分解成可吸收的小分子物质的过程，称为消化（digestion）。消化分为机械性消化（mechanical digestion）和化学性消化（chemical digestion）两种形式，前者是通过消化管的运动将食物磨碎并使之与消化液充分混合，同时将食糜不断向消化管的远端推进；后者是在消化腺分泌的消化酶的作用下，将食物中的大分子物质分解为可吸收的小分子物质的过程。食物经消化后的小分子营养物质透过消化道黏膜进入血液和淋巴液的过程称为吸收（absorption）。不能被消化的食物残渣，则以粪便的形式排出体外。

二、消化道平滑肌的生理特性

整个消化道，除了口、咽、食管上段和肛门外括约肌的肌肉属于骨骼肌外，其余的肌肉都是平滑肌。

（一）一般生理特性

1. 自动节律性 在动物实验中观察到，将离体的消化管平滑肌保持在适宜的环境中时，其仍能进行自动节律性的收缩，但频率缓慢，节律性不如心肌规则。

2. 兴奋性较低 消化道平滑肌的兴奋性较骨骼肌和心肌低，消化管平滑肌收缩的潜伏期、收缩期和舒张期所占的时间比骨骼肌长得多，兴奋性较之为低。该特性适合食物在消化道内停留较长时间，便于消化和吸收。

3. 紧张性 消化管平滑肌经常处于持续微弱的收缩状态称为紧张性，又称紧张性收缩（tonic contraction）。其作用是保持胃、肠的形态和位置，并给其内的物质施加一定的压力，也是消化管其他运动的基础。

4. 较大伸展性 消化管平滑肌能适应实际需要而作较大的伸展，最长时可比原长度增加好几倍。如人进食后，胃的体积可较进食前大数倍，但胃内压并不发生明显的变化。这一特性使消化器官特别是胃可以容纳大量的食物而不产生运动障碍和过大的压力变化。

5. 对刺激的敏感性 消化管平滑肌同骨骼肌和心肌相比，对刺激敏感性不同。消化管平滑肌对电刺激不敏感，而对化学、温度及机械牵张刺激特别敏感。

（二）电生理特性

1. 静息电位 消化道平滑肌细胞的静息电位为 $-50 \sim -60mV$，其产生的机制主要是 K^+ 由膜内向膜外扩散和生电性钠泵的活动，另外还有 Na^+、Cl^- 等的参与。许多因素可影响静息电位的水平，例如机械牵张、刺激迷走神经、ACh 以及某些胃肠激素均可使静息电位水平上移；而肾上腺素、去甲肾上腺素和交感神经则可使静息电位水平下移。胃肠平滑肌的静息电位不稳定，可自动缓慢去极化。

2. 慢波电位 消化道平滑肌细胞可在静息电位基础上产生节律性的自发性去极化和复极化，呈现周期性电位波动。由于其频率较慢，故称为慢波电位。其波动范围 $5 \sim 15mV$，持续时间由数秒至十几秒，频率因器官不同而不同，胃为 3 次/min，十二指肠为 $11 \sim 12$ 次/min，回肠末端为 $8 \sim 9$ 次/min。慢波起源于消化道的纵行肌，以电紧张的形式扩布到环形肌。慢波本身不引起肌肉收缩，慢波可使静息电位更接近阈电位，一旦达到阈电位，便可爆发动作电位。慢波电位与静息电位一样，受机械牵拉、神经和激素的影响。

3. 动作电位 当慢波去极化达阈电位水平（约 $-40mV$）时，即可爆发动作电位。平滑肌细胞去极化主要是 Ca^{2+} 的内流，复极化是由 K^+ 外流引起。由于在动作电位时的 Ca^{2+} 内流已足以引起平滑肌收缩，故在其后即发生收缩。每个慢波上所叠加的动作电位数目越多，平滑肌收缩的幅度与张力就越大。一旦慢波消失，动作电位和收缩均不能产生。所以慢波实际是平滑肌收缩的起步电位，是收缩节律的控制波（图 6 - 1）。

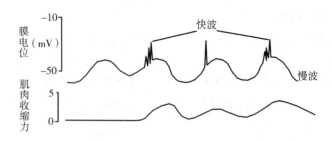

图 6-1　消化道平滑肌的电活动和肌肉收缩能力之间的关系

第二节　消化道内机械性消化

消化道内机械性消化是通过消化管的运动将食物磨碎并使之与消化液充分混合，并将食糜不断向消化管的远端推进的消化过程。

一、咀嚼与吞咽

食物在口腔内经过咀嚼被磨碎，并经咀嚼运动和舌的搅拌使食物与唾液混合，形成食团。食物在口腔内停留的时间仅有 15~20s，然后被吞入胃。

（一）咀嚼

咀嚼（mastication）是由咀嚼肌群协调而有顺序的收缩所完成的一系列反射动作。咀嚼是一种随意运动，其作用主要是：①磨碎食物，易于吞咽；②使食物与唾液充分混合，利于化学性消化；③反射性地引起胃、胰、肝、胆囊的活动，为食物的下一步消化过程做好准备。

（二）吞咽

吞咽（deglutition）是指食物由口腔经食管进入胃的过程，是一系列动作组成的复杂反射活动。根据食团经过的部位，可将吞咽分为三期。

第一期也叫口腔阶段　食团由口腔到咽，是随意动作。主要通过舌肌和下颌舌骨肌的顺序收缩，使舌尖和舌后部依次上举，抵触硬腭，而后舌后缩，把食团推入咽部。食团进入咽后，就自动地进入下一期。这是大脑皮质控制下的随意动作。

第二期也叫咽部阶段　食团由咽至食管上端，是食团刺激软腭部的触觉感受器，冲动传到位于延髓和脑桥下端网状结构中的吞咽中枢，引起的一系列快速的反射动作。首先软腭上举，咽后壁向前突出，封闭鼻咽通道；声带合拢，声门关闭，喉上举并前移，紧贴会厌，盖住喉口，封闭咽与气管的通路，呼吸暂停；食管上口括约肌舒张，使咽与食管的通路打开，食团被推入食管上段。

第三期也叫食管阶段　食团沿食管下行入胃，由食管蠕动完成。当食团刺激软腭、咽和食管等处的感受器时，反射性地引起食管的蠕动，表现为食团上端的食管收缩，下端的肌肉舒张，并且收缩波与舒张波顺序地向前方推进。同时，食团对食管壁的刺激，反射性地引起食管－贲门括约肌舒张，使食团得以入胃。

在食管和胃之间虽无解剖上的括约肌，但用测压法可观察到在食管与胃贲门连接处有一段长约 4～6cm 的高压区，其区内压一般比胃高出 5～10mmHg。该区的作用是阻止胃内容物逆流入食管，起到生理括约肌的作用，通常将这一段食管称为食管下括约肌。食管下括约肌受神经和体液因素的调节。当食管蠕动开始时，刺激支配食管下括约肌的交感神经以及食物入胃后引起的促胃液素、促胃液素释放增加，反射性地引起食管下括约肌舒张，便于食物通过；食物入胃后通过神经和体液调节可加强食管下括约肌收缩，以防止胃内容物的倒流。

吞咽反射的基本中枢在于延髓。在昏迷、深度麻醉时，吞咽反射可发生障碍，食管和上呼吸道的分泌物等容易误入气管，可造成窒息，因而必须加强对上述患者的护理工作。

二、胃的运动

（一）胃的运动形式

胃的运动形式有容受性舒张、紧张性收缩和蠕动。

1. 容受性舒张　进食时食物刺激咽和食管等处的感受器，反射性地引起胃底和胃体的平滑肌舒张，称容受性舒张。胃内无食物时，胃的容积为 0.05L，进食后，由于胃的容受性舒张，胃的容积可增大到 1.0～2.0L，结果使胃能够接纳大量食物而胃内压并无显著变化。其生理意义是使胃能更好地完成容纳和贮存食物的功能。这是胃的特征性运动形式。

2. 紧张性收缩　胃壁平滑肌经常处于一定程度的收缩状态称为紧张性收缩，其使胃保持一定的形状和位置。进食后，胃的紧张性收缩逐渐加强，使胃内压升高，有利于胃液渗入食物而进行化学性消化，并能促进食糜向十二指肠推移。紧张性收缩也是胃其他运动形式有效进行的基础，如果胃的紧张性收缩过低，则容易导致胃下垂或胃扩张。

3. 蠕动　食物入胃后大约 5min 便开始有蠕动。蠕动波从胃的中部开始，并有节律地向幽门方向推进，约每分钟3 次。一个蠕动波 1min 左右到达幽门，通常是一波未平一波又起。其生理意义是磨碎食物，使食物与胃液充分混合形成糊状的食糜，并将食糜逐步推入十二指肠，一个蠕动波通常可将 1～3ml 食糜送入十二指肠（图6-2）。

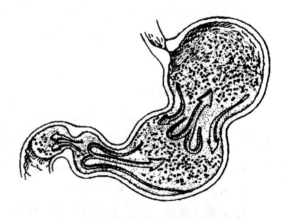

图6-2　胃的蠕动

（二）胃的排空及其控制

1. 胃排空的过程　食糜由胃排入十二指肠的过程称胃排空。一般进食后 5min 左右就开始胃排空。胃的运动所引起的胃内压升高是胃排空的动力，而幽门和十二指肠的收缩则是胃排空的阻力。排空的速度与食物的化学组成、物理性状和胃的运动情况有关。一般说来，稀的流体食物比稠的固体食物排空快；小块食物比大块食物更易排空；在三大营养物质中，糖类的排空最快，蛋白质次之，脂肪最慢。混合食物完全排空约需 4～6h。

2. 胃排空的控制　胃的排空是少量而有间断性的，受胃和十二指肠两方面因素的影响。①食物在胃内促进胃排空：由于食糜对胃壁的机械和化学刺激，通过神经反射与体液作用，使胃运动增强，胃内压升高大于十二指肠压，当胃蠕动波到达幽门时，幽门括约肌松弛，酸性食糜顺压力差进入十二指肠。②食糜进入十二指肠后抑制胃的排空：在十二指肠中酸、脂肪、渗透压和机械性扩张，刺激肠壁上的有关感受器，反射性地抑制胃的运动，使胃的排空减慢。这种反射称为肠－胃反射。肠－胃反射对盐酸特别敏感，当 pH 降至 3.5～4.0 时，此反应即发生，阻止酸性食糜进入十二指肠，使胃排空暂停。随着酸性食糜被中和，抑制作用解除，胃的作用又加强，下一次胃排空开始。此外，进入十二指肠中的盐酸和脂肪还可引起小肠黏膜释放肠抑胃肽，抑制胃的运动，延缓胃排空。因此，十二指肠内的反馈机制包括神经反射和体液因素两种反馈，对胃的排空起着重要的控制作用。

（三）呕吐

胃及十二指肠的内容物经口腔强力驱出体外的一种反射性动作。

呕吐时，十二指肠和空肠上段收缩增强，胃和食管下端舒张，同时，膈肌和腹肌强烈收缩，挤压胃内容物经过食管而进入口腔。有时因十二指肠内容物也倒流入胃，呕吐物中可混有胆汁和小肠液。

呕吐是一种保护性的反射性动作，可将胃内的有害物质排出。呕吐的中枢位于延髓迷走神经背核水平的孤束核附近，与呼吸、心血管中枢有密切关系，故呕吐之前除有消化道症状（如恶心）外，还常出现呼吸急促和心跳加快等症状。引起呕吐的原因很多，物理或化学性刺激作用于舌根、咽部、胃肠、胆管、泌尿生殖器官等处的多种刺激都可兴奋相应的感受器，冲动传至中枢引起呕吐。脑水肿、脑肿瘤等造成的颅内压增高也可直接刺激呕吐中枢引起呕吐。中枢性催吐药阿扑吗啡，是通过兴奋呕吐中枢附近的一个特殊的化学感受器，通过它促进呕吐中枢兴奋。晕船、晕车和航空病由螺旋摆动刺激了前庭器官引起的。

三、小肠的运动

小肠的运动靠肠壁的两层平滑肌，即外层纵行肌和内层环行肌的舒缩完成的。小肠运动对食物的消化和吸收都有重要作用，其主要功能是进一步研磨、搅拌及混合食糜，推送食糜向大肠方向运动，促进食糜的消化和吸收。

（一）小肠的运动形式

1. 紧张性收缩　小肠平滑肌的紧张性收缩，是小肠各种运动形式的基础，可使小肠内保持一定的基础压力，以维持小肠一定的形状和位置。它在进餐后显著增强，能使食糜在肠腔内的混合和转运加速，也有利于吸收的进行。

2. 分节运动　分节运动（segmentation contraction）是一种以环行肌为主的节律性

收缩和舒张运动。此为小肠的特征性运动形式。分节运动在空腹时几乎不见，进食后才逐渐加强。在食糜存在的一段肠管上，环行肌以一定距离的间隔，在许多点同时收缩或舒张，把食糜分成许多节段。随后，原来收缩的肠段舒张，而原来舒张处则发生收缩，使原来的每一节段食糜被分割为两半，而相邻的两半则合并为一个新的节段。如此反复进行，可使食糜与消化液充分混合，便于化学性消化的进行；使食糜与肠黏膜紧密接触，以及挤压肠壁，促进血液和淋巴回流，有利于吸收（图6-3）。分节运动向下推进肠内容物的作用很小，其主要作用是：将食糜与

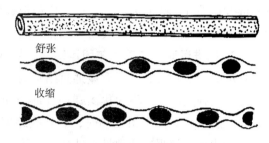

图6-3 小肠的分节运动

消化液充分混合，以利于化学性消化的进行，使食糜与肠壁紧密接触，为吸收创造有利条件；挤压肠壁促进血液与淋巴回流，有利于吸收。

3. 蠕动 在小肠的任何部位都可发生蠕动，将食糜向大肠方向推进，但推进的速度慢，其速度为 $0.5 \sim 2.0 cm/s$，蠕动波很弱，每个蠕动波只能把食糜向前推送数个厘米。小肠蠕动的意义在于经过分节运动作用后的食糜向前推进到一个新肠段，继续进行分节运动。

小肠还常可见到一种进行速度快（$2 \sim 25 cm/s$）、传播距离远的蠕动，称为蠕动冲。它可将食糜从小肠的始端一直推送到末端，直至送入结肠。蠕动冲可能是由吞咽动作或食糜刺激十二指肠所引起。

肠蠕动时，肠内的水和气体等内容物被推动而产生的声音称为肠鸣音。肠鸣音的强弱可反映肠蠕动的状态。肠蠕动增强时，肠鸣音亢进；肠麻痹时则肠鸣音减弱或消失。它作为临床腹部手术后肠运动功能恢复的一个客观指征。

（二）回盲括约肌的功能

在回肠末端与盲肠交界处，环形肌明显增厚，起着括约肌的作用，称为回盲括约肌。回盲括约肌经常保持一定的收缩状态，它能防止回肠内容物过快地进入大肠，延长食糜在回肠内停留的时间，以便进行充分的消化和吸收。此外，它还能阻止大肠内容物向回肠倒流。

四、大肠的运动和排便

（一）大肠的运动形式

由于大肠的主要功能是吸收食糜中的水和电解质，形成和贮存粪便，因此无需强烈的运动。正常时大肠的运动很微弱，其运动形式类似小肠，主要有混合运动和推进运动两种。

1. 混合运动－袋状往返运动 类似小肠的分节运动，但在同一时间内参与收缩的结肠较长，收缩的环形肌较宽而有力，有时甚至使肠腔闭塞，同时纵行肌（结肠袋）也收缩，结果使邻近未收缩的结肠段形成许多呈袋状的节段，因此这种收缩称为袋状

收缩（haustral contractions），其结构基础是结肠环形肌间断性增厚。一段结肠发生袋状收缩，持续一段时间后消失，邻近部位的结肠段又发生袋状收缩，如此反复进行，形成袋状往返运动（haustral shuttling），其主要作用是将大肠内容物不断地混合，因此又称混合运动（mixing movements）。这种形式的运动多见于近端结肠，可使肠黏膜与肠内容物充分接触，有利于大肠对水和无机盐的吸收。

2. 推进运动 - 蠕动和集团运动　短距离的蠕动常见于结肠远端，其传播速度很慢（约 5cm/h），按此计算，食糜通过结肠约需 48h。大肠还有一种行进很快、向前推进距离很长的强烈蠕动，称为集团蠕动（mass movements），它可将肠内容物从横结肠推至乙状结肠或直肠。集团运动时，袋状收缩停止，结肠袋消失。集团运动后，袋状收缩又重新出现。集团运动常见于进食后，最常发生在早餐后 1h 内，婴儿较成人表现更明显，是由于胃内容物进入十二指肠后，由于食物充胀胃肠壁，刺激黏膜引起的反射活动，称为十二指肠 - 结肠反射。

（二）排便

1. 粪便的形成　食物残渣在大肠内停留时，一部分水被吸收，同时经过大肠内细菌的发酵与腐败作用以及大肠黏液的黏结作用，形成粪便。正常粪便中水分占 3/4，固体物占 1/4。后者包括死的和活的细菌（约占 30%），未消化的食物残渣及消化道脱落的上皮细胞碎片、黏液、胆色素等，主要由细菌分解食物产生及来自脱落的肠上皮细胞，无机盐和少量蛋白质等。

在未消化的食物残渣中，部分是食物中的纤维，包括纤维素、半纤维素、木质素以及各种树胶、果胶等。饮食纤维不能被人体消化吸收，但由于它可吸收水分，所以可使粪便的体积增大、变软，并能刺激肠道运动，使粪便在大肠内停留的时间缩短，从而减少粪便中有害细菌所产生的毒素或有害代谢产物与肠壁接触时间。此外，饮食纤维还可吸收胆汁酸，增加它们在粪便中的含量，使通过肠肝循环回收的胆盐减少，肝脏需利用更多的胆固醇合成新的胆汁酸，所以增加饮食中的纤维含量不但可预防便秘，还可降低血浆胆固醇水平。

2. 排便反射　排便（defecation）是受意识控制的脊髓反射。人的直肠内通常没有粪便。粪便进入直肠刺激直肠壁，当刺激达到阈值时，就会使直肠壁内的机械感受器兴奋，冲动沿盆神经和腹下神经传入纤维传到脊髓腰骶段初级排便中枢，同时再向上传至大脑皮质，产生便意。若条件许可，大脑皮质发出兴奋性神经冲动，使初级排便中枢兴奋，兴奋盆神经，盆神经传出神经冲动增多，使降结肠、乙状结肠和直肠收缩，肛门内括约肌舒张。同时传至阴部神经的冲动减少，使肛门外括约肌舒张，粪便排出体外（图 6 - 4）；若条件不允许，大脑皮质发出抑制性神经冲动，暂时抑制排便反射，此时还可出现直肠逆蠕动，使粪便退回到结肠内。如果经常抑制排便反射，逐渐使直肠对粪便的刺激正常敏感性变弱，会使粪便在直肠内停留时间过长，水分被吸收过多而导致大便干硬，不易排出，形成排便困难，这是形成习惯性便秘的常见原因之一。若直肠有炎症时，会使直肠对刺激的敏感性增高，很少的粪便就可引起便意和排便反射，导致排便次数增多，引起腹泻。

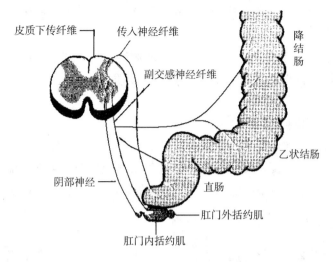

图6-4 排便反射

综上所述，排便受初级中枢和高级中枢共同调控。临床上昏迷或脊髓腰骶段以上横断的病人，由于失去了大脑皮质高级中枢的随意控制作用，导致排便失禁；若脊髓腰骶段初级中枢或形成排便反射的反射弧中任一环节受损都将导致大便滞留。

第三节 消化道内化学性消化

正常人每天分泌的消化液总量约6~8L，平均为7L。消化液由体内的消化腺分泌，包括唾液腺、消化管黏膜腺、胰腺和肝脏等。

一、唾液及其作用

口腔内有三对大唾液腺：腮腺、颌下腺、舌下腺。还有无数小唾液腺。唾液就是由这些唾液腺分泌的混合液体。

（一）唾液的性质及成分

唾液（saliva）是由唾液腺分泌的无色无味，接近于中性的低渗液体，其pH为6.6~7.1。基础情况下分泌的唾液接近于中性（pH约为7），大量分泌时可成碱性（pH约为8）。成人每天分泌唾液约为1.0~1.5L，水分占唾液总量的99%，其余为有机物、无机物和一些气体分子。唾液的主要有机物为唾液淀粉酶、溶菌酶、黏蛋白、免疫球蛋白、乳铁蛋白和氨基酸等。此外还有无机盐，如Na^+、K^+、Ca^{2+}、Cl^-、HCO_3^-、硫氰酸盐等。这些离子的浓度随唾液分泌的速度而发生变化。

（二）唾液的作用

1. 消化食物中的糖 唾液中含有唾液淀粉酶，唾液淀粉酶可在中性环境中水解淀粉为麦芽糖，咀嚼淀粉多的食物（米饭、馒头等）可感觉甜味。

2. 清洁、保护口腔和抗菌作用 唾液中的溶菌酶可清除或抑制口腔中的细菌和病毒，唾液大量分泌可以冲淡和中和某些有害物质，起到保护和清洁口腔的作用。

3. 保护牙齿 唾液中的免疫球蛋白有对抗细菌的作用,可保护牙齿免受细菌侵害,故当其缺乏时容易患龋齿。

4. 利于吞咽 由于唾液是液体,故可湿润和溶解食物,利于食物吞咽并引起味觉。

5. 排泄 唾液可排出铅、汞和碘等一些有毒物质,此外还可向外排出狂犬病毒和脊髓灰质炎病毒。

(三)唾液分泌的调节

唾液的分泌完全是神经反射性的,包括条件反射和非条件反射。进食前,食物的形状、颜色、味道等与进食有关的刺激,均可刺激唾液腺分泌唾液,此种分泌方式属于条件反射。若食物进入口中,食物对口腔黏膜的刺激引起唾液分泌为非条件反射。

二、胃液及其作用

食物在胃内的化学性消化是通过胃液作用实现的。正常成人每日分泌 1.5 ~ 2.5L。胃液是由胃腺和胃黏膜上皮细胞分泌。胃腺有三种:贲门腺为黏液腺,分泌黏液;泌酸腺(oxyntic gland)由壁细胞、主细胞和黏液颈细胞组成,分泌盐酸、胃蛋白酶和黏液;幽门腺(pyloric gland)分泌碱性液体。胃黏膜内分泌细胞如 G 细胞可分泌促胃液素,D 细胞分泌生长抑素等。

(一)胃液的性质、成分及作用

胃液(gastric juice)是一种无味无色透明的酸性液体,其 pH 约为 0.9 ~ 1.5。正常人每天大约分泌 1.5 ~ 2.5L。胃液除了大量水分之外,主要成分为盐酸、胃蛋白酶、内因子、黏液和碳酸氢盐等。

1. 盐酸 盐酸(hydrochloric acid)也称胃酸。由泌酸腺中的壁细胞分泌,正常人空腹时的盐酸排出量称为基础胃酸排出量,大约为 0 ~ 5mmol/h。

(1)胃酸的分泌 胃酸是由壁细胞分泌,壁细胞与细胞间隙接触的部分称为基底侧膜,膜上有 $Na^+ - K^+$ 泵,细胞膜面向胃腺腔的部分为顶端膜,顶端膜内陷形成分泌小管,分泌小管有许多的分支,膜上镶嵌 H^+ 泵也叫质子泵和 Cl^- 通道。

壁细胞内富含碳酸酐酶,促使二氧化碳和水的结合,形成碳酸。碳酸属于不稳定酸,可迅速电离成 H^+ 和 HCO_3^-,H^+ 借助质子泵逆浓度梯度差进行主动转运,由细胞内泌向小管腔。HCO_3^- 则借助基底侧膜上的 $Cl^- - HCO_3^-$ 逆向转运体与血浆中的 Cl^- 进行交换,HCO_3^- 经细胞间隙进入血液,Cl^- 进入壁细胞内,再通过分泌小管上的 Cl^- 通道进入小管腔,与小管腔中的 H^+ 结合形成盐酸(图 6 - 5)。进食后,由于胃酸分泌较多,使更多的 HCO_3^- 进入血液,形成餐后碱潮。盐酸中的 H^+ 的分泌是借助壁细胞分泌小管膜上的质子泵完成,故临床上可用质子泵抑制剂如奥美拉唑这类药物来治疗胃酸分泌过多。

(2)胃酸的生理作用 ①激活胃蛋白酶原转变为胃蛋白酶,并为胃蛋白酶提供适宜的酸性环境;②使食物中的蛋白质变性,易于消化;③杀灭进入胃内的细菌,保持相对的无菌状态;④盐酸可与铁、钙、镁等发生化学结合,形成可溶性盐,促进其吸收;⑤盐酸进入小肠后,促进胰液、小肠液和胆汁的分泌。因此,盐酸分泌不足,会影响消化、杀菌，可引起腹胀、腹泻等消化不良症状。若分泌过多，会导致溃疡。

2. 胃蛋白酶原　胃蛋白酶原（pepsinogen）主要由主细胞分泌，黏液细胞也可少量分泌。胃蛋白酶原可在 pH < 5.0 的酸性环境下转变为有活性的胃蛋白酶（pepsin），水解蛋白质。胃蛋白酶最适宜的 pH 为 2，当 pH > 5 时，胃蛋白酶便失活，pH > 6 时发生不可逆变性。

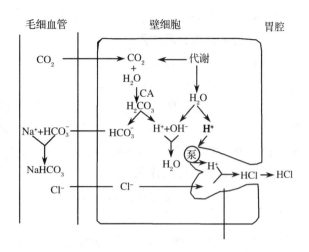

图 6-5　壁细胞分泌盐酸的基本过程
CA：碳酸酐酶

3. 黏液　黏液由胃黏膜表面上皮细胞、黏液颈细胞、贲门腺和幽门腺共同分泌，主要成分为糖蛋白。黏液具有黏滞性和凝胶的特性，覆盖在胃黏膜表面，形成一厚度约为 0.5mm 的保护层，约为胃黏膜上皮细胞厚度的 10～20 倍。胃黏液的作用有：润滑食物，减少粗糙和坚硬食物对黏膜的机械性损伤，还形成黏液 - 碳酸氢盐屏障阻止 H^+ 向胃壁扩散；黏液呈弱碱性或中性，降低胃液酸度，减弱胃蛋白酶的活性，减轻胃黏膜的损伤。

4. 碳酸氢盐　碳酸氢盐主要由胃黏膜非泌酸细胞分泌，碳酸氢盐呈弱碱性能中和胃酸，减弱盐酸对胃黏膜腐蚀，形成碳酸氢盐屏障，保护胃黏膜。

5. 内因子　内因子（intrinsic factor）是一种糖蛋白，由壁细胞分泌。它由两个结合位点，一个与维生素 B_{12} 结合，形成复合物，保护维生素 B_{12} 免受肠内水解酶的破坏；另一个与回肠黏膜上皮细胞特异性受体结合，促进维生素 B_{12} 在回肠段主动吸收。若内因子缺乏，导致维生素 B_{12} 吸收障碍，影响红细胞的成熟，发生巨幼细胞贫血。

（二）胃的自身保护机制

胃液中的盐酸和胃蛋白酶是两把利剑，既可水解食物中的蛋白质，又可腐蚀和损害胃黏膜。但正常机体的胃黏膜却保持完好，原因是机体在进化过程中形成了自身保护机制，除了胃黏液屏障和碳酸氢盐屏障之外，在胃腔和胃黏膜上皮细胞之间形成胃黏膜屏障，此屏障的腔面膜是一种脂蛋白，结构致密，有效地防止胃酸和胃蛋白酶从胃腔向黏膜内扩散，防止胃酸和胃蛋白酶对胃黏膜的损害。近年还发现，胃黏膜细胞合成和释放的前列腺素及胃黏膜细胞间的内分泌细胞分泌的胃肠激素，形成胃壁自身保护机制。

三、胰液及其作用

胰液是由腺泡细胞分泌胰酶和导管细胞分泌的水、碳酸氢盐组成。

（一）胰液的性质、成分和作用

胰液（pancreatic juice）是无色无味透明的碱性液体，pH 约为 7.8～8.4，每日分泌约 1~2L，渗透压与血浆相等。胰液成分包括无机物和有机物。

1. 胰液无机成分及作用

（1）水　为无机物中量最大，约占 97.6%，由胰腺导管细胞分泌。其作用是稀释进入十二指肠的盐酸，保护肠黏膜免受强酸的腐蚀。

（2）碳酸氢盐　胰腺导管细胞能大量分泌碳酸氢盐，胰液中的 HCO_3^- 浓度约为血浆的 5 倍，这是胰液呈碱性的主要原因。其作用是中和进入十二指肠的盐酸，保护肠黏膜；此外还可为小肠内的多种消化酶提供适宜的 pH 环境。

2. 胰液有机成分及作用　胰液中的有机成分主要是由胰腺腺泡细胞分泌的各种胰酶，其种类繁多，主要包括分解三大营养物质的酶，如蛋白水解酶、淀粉酶和脂肪酶等。

（1）蛋白水解酶　胰液中的蛋白水解酶主要有胰蛋白酶（trypsin）和糜蛋白酶（chymotrypsin）等，他们均以无活性的酶原形式分泌存在于胰液中。进入小肠后，胰蛋白酶原（trypsinogen）在小肠液肠激酶的作用下，转变为有活性的胰蛋白酶；胰蛋白酶再进一步激活糜蛋白酶原转化为糜蛋白酶。蛋白水解酶可分解蛋白质为多肽和氨基酸。

正常情况下，胰液中的胰蛋白酶和糜蛋白酶不消化胰腺本身，是因为这两种酶都是以无活性的形式存在于胰液中，另一方面是因为腺泡细胞能分泌胰蛋白酶抑制因子，使胰蛋白酶失活并能部分地抑制糜蛋白酶的活性，有效地防止了胰腺自身被消化。若暴饮暴食，会使胰液分泌增多，胰管压力升高，使导管和腺泡破裂，胰蛋白酶原大量释放入胰腺间质并被组织液激活，导致胰腺自身消化，引发急性胰腺炎。

（2）胰淀粉酶　胰液中的淀粉酶能将淀粉水解成麦芽糖。

（3）胰脂肪酶　胰液中的脂肪酶在胆盐和辅脂酶的作用下可将脂肪分解为脂肪酸、甘油和单酯甘油，促进脂肪的消化。

（4）其他酶类　胰液中还含有羧基肽酶原、核糖核酸酶和脱氧核糖核酸酶。羧基肽酶可被胰蛋白酶激活为羧基肽酶，水解多肽为氨基酸；核糖核酸酶和脱氧核糖核酸酶能水解核糖核酸和脱氧核糖核酸为单核苷酸。

综上所述，胰液中在所有的消化液中，含的酶类最全面，其消化能力最强，因而是最重要的消化液。若胰液分泌有障碍，即使其他的消化液分泌正常，也会引起营养物质的消化不良，特别是蛋白质和脂肪的消化，可导致大量的蛋白质和脂肪随粪便排出，故可引起腹泻，此类腹泻称为胰源性腹泻。

四、胆汁的作用

（一）胆汁的性质及成分

胆汁是由肝细胞合成和分泌的，是一种具有苦味的有色液体，分为肝胆汁和胆囊胆汁。肝胆汁为金黄色，pH 为 7.4。胆囊胆汁储存在胆囊内，由于浓缩而颜色变深，为深绿色，pH 为 6.8。正常成人每天分泌的量为 0.8~1.0L。胆汁的主要成分为水分、胆盐、胆固醇、卵磷脂、脂肪酸、黏蛋白、胆色素和无机盐等。胆汁中不含消化酶但却是促进脂肪消化和吸收的主要消化液。

　　胆汁中的绝大部分胆汁酸与甘氨酸或牛磺酸结合在一起，形成胆盐，主要以钠盐的形式存在，它是胆汁参与消化与吸收的主要成分。胆汁中的胆盐、胆固醇和卵磷脂以适当的比例存在于胆汁中，维持胆固醇成溶解状态。当胆固醇含量过高或者胆盐、卵磷脂合成减少时，胆固醇可沉积下来形成结石。胆汁中的胆色素对机体有毒害作用，是血红蛋白的分解产物。

　　（二）胆汁的作用

　　1. 乳化脂肪　胆汁中的胆盐、胆固醇和卵磷脂可作为乳化剂，降低脂肪表面张力，使脂肪乳化成脂肪微滴，增加了与胰脂肪酶的接触面积，促进脂肪的分解。

　　2. 促进脂肪的吸收　当胆汁中的胆盐浓度达到一定时，可形成胆盐微胶粒。肠腔中的脂肪分解产物可渗入到微胶粒中，形成水溶性复合物。这样以胆盐为载体将不溶于水的脂肪水解产物运送到小肠黏膜表面，促进脂肪的吸收。若胆盐缺乏，可导致脂肪消化和吸收不良。

　　3. 促进脂溶性维生素的吸收　由于脂溶性维生素属于脂肪类物质，胆盐能促进脂肪的消化和吸收，所以也能促进脂溶性维生素的吸收。

　　4. 其他作用　胆汁可中和胃酸；胆盐可刺激肝细胞合成和分泌胆汁；胆盐是胆固醇的有效溶剂，可有效地防止胆固醇析出而形成胆结石。

五、小肠液的作用

　　小肠液由十二指肠腺与小肠腺分泌，是消化液中最多的一种，每日分泌量为1～3L。小肠液为弱碱性液体，pH为7.6，渗透压与血浆基本相近。小肠液的主要成分为水，无机盐和有机物如黏蛋白和肠激酶等。水和无机盐主要是稀释和中和胃酸，保护小肠黏膜免受胃酸的侵蚀；肠激酶可激活胰蛋白酶原为胰蛋白酶；黏蛋白具有润滑作用，并可在小肠黏膜表面形成一层保护膜，抵抗机械性的损伤。

六、大肠液的作用

　　大肠液是由大肠黏膜表面的上皮细胞及杯状细胞分泌的。大肠液没有重要的消化功能。大肠液主要成分为黏液和碳酸氢盐，起主要作用的是黏液蛋白，保护肠黏膜和润滑粪便。

第四节　吸　收

一、吸收的部位及机制

　　由于消化管不同部位的组织结构、食物被消化的程度和分解产物停留的时间等因素的差异，导致消化管各部位的吸收能力有很大差异。

　　口腔和食管基本上无吸收能力，胃只能吸收酒精和少量的水，大肠只能吸收水分和无机盐。食物中的三大营养物质的分解产物大部分在十二指肠和空肠吸收。回肠能主动吸收胆盐和维生素 B_{12}（图 6 - 6）。因此小肠是吸收的主要部位。

小肠作为吸收的主要部位是由于存在许多有利的条件：①食物到达小肠时基本上已经消化为可吸收的小分子物质；②小肠的吸收面积大，小肠的长度长，约为 4 ~ 5m，小肠的黏膜上有环形皱襞，皱襞上有许多绒毛，绒毛的柱状上皮细胞上有许多微绒毛，使小肠黏膜的吸收面积可达 200 多平方米（图 6 - 7）；③小肠绒毛内有丰富的毛细血管、毛细淋巴管、平滑肌和神经纤维，使小肠的绒毛产生节律性的伸缩和摆动，可促进血液和淋巴液的回流，有利于吸收；④食物在小肠内停留时间长，一般为 3 ~ 8h，能被充分吸收。

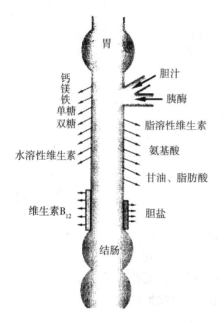

图 6 - 6　各种营养物质在小肠内的吸收

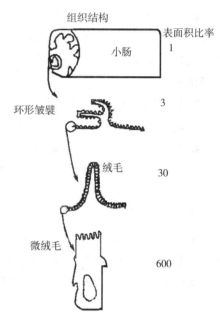

图 6 - 7　小肠黏膜皱襞、绒毛和微绒毛

小肠吸收的特点是吸收的物质种类多，数量大。除了吸收食物中的营养成分，还能吸收大量的维生素、无机盐和水。若小肠的吸收能力有障碍，如腹泻时，可使各种物质的吸收能力减弱，吸收量减少，导致脱水，引起电解质紊乱。所以在临床上做胃肠引流或治疗急性呕吐、腹泻的患者时，一定要补充足够的液体。

二、小肠内主要营养物质的吸收

营养物质的吸收方式有被动吸收和主动吸收。其中水、水溶性维生素等通过被动吸收，Na^+、K^+、I^- 等借助小肠黏膜的上皮细胞膜上的钠钾泵和碘泵的作用进行主动吸收。此外，钠泵的作用还可促进葡萄糖和氨基酸等物质的继发主动转运。

（一）水的吸收

成人每天从外界摄取约 1 ~ 2L 水，每日由消化腺分泌的消化液为 6 ~ 8L，每日随粪便排出的水仅为 0.1 ~ 0.2L，所以胃肠每日吸收的水量约为 8L。水的吸收是被动的，各种溶质，尤其是 NaCl 的主动吸收所产生的渗透压是水被动吸收的动力。

（二）无机盐的吸收

1. 钠的吸收 钠的吸收是主动的，肠腔内的 Na^+ 经过易化扩散进入细胞内，再借助钠泵的活动转运到组织间隙而进入血液。

Na^+ 在肠上皮细胞通过载体进入细胞时，还有助于葡萄糖、氨基酸和 HCO_3^- 及 Cl^- 的同向转运，所以钠的吸收可为葡萄糖、氨基酸等的吸收提供动力。

2. 铁的吸收 每天吸收的铁约为 1mg，为饮食中铁量的十分之一。食物中的铁绝大部分是以三价铁的形式存在，必须被维生素 C、胃酸等还原为二价铁才能被吸收。所以胃的病变或胃酸缺乏时，会发生缺铁性贫血。

铁的吸收为主动吸收，吸收的部位主要在小肠上部的十二指肠和空肠上部。这些部位的上皮细胞能向肠腔内释放转铁蛋白，其与铁形成复合物，通过入胞作用进入细胞。转铁蛋白释放铁离子之后再被重新释放到肠腔中发挥作用。

3. 钙的吸收 成人每天吸收的钙约为 100mg，仅为食物中钙的少部分，绝大部分的钙随粪便排出。钙的吸收部位在小肠上段，其中以十二指肠的吸收能力最大。钙的吸收是通过主动方式吸收的。绝大部分钙借助细胞膜上的钙通道进入细胞，再经膜上的钙泵转运入血。

（三）糖的吸收

糖以单糖的形式被小肠主动吸收，其中以葡萄糖和半乳糖的吸收最快，果糖次之。

葡萄糖吸收的动力来自于钠泵的活动，属于继发运动转运。葡萄糖借助细胞膜上的 Na^+ – 葡萄糖同向转运体将钠和葡萄糖同时转运至细胞内，进入细胞内的葡萄糖通过基底侧膜上的非 Na^+ 依赖性葡萄糖转运体，以易化扩散的方式转运到细胞间隙入血（如图6–8）。

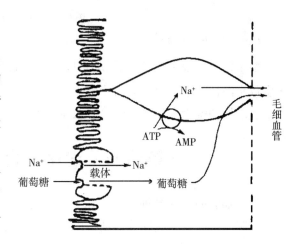

图6–8 葡萄糖吸收机制

果糖的吸收机制与葡萄糖有所差异，它是通过顶端膜上的非 Na^+ 依赖性转运体转运至细胞内，是一种不耗能的被动转运。

（四）蛋白质的吸收

蛋白质是以氨基酸的形式吸收的。吸收机制与葡萄糖相似，也属于继发性主动转运，吸收的部位主要在小肠，吸收的途径是血液吸收。

（五）脂肪的吸收

脂肪在小肠内被分解成甘油、甘油一酯、胆固醇和脂肪酸等，这些产物与胆盐结合成水溶性的混合微胶粒，透过肠黏膜上皮细胞表面的静水层到达细胞的微绒毛，单酯甘油、胆固醇等从混合微胶粒中释放，通过微绒毛的细胞膜进入细胞内，而胆盐留在肠腔内继续发挥作用。

进入细胞内的长链脂肪酸在细胞内被重新合成为三酯甘油，与细胞中的载脂蛋白结合成乳糜微粒，最后以出胞的方式离开细胞扩散至淋巴；中、短链脂肪酸和单酯甘油溶于水，可直接扩散至血液。因此，脂肪的吸收途径为淋巴和血液（如图6-9）。由于食物中含长链脂肪酸较多，所以脂肪分解产物的吸收途径以淋巴为主。

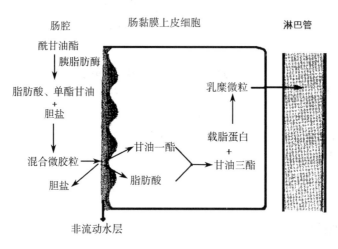

图6-9 脂肪的吸收

（六）维生素的吸收

维生素除了维生素 B_{12} 在回肠被吸收外，其余的大部分维生素在小肠上段被吸收。大多数水溶性的维生素（如维生素 B_1、B_2、B_6、PP）主要是通过易化扩散的形式被吸收。脂溶性的维生素如 A、D、E、K 的吸收则与脂肪的吸收类似。

第五节　消化器官活动的调节

消化器官的活动受神经和体液调节，通过调节使消化管的运动和消化腺的分泌、消化与吸收、吸收与代谢等活动得以协调。

一、神经调节

支配消化器官活动的神经分为自主神经（外来神经）和内在神经丛，两者之间相互协调，共同完成对消化道运动和消化腺分泌的调节。

（一）自主神经及其作用

自主神经包括交感神经和副交感神经。除了口腔、咽部、食管上段和肛门外括约肌为骨骼肌，受躯体运动神经支配外，消化器官的其他部分都受交感和副交感神经的双重神经支配，而副交感神经的作用占优势。

1. 交感神经　支配消化器官和消化腺的交感神经节前纤维起自于脊髓的第五胸段至第三腰段侧角，经相应的神经节交换神经元后，节后纤维分布到胃肠道和消化腺

（图6-10）。交感神经兴奋时，其节后纤维末梢释放去甲肾上腺素（NE），作用于消化道平滑肌和消化腺，使胃肠运动减弱、消化腺分泌减少和胃肠括约肌收缩，但对少数唾液腺的分泌起加强作用。因此，交感神经兴奋时，总体上可削弱消化过程。

2. 副交感神经　支配消化管和消化腺的副交感神经主要来自迷走神经，此外还有少数的盆神经。到达胃肠道的副交感神经都是节前纤维，与胃肠壁内的神经元换元，发出的节后纤维支配消化道平滑肌和消化腺。副交感神经兴奋时，其节后纤维末梢释放乙酰胆碱（ACh），促进胃肠道的运动、消化腺的分泌和胃肠括约肌舒张。综上所述，副交感神经兴奋的作用是加强消化。

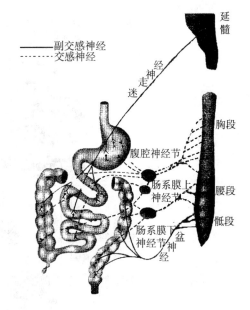

图6-10　胃肠神经的支配

　　一般说来，自主神经对所支配的某一消化器官的作用，既相互拮抗又相互协调配合，但以副交感神经作用为主。此外它们的作用可随消化道的功能状态不同而发生相应的改变。

（二）内在神经丛及其作用

　　内在神经丛又称壁内神经丛，包括黏膜下神经丛和肌间神经丛两种。由无数神经元和大量的神经纤维组成复杂的神经网络，构成一个完整的、独立的反射活动整合系统（图6-11）。在整体状态下，内在神经的活动是在自主神经的调控下进行的。交感神经抑制内在神经元的活动，副交感神经则兴奋其活动。

（三）反射性调节

　　临床研究表明，与消化器官活动有关的中枢位于延髓、下丘脑、边缘叶及大脑皮质等处。如延髓有呕吐中枢、吞咽中枢；下丘脑有摄食中枢、饱中枢等。若食物直接刺激消化器官的机械和化学感受器时，或与进食有关的信号作用于视、听、味、嗅觉等感受器时，感受器均可产生兴奋，兴奋沿传入神经传到上述中枢，再由中枢发出神经冲动沿传出神经到达相应的效应器即消化道平滑肌和腺体，引起消化活动的变化。

　　消化器官的反射性调节分为条件反射和非条件反射两种。条件反射是由食物的相关信息对头部感受器的作用结果，如同食物相关的形状、声音、气味以及同食物相关的语言和文字等对视、听、嗅觉的刺激引起的反射均是条件反射。非条件反射则是由食物的机械或化学刺激直接刺激感受器的作用结果，如食物在口腔被咀嚼和吞咽、在胃和小肠内进行机械和化学性消化时，刺激舌、口腔黏膜、胃、小肠等部位的感受器而引起的唾液、胃液、胰液等大量分泌即为非条件反射。

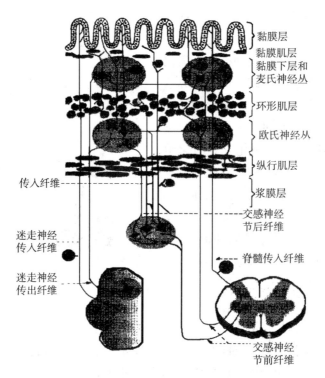

黏膜层
黏膜肌层
黏膜下层和
麦氏神经丛
环形肌层
欧氏神经丛
纵行肌层
浆膜层
交感神经
节后纤维
传入纤维
脊髓传入纤维
迷走神经
传入纤维
迷走神经
传出纤维
交感神经
节前纤维

图6-11　胃肠内在神经丛及其同外来神经的联系

二、体液调节

消化道不但是消化器官，而且也是体内最大、最复杂的内分泌器官。在胃肠道黏膜内含有许多内分泌细胞，能合成和释放多种生物活性化学物质，统称为胃肠激素（gastrointestinal hormone）。迄今发现的胃肠激素有50余种，其化学结构均为肽类。

1. 胃肠激素分泌的方式　胃肠激素通过内分泌细胞释放的促胃液素（胃泌素）、促胰液素、缩胆囊素和抑胃肽等主要通过血液循环被运送到靶细胞进行体液调节。但也有一些胃肠激素如胃窦部和胰岛内的 D 细胞释放的生长抑素是以旁分泌的形式分泌，通过细胞外液弥散至邻近的靶细胞发挥作用。

2. 胃肠激素的分泌　当刺激如食糜作用于胃窦黏膜间的 G 细胞，可使促胃液素分泌增多；胃酸可使胃窦和十二指肠内的 pH 降低，可抑制 G 细胞分泌促胃液素；胃酸和蛋白质以及其他的分解产物可促进十二指肠黏膜间的 I 细胞和 S 细胞分泌缩胆囊素和促胰液素；盐酸和脂肪可促进十二指肠黏膜间的 K 细胞分泌抑胃肽；缩胆囊素能促进胰岛素的分泌；生长抑素能抑制促胃液素、促胰液素和缩胆囊素等的合成和释放。

3. 胃肠激素的生理作用　胃肠激素的种类各异，生理作用广泛，主要作用概括如下几个方面。

（1）调节消化道的运动和消化腺的分泌　促胃液素能促进胃液、胰液及胆汁的分泌，促进胃的运动及胆囊收缩；促胰液素能促进胰液、胆汁的分泌，并能抑制胃、小肠的运动和胃液的分泌；缩胆囊素能促进胆囊收缩，促使胆汁的排放，促进胰酶的分泌，加强促胰液素的作用。

（2）对其他激素的分泌和释放起调节作用 如缩胆囊素、促胃液素、促胰液素等能促进胰岛素的释放；生长抑素能抑制促胃液素、胰岛素等的合成和释放。

（3）能促进组织代谢和生长 即营养作用。研究发现，促胃液素和缩胆囊素可分别刺激胃泌酸部和胰腺组织等蛋白质的合成，有促进其生长的作用。

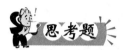

1. 说出消化与吸收的概念

2. 消化道平滑肌的生理特性是什么？

3. 胃酸的生理作用是如何？

4. 简述胰液的化学成分及生理作用。

5. 为什么说小肠是吸收的主要部位？

第七章 | 能量代谢与体温

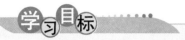

  1. 掌握能量代谢的概念及影响因素；基础代谢率的概念；体温的概念及其正常值、产热与散热的过程。
  2. 熟悉能量的来源与去路；体温的调节。
  3. 了解能量代谢的测定方法及原理。

第一节　能量代谢

新陈代谢是机体生命活动的基本特征之一，它包括物质代谢和与之相伴的能量代谢。其中物质在分解过程中伴有能量的释放，物质在合成过程中则伴有能量的贮存和利用。通常把物质代谢过程中所伴随的能量释放、转移、贮存和利用，称为能量代谢（energy metabolism）。

一、机体能量的来源和去路

（一）能量的来源

机体能量的根本来源是糖、脂肪和蛋白质三大营养物质的氧化分解。

1. 糖　糖（carbohydrate）为主要的供能物质，机体所需能量 50%～70% 由糖氧化分解提供。按照机体供氧情况可分为有氧氧化和无氧酵解两种途径。在氧供应充足的情况下，机体绝大多数组织细胞通过糖的有氧氧化获得能量，在机体供氧不足时（如人在进行剧烈活动时），糖可经无氧酵解供能，因为无氧酵解只能产生少量能量，所以该途径对于处于缺氧状态的机体来说极为重要。糖的无氧酵解是人体能源物质唯一不需氧的供能途径。正常人脑组织所需能量则完全来源于糖的有氧氧化，因此脑组织的耗氧量高，对缺氧非常敏感。由于脑组织细胞中贮存的糖原极少，所以，当机体缺氧或血糖浓度过低时，可引起脑功能活动障碍，甚至出现昏迷。

2. 脂肪　脂肪（fat）的主要功能是贮存和供给能量。机体消耗的能量约 30%～40% 来自于脂肪。脂肪的贮存量可达体重的 20% 左右。脂肪在酶的催化下分解为甘油和脂肪酸后，在细胞内氧化释放能量。1g 脂肪氧化所释放的能量约为 1g 糖在体内氧化时释放能量的两倍。因此，脂肪既是机体重要的贮能物质，又是重要的供能物质。

3. 蛋白质　蛋白质（protein）的主要功能是构成细胞成分和形成某些生物活性物质。一般情况下，蛋白质不作为供能物质，只有在长期不能进食或能量消耗极大的特殊情况下，机体才会依靠蛋白质分解所产生的氨基酸提供能量，以维持机体的正常生理功能。

（二）能量的去路

体内的糖、脂肪、蛋白质等能源物质经氧化分解后，释放出的能量大约有 50% 直接转变为热能，用以维持体温。其余绝大部分以化学能的形式转移给二磷酸腺苷（adenosine diphosphate，ADP）使其转变成三磷酸腺苷（adenosine triphosphate，ATP），并将能量贮存于 ATP 中的高能磷酸键上。在 ATP 分解时又释放出能量供给人体进行各种生理活动时利用，如肌肉收缩、神经传导、合成代谢、维持体温等。人体在完成各种功能活动时利用的能量除肌肉收缩部分用于作功外，其余的也转变为热能。因为人体消耗的能量绝大部分转变成热能，故可用一定时间内的产热量来衡量能量代谢的水平。ATP 还可将能量转移给肌酸生成磷酸肌酸，增加体内的能量贮存。当 ATP 大量消耗时，磷酸肌酸又使 ADP 生成 ATP，补充机体能量的供给。ATP 是体内重要的贮能和直接的供能物质，它的合成和分解是体内能量转移、贮存和利用的重要环节。机体能量代谢的概况可归纳为图 7 – 1。

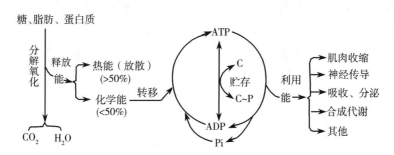

图 7 – 1　体内能量的来源与去路
C：肌酸　Pi：无机磷酸　C~P 磷酸肌酸

机体摄入的能量与消耗的能量之间保持平衡称为能量平衡。能量平衡是一种动态平衡，如果在一段时间内体重不变，便可认为该段时间内机体摄入的能量与消耗的能量达到"收支"平衡。若摄入的能量大于所消耗的能量，机体将把多余的能量转化成脂肪等组织而贮存，导致肥胖，体重增加。反之，机体将动用贮存的能源物质，使糖、脂肪甚至蛋白质分解，体重减轻。因此，合理的膳食和适当的运动是保持正常体重和身体健康所必须。

二、能量代谢的测定

测定能量代谢对营养学、劳动卫生学以及预防医学均有重要的意义。

（一）能量代谢的测定原理

机体的能量代谢遵循"能量守恒定律"，即所有形式的能量包括动能、热能、电能、化学能等由一种形式转为另一种形式的过程中，它既不会增加，也不会减少。这就是说，机体所利用的蕴藏于食物中的化学能与最终转化成的热能以及所做的外功，按能量来计算是完全相等的。因此，测定机体在一定时间内所消耗的食物种类和量，或者测定机体所产生的热量与所做的外功，就可计算出机体的能量代谢率（energy metabolic rate），即机体在单位时间内所散发的总热量。

（二）与能量代谢有关的几个概念

利用测定单位时间内机体的产热量来测定能量代谢率，需了解与能量代谢测定有关的几个基本概念，主要包括食物的热价、氧热价和呼吸商。

1. 食物的热价 1g 食物氧化分解时所释放的热量称为该食物的热价（caloric value），也称卡价，它可用于计算食物的含热量。食物热价的单位通常用焦耳（J）或卡（cal）（1cal = 4.187J）。食物的热价可分为物理热价和生物热价，物理热价是指食物在体外燃烧时释放的热量；生物热价是指食物在体内氧化时所释放的热量。糖和脂肪在体内和体外氧化产物完全相同，故物理热价和生物热价相等，蛋白质在体内氧化不完全，有一部分热量随尿素排出体外，所以蛋白质的物理热价和生物热价不同。食物的热价是间接测定能量代谢的基础，而且为合理配置饮食提供科学依据。

2. 食物的氧热价 某种营养物质氧化时每消耗 1L 氧所产生的热量称为该食物的氧热价（thermal equivalent of oxygen）。利用氧热价计算产热量的公式为：

$$某种食物的产热量 = 该食物的氧热价 \times 该食物的消耗氧量$$

3. 呼吸商 机体通过呼吸从外界环境中摄取 O_2，同时将代谢产生的 CO_2 呼出体外，以满足生理活动的需要。一定时间内机体 CO_2 的产生量与 O_2 耗量的比值称为呼吸商（respiratory quotient，RQ）。即：

$$RQ = CO_2 产生量（ml） / O_2 耗量（ml）$$

可以根据各种供能物质氧化时所产生的 CO_2 量和 O_2 耗量计算出各自的呼吸商。葡萄糖氧化时所产生的 CO_2 量与所消耗的 O_2 量是相等的，所以呼吸商等于1。脂肪氧化时所产生的 CO_2 量少于 O_2 的消耗量，其呼吸商为 0.71。蛋白质的呼吸商是 0.8（表7-1）。呼吸商是间接测定能量代谢的重要指标。

表7-1 三种营养物质氧化时的有关数据

营养物质	热价（kJ/g）		O_2 耗量	CO_2 产量	氧热价	呼吸商
	物理热价	生物热价	（L/g）	（L/g）	（kJ/L）	（RQ）
糖	17.2	17.2	0.83	0.83	20.9	1.00
脂肪	39.7	39.7	2.03	1.43	19.6	0.71
蛋白质	23.4	18.0	0.95	0.76	18.8	0.80

在正常功能条件下，机体能量供给主要来自糖和脂肪的氧化。利用蛋白质供能量极少，可以忽略不计。一定时间内糖和脂肪氧化时，CO_2 产生量与 O_2 耗量的比值，称

为非蛋白呼吸商（non - protein respiratory quotient，NPRQ）。从测得的机体总 CO_2 产生量和耗 O_2 量中分别减去蛋白质氧化分解时 CO_2 产生量和耗 O_2 量，其差值就是糖和脂肪氧化分解时的 CO_2 产生量和耗 O_2 量，即可计算出非蛋白呼吸商，非蛋白呼吸商与氧热价的关系见表 7 - 2。

表 7 - 2　非蛋白呼吸商与氧热价

氧化百分比（%）	非蛋白呼吸商		
	糖	脂肪	氧热价
0.71	1.10	98.9	19.6
0.75	15.6	84.4	19.8
0.80	33.4	66.6	20.1
0.81	36.9	63.1	20.1
0.82	40.3	59.7	20.2
0.83	43.8	56.2	20.2
0.84	47.2	52.8	20.3
0.85	50.7	49.3	20.3
0.86	54.1	45.9	20.4
0.87	57.5	42.5	20.4
0.88	60.8	39.2	20.5
0.89	64.9	35.8	20.5
0.90	67.5	32.5	20.6
0.95	84.0	16.0	20.9
1.00	100.0	0.0	21.1

我们可以根据呼吸商的大小来推算出能量供应的主要物质。如果人的呼吸商接近于 1。可以推算出他的能量主要来自糖的氧化，糖尿病患者葡萄糖的利用发生障碍，主要依靠脂肪来供能，其呼吸商会偏低，可接近于 0.7；如在极度营养不良或长期饥饿的情况下。人体消耗完贮备的葡萄糖和脂肪后，能量可以来自自身蛋白质的分解，呼吸商接近于 0.8。正常人的能量主要来自混合食物，呼吸商一般在 0.85 左右。

（三）能量代谢的测定方法

测定人体单位时间内散发的总热量有三种方法：即直接测热法、间接测热法和简易测热法，临床上常用间接测热法。

1. 直接测热法　让受试者居于一个由隔热材料组成的密封房间，收集人体在安静条件下一定时间内发散的总热量，这种方法叫直接测热法。此方法所需设备复杂，操作繁琐，一般用于科学研究。

2. 间接测热法　间接测热法的理论依据是化学反应的"定比定律"，即同一种化学反应，不论中间过程及反应条件差异多大，反应物的量与生成物的量之间呈一定的比例关系。人体内营养物质的氧化反应也是如此。例如，氧化 1mol 葡萄糖时，需消耗

6mol 氧，产生6mol 的 CO_2 和6mol 的水，同时释放一定量的热能（ΔH）。即：

$$C_6H_{12}O_6 + 6O_2 = 6CO_2 + 6H_2O + \Delta H$$

由上可见，机体 O_2 耗量和产热量之间具有一定的定比关系。因此，测定机体一定时间内的 O_2 耗量和 CO_2 产生量，间接折算出同一时间内各种食物的 O_2 耗量和产热量，从而计算出能量代谢率。由于食物的结构不同，氧化时所产生的热量和 O_2 耗量亦不同，因此必须了解食物的热价、氧热价和呼吸商等有关概念和数据。

3. 简易测热法 在临床和劳动卫生工作实践中，通常采用简便的计算方法。根据能量守恒定律，在整个能量代谢过程中，机体利用食物氧化释放的化学能最终转化为热能和对外作功的能量，由于食物氧化需要消耗氧，从而释放出一定量的热量，因此我们可以测定氧的消耗量，通过氧热价计算出产热量，用公式表示即：产热量 = 氧热价 × 耗氧量。

三、影响能量代谢的因素

影响能量代谢的因素很多，主要有肌肉活动、环境温度、精神活动以及食物的特殊动力效应等。

（一）肌肉活动

肌肉活动对能量代谢的影响最为显著。人体任何轻微的活动都可提高能量代谢，人在运动或劳动时耗氧量明显增加，因为此时肌肉需要补充能量。机体耗氧量增加与肌肉活动的强度成正变关系。如全身剧烈运动时，耗氧量最多可达安静时耗氧量的10 ~ 20倍。

（二）环境温度

人体在20 ~ 30℃的环境中，能量代谢最为稳定。当环境温度低于20℃时，能量代谢开始增加，当环境温度低于10℃时显著增加。主要是由于寒冷刺激反射性引起骨骼肌的紧张度增高以及战栗所致。当环境温度超过30℃时，能量代谢也会增加，这与体内酶的活性增高使化学反应速度加快，发汗增多，呼吸循环功能增强等因素有关。

（三）精神活动

精神和情绪活动对能量代谢也有较大的影响。在一般精神活动时，能量代谢受到的影响不大，但人处在精神紧张状态时，如激动、愤怒、恐惧、焦虑等，均可使能量代谢显著提高。究其原因，当精神紧张时，一方面是骨骼肌的紧张性增加；另一方面由于交感神经兴奋使激素分泌量增多，使能量代谢增强所致。

（四）食物的特殊动力效应

人在进食后即使机体的状态和所处的环境不变，其产热量也比进食前增多，一般从进食后1h左右开始，延续7 ~ 8h。这种由食物引起机体额外产生热量的作用称为食物的特殊动力效应（specific dynamic action of food）。不同食物能量代谢增加的效应不同。蛋白质食物可使机体额外产热量增加30%，糖和脂肪增加4% ~ 6%，混合食物约为10%左右。因此，在为病人配餐时，要注意这部分能量的消耗，给予相应的能量补充。食物特殊动力效应产生的机制目前尚不清楚。实验证明，将氨基酸静脉注射后仍然可以看到这种现象，但在切除肝脏后此现象即消失。故认为，食物的特殊动力作用与食物在消化道内的消化和吸收无关，可能与肝脏处理氨基酸或糖原等过程有关。

四、基础代谢

（一）基础代谢与基础代谢率的概念

人体在基础状态下的能量代谢称为基础代谢（basal metabolism）。所谓的基础状态是指人体处在清晨、清醒、静卧、室温 20～25℃、空腹（禁食 12h 以上）而又精神安定的状态下。它排除了肌肉活动、环境温度、精神活动和食物的特殊动力效应对能量代谢的影响。在这种状态下，人体各种生理活动都比较稳定，能量的消耗主要用于维持心跳、呼吸等最基本的生命活动，能量代谢也比较稳定。把这种状态下，单位时间内的基础代谢称为基础代谢率（basal metabolism rate，BMR）。

（二）基础代谢率的测定及其正常值

机体能量代谢率与身高和体重不成比例，而与人体的体表面积成正比。因此，基础代谢率以每小时每平方米体表面积的产热量为单位，通常以 ［kJ/（m² · h）］来表示。人的体表面积大小，可以从身高和体重这两项数据，应用下列公式进行推算：

体表面积（m²）=0.0061×身高（cm）+0.0128×体重（kg）-0.1529

在实际应用中，也可通过人体体表面积测算用图直接查出。其方法是：将受试者的身高和体重在相应两条线上的两点连成一直线，此直线与中间的体表面积列线的交点就是该人的体表面积（图 7-2）。

临床上测定基础代谢率时，常采用更简化的计算方法，即在基础状态下，首先测得机体一定时间（通常为 6min）内的耗氧量，就可以计算出每小时、每平方米体表面积的产热量。常以与受试者同年龄、同性别组的基础代谢率平均值作为 100%。基础代谢率在 ±10%～±15% 以内都属于正常范围。

（三）基础代谢率的生理意义

在临床工作中常用基础代谢率的相对值表示测定结果。即用实际测得值与表 7-3 所列的正常值的百分数来表示基础代谢水平。一般不超过 ±15% 均属正常。当差值超过 ±20% 才有可能是病理变化。甲状腺疾病是引起基础代谢率改变的最常见原因。甲状腺功

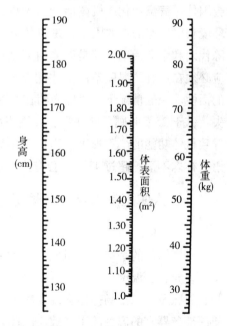

图 7-2　人体体表面积测算用图
使用时将受试者的身高和体重两
点连成一直线，该直线与体表面积尺
交点的数值就是该人体的体表面积值

能亢进时，基础代谢率可比正常值高 25%～80%；而甲状腺功能减退时，基础代谢率可比正常值低 20%～40%。由于甲状腺功能改变对基础代谢率影响最大，因此基础代

谢率的测定是临床诊断甲状腺疾病的重要辅助方法。另外，肾上腺皮质和脑垂体功能低下时，也可引起基础代谢率降低。某些疾病，如肾病综合征、病理性饥饿等常出现基础代谢率降低；肾上腺皮质功能亢进、糖尿病、红细胞增多症、白血病等，基础代谢率可增高。当人体发热时，基础代谢率也升高，体温每升高1℃，基础代谢率可升高13%。

表7-3　我国人正常基础代谢率的平均值〔kJ/（m² · h）〕

年龄（岁）	11~15	16~17	18~19	20~30	31~40	41~50	51以上
男性	195.5	193.5	166.2	157.8	158.6	154.0	149.6
女性	172.5	181.5	154.0	146.5	146.9	142.4	138.6

第二节　体　温

体温（body temperature）是指机体深部的平均温度，也称体核温度（core temperature）。体核温度与体表温度（shell temperature）是完全不同的两个概念。体表温度也称体壳温度，是身体表层的温度。人和大多数哺乳动物的体核温度是相对恒定的，不会因外界气温变化或机体活动状况的改变而发生明显的变动。体温的恒定，是维持内环境相对稳态的重要因素，是机体新陈代谢和一切生命活动正常进行的必要条件。新陈代谢和生命活动，都是以体内复杂的生物化学反应即酶促反应为基础的，而酶促反应必须在适宜的温度条件下才能充分有效的发挥作用，体温过低或过高，都会降低酶的活性。一般情况下，机体内酶在37℃左右活性最佳。当体温低于34℃时，意识将丧失，低于25℃时则可使呼吸、心跳停止；反之，体温过高可使酶蛋白变性而活性降低，导致机体功能的严重损害。当体温持续高于41℃时，可致神经系统功能障碍，出现谵语，神志不清；超过43℃则会有生命危险。

一、人体正常体温及生理变动

（一）正常体温

机体深部的平均温度虽然相对恒定，由于代谢水平的不同，各内脏器官的温度也略有差异，肝温度为38℃左右，在全身各器官中的温度最高；脑的温度也接近38℃；肾、胰腺及十二指肠等器官温度略低；直肠的温度则更低。由于血液的不断循环，可使深部各器官的温度趋于一致。因此，血液的温度能较好的反映机体深部的平均温度。由于血液温度不易测量，实际工作中常测量腋窝、口腔或直肠的温度代表体温。其中，直肠温度最高，正常值为36.9~37.9℃，平均值为37.4℃，比较接近机体深部的温度。测量时需将温度计插入直肠6cm以上。口腔温度一般比直肠温度低0.2~0.3℃。测量时需注意将温度计置于舌下，将口紧闭，以免受吸入空气的影响。腋下温度一般又比口腔温度低0.3~0.4℃。测量时要保持腋窝干燥，让被测者将上臂紧贴胸廓，而且测量时间需持续10min左右。测定腋窝温度不易发生交叉感染，是测量体温最常用的方法。应当指出，正常人腋窝温度为 36.0～37.4℃，是可以超过 37℃的，所以遇到腋下温度稍高于 37℃的人，在确认是否有低热的问题上要持审慎态度。

（二）体温的生理变动

人体的体温是相对恒定的，但并非是一成不变。在生理情况下，体温可随昼夜变化、年龄、性别、环境温度、精神紧张和体力活动等因素的影响。

1. 昼夜变化　正常成人体温具有昼夜周期性波动，清晨 2～6 时体温最低，午后 1～6 时最高，波动的幅度一般不超过 1℃。体温的这种昼夜周期性波动与肌肉活动状态无关，是由机体的生物钟所控制的，称为昼夜节律。

2. 性别差异　成年女性的平均基础体温较男性高约 0.3℃。除性别差异外，女性的基础体温可随月经周期发生规律性变化。月经期和排卵前期体温较低，排卵日最低，此后体温升高，较排卵前期高 0.2～0.5℃，排卵后期体温一直处于较高水平，直至下次月经来潮（图 7－3）。排卵后期体温升高，与血中孕激素及其代谢产物增高有关。临床上可通过测定女子的基础体温，检测受试者的排卵日期以及有无排卵。

3. 年龄影响　不同年龄的人，能量代谢不同，体温也不相同。一般来说，儿童体温高于成人。新生儿特别是早产儿，由于体温调节机制尚未发育完善，调节体温的能力较差，体温易受环境温度的影响而变动。老年人的代谢活动减弱，体温较青壮年低，对外界环境温度变化的耐受力差。因此，对婴幼儿和老年人要注意保温护理。

4. 其他因素的影响　肌肉活动、进食、情绪激动和精神紧张等都会使机体的产热增多，体温升高，但这种体温升高都是暂时的。此外，麻醉药物可导致体温降低，故应注意手术麻醉时和术后病人的保温。

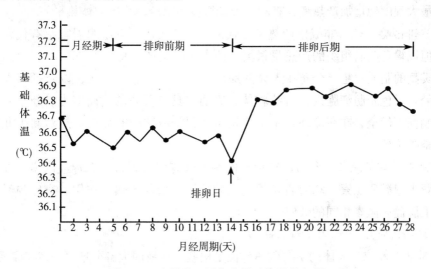

图 7－3　女性月经周期中基础体温的变化

二、体热平衡

机体体温的正常维持及相对恒定，是在体温调节机制的控制之下，机体的产热和散热两个生理过程保持动态平衡的结果。机体在代谢过程中，不断地产热，同时又不断地将热量散发到体外，这种产热与散热之间保持相对平衡的状态，称为体热平衡。

（一）产热器官、方式及其调节

1. 主要产热器官 人体的热量来自体内各组织器官所进行的氧化分解反应，但因各组织器官的代谢水平不同，其产热量也不同。安静状态时，人体主要的产热器官是内脏。其中肝是体内代谢最旺盛的内脏器官，按单位重量计算，肝组织产热量最大。劳动或运动时，产热的主要器官是骨骼肌。因为骨骼肌的总重量占全身体重的比例较大，所以骨骼肌的产热潜力最大，剧烈运动情况下，其产热量占全身总产热量的比例可由平静状态下的18%上升达90%（表7-4）。

表7-4 几种组织、器官的产热百分比

器官、组织	占体重百分比（%）	产热量（%）	
		安静状态	劳动或运动
脑	2.5	16	1
内脏	34.0	56	8
骨骼肌	56.0	18	90
其他	7.5	10	1

2. 产热形式 在寒冷环境中，机体除了通过骨骼肌随意运动增加产热外，寒冷刺激也可反射性引起战栗产热和非战栗产热两种形式来增加产热量以维持体温。

（1）战栗产热 战栗是骨骼肌屈肌和伸肌同时发生不随意的节律性收缩。此时骨骼肌不作外功，所耗能量全部转化为热能。发生战栗时，代谢率可增加4~5倍。其意义在于最大程度地增加产热量，有利于维持机体在寒冷环境中的体热平衡。

（2）非战栗产热 非战栗产热又称代谢产热。机体所有组织器官都有代谢产热的功能，但以褐色脂肪组织的产热量最大，约占非战栗产热总量的70%。褐色脂肪是一种特殊类型的脂质，主要分布在人体的腹股沟、腋窝、肩胛下区，以及颈部大血管的周围等处。褐色脂肪细胞内富含线粒体，表明它具有很高的代谢潜力。新生儿的体温调节机制尚不健全，在寒冷环境中不能发生战栗，故这种非战栗产热对新生儿体温调节显得格外重要。

3. 产热活动的调节 参与产热活动的调节既有体液因素也有神经因素。如甲状腺激素和肾上腺髓质激素，均有直接促进细胞代谢，增加产热的作用。交感神经兴奋具有与肾上腺髓质激素相同的效应。

（二）散热的部位、方式及其调节

1. 散热的部位 人体的主要散热部位是皮肤。在我国大部分地区，除酷暑季节外，通常外界气温是低于体表温度的。因此，人体的热量，大部分能够通过辐射、传导、对流等方式向外界发散，小部分则随呼吸、尿、粪便等排泄物散发到外界。在温和气候中，从事轻体力劳动的人，每日向外界散发热量约为12 552kJ，其散热方式和所占的百分比如表7-5所示。

表 7 - 5　温和气温时人体散热方式及其所占百分比

散热方式	散热量（kJ）	所占百分比（%）
辐射、传导、对流	8786.40	70.0
皮肤水分蒸发	1820.04	14.5
呼吸道水分蒸发	1004.16	8.0
呼出气	439.32	3.5
加温吸入气	313.80	2.5
粪、尿	188.28	1.5
合计	12552.00	100.0

2. 散热的方式

（1）辐射散热　辐射散热（thermal radiation）是指机体以热射线（红外线）的形式将体热传给外界较冷物体的一种散热方式。辐射散热量与皮肤和周围环境之间的温度差以及机体有效辐射面积有关。皮肤与外环境温差越大，有效辐射面积越大，辐射散热量越多。皮肤温度与外环境温度相等时，辐射散热停止。外界温度高于皮肤温度时，外界物体发散的热射线反而被皮肤吸收。在一般温和气候条件下，安静时的辐射散热所占的百分比较大，可达总散热量的 60% 左右。

（2）传导散热　传导散热（thermal conduction）是机体将热量直接传给同他接触的较冷物体的一种散热方式。其散热量的多少除了与物体接触面积、温差大小有关外，还和物体的导热性能有关。皮肤与物体的接触面积大、温差大、物体的导热性能好，传导散热量越多，反之则相反。例如脂肪导热性能差，传导散热量少，因此肥胖者夏天怕热；水的热导率高，因此临床上常用冰袋，冰帽给高热和中暑病人降温；对危重病人、小儿、老年人及末梢循环不良者用热水袋保暖。另外，衣服的热导率低，但被浸湿的衣服热导率则大大增加，故穿湿衣服反而会增加机体的散热。

（3）对流散热　对流散热（thermal convection）是传导散热的一种特殊形式。指通过气体流动来交换热量的一种散热方式。当环境温度低于体表温度时，体热传给与皮肤表面相接触的空气，被加热的空气因运动增加流动并带走体热，周围温度较低的空气又填补过来，如此循环往复而达到散热的目的。对流散热量的多少，受风速的影响很大，在体表温度与环境温度之间温差不变的情况下，风速越大，散热越多，风速减小，散热减慢。当衣着尤其是棉毛织物覆盖皮肤表面时，可与体表形成不流动的空气层，阻碍空气对流，减少传导散热而达到御寒之目的。

以辐射、传导、对流的方式散热只有在体表温度高于外界温度的前提下才能进行。一旦外界温度等于或高于体表温度（约 30℃），辐射、传导和对流散热就会停止，人体不但不能运用上述方式散热，反而会从周围环境吸热，此时，蒸发便成为体表散热的唯一方式。

（4）蒸发散热　蒸发散热（thermal evaporation）是机体通过体表水分的蒸发而散失体热的一种散热方式。1g 水蒸发可使机体散发 2.43kJ 热量。所以，体表水分的蒸发是一种有效的散热途径。人体蒸发散热的形式分为不感蒸发和发汗两种。

人即使是在低温环境中，皮肤和呼吸道也不断有水分渗出而被蒸发掉，这种不为人所觉察的水分蒸发称不感蒸发，又称不显汗。一个人每天的不感蒸发量大约有1000ml，其中通过皮肤蒸发量约为 600～800ml，通过呼吸道黏膜蒸发量约为 200～400ml。临床上给患者补液时应考虑这部分丢失的液体量。婴幼儿不感蒸发的速率高于成人，因此，婴幼儿在缺水时更容易出现严重脱水。不感蒸发与汗腺活动无直接关系，受体温和环境温度的影响较大，在环境温度不变时，体温每升高 1°C，不感蒸发增加约 15%。

发汗是指通过汗腺分泌汗液在皮肤表面有明显汗滴存在而被蒸发的散热方式，又称为可感蒸发。汗腺分泌汗液量差异很大，在冬季或低温环境中，无汗液分泌或分泌量较少，形不成汗滴，一般计入不感蒸发；当环境温度升高到 30°C 以上或剧烈运动时，汗腺分泌汗液量明显增多，每小时可达 1.5L 或更多。通过汗液蒸发带走大量热量，这种形式的散热与体温调节密切相关。

正常情况下，汗液中水分约占 99% 以上，固体成分不足 1%。在固体成分中，大部分是 NaCl，还有少量 KCl、尿素和乳酸等。汗液中的 NaCl 浓度一般低于血浆，是由于汗液在流经汗腺管腔时，部分 NaCl 被重吸收所致。由于汗液是低渗的，因此当机体大量出汗时，可造成高渗性脱水。但如果出汗速度过快，汗腺管来不及重吸收 NaCl，大量的 NaCl 将随汗液排出，此时机体除丢失大量水分外，还丢失了大量 NaCl，因此应注意及时补充水分和 NaCl，否则会引起电解质平衡紊乱。

3. 散热的调节　机体在寒冷或温度适宜的环境中，散热的调节主要通过改变皮肤血流量来实现；在环境温度较高时，散热的调节则主要通过汗腺活动来实现。

（1）皮肤血流量的调节　通过辐射、传导、对流方式散热量的多少取决于皮肤和环境之间的温度差，而皮肤温度的高低则取决于皮肤的血流量。因此，皮肤的血流量对体热的发散有重要作用。机体可通过交感神经系统的活动调节皮肤血管的口径，改变机体表层的血流量，进而改变皮肤温度，以增加或减少机体热量的散发。如在寒冷的环境中，交感神经活动增强，皮肤血管收缩，血流量减少，皮肤表层温度降低，使散热量大幅度下降，防止体热散失；在炎热的环境中，交感神经兴奋性降低，皮肤小动脉舒张，动静脉吻合支开放，皮肤血流量增加，大量热量从机体深部被血流带到体表，使皮肤温度升高，散热能力显著增加，以防止体温升高；环境温度为 20～30℃ 或机体处于安静状态，产热量没有大幅度改变时，机体既不出汗，也无战栗反应，仅仅通过调节皮肤血流量即可达到保持体温的相对恒定。因此，在体温调节反应中，仅靠皮肤血流量的调节是一种最节能的调节方式。

（2）发汗的调节　发汗是一种反射活动。人在安静状态下，环境温度在 30℃ 左右时开始发汗。劳动或运动时，气温虽在 20℃ 以下，亦可发汗，这种由体内外温热性刺激引起的汗腺分泌称为温热性发汗（thermal sweating）。汗液分泌量与体热发散的需要相适应。发汗速度取决于参加活动的汗腺数量和它的活动强度。影响发汗的因素包括劳动强度、环境温度、湿度和风速等。劳动强度越大，环境温度越高，发汗量越多，速度越快；环境湿度大时，汗液蒸发困难，体热不易散发，导致发汗量增多；风速大时，汗液易于蒸发，体热易于散发，发汗量则减少。人在高温、高湿、小风速（或无风）环境中，不但辐射、传导、对流的散热停止，蒸发散热也很困难，造成体热淤积，容易发生中暑（heatstroke）。所谓中暑是指因高温环境或受到烈日的暴晒而引起的疾病。除温热性发汗外，精神紧张和情绪激动，也可引起发汗，称为精神性发汗（mental sweating）。精神性发汗的汗液主要见于手掌、足底及前额等部位。是由大脑皮质发出的冲动引起的，与体温调节关系不大。

三、体温调节

人体体温的相对恒定，是通过自主性体温调节和行为性体温调节机制，使产热和散热过程保持动态平衡的结果。自主性体温调节是在下丘脑体温调节中枢控制下，随着机体内外环境温热性刺激信息的变动，通过增减皮肤血流量、发汗、战栗等生理反应，调节体热的放散和产生，使体温保持相对恒定。行为性体温调节是指机体在大脑皮质控制下，通过一定的行为来保持体温的相对恒定，如动物避开过冷或过热的环境向适宜的温度环境靠近，或改变姿态如蜷缩而保暖，伸展肢体而散热，以及人类在寒冷时拱肩缩背、踏步跺脚、增减衣着等来御寒。行为性体温调节是以自主性体温调节为基础的，是对自主性体温调节的补充。这里仅讨论自主性体温调节。

（一）温度感受器

温度感受器是指对机体所在部位温度变化敏感的特殊结构。根据温度感受器分布的位置不同，可分为外周温度感受器和中枢温度感受器两类。

1. 外周温度感受器 外周温度感受器是指存在于人体皮肤、黏膜、内脏和肌肉中，对温度变化敏感的游离神经末梢。包括冷感受器和热感受器两种。当局部温度升高时，热感受器兴奋；反之，当温度降低时冷感受器兴奋。皮肤上的冷感受器数量多于热感受器，提示皮肤温度感受器主要是感受外环境的冷刺激，防止体温下降。外周温度感受器的传入冲动到达中枢后，除产生温度感觉之外，还能引起体温调节反应。

2. 中枢温度感受器 下丘脑、脊髓、延髓脑干网状结构等部位，都存在对中枢温度变化敏感的神经元。这些存在于中枢神经系统内对温度变化敏感的神经元称为中枢温度感受器。其中有些神经元在局部组织温度升高时放电频率增多的称为热敏神经元；有些神经元在局部组织温度降低时放电频率增多的称为冷敏神经元。在视前区－下丘脑前部（PO/AH）存在的热敏神经元较多，而在脑干网状结构和下丘脑的弓状核中冷敏神经元居多。视前区－下丘脑前部（PO/AH）某些对温度敏感的神经元，能够对下丘脑以外的部位，如中脑、延髓、脊髓、皮肤以及内脏等处的温度变化的传入信息发生反应，这表明来自外周温度感受器的信息，都会聚于这类神经元。此外，这类神经元还能直接对致热物质或5－羟色胺、去甲肾上腺素等发生反应，并导致体温的改变。

（二）体温调节中枢

在中枢神经系统各级部位都存在着一些与体温调节有关的结构，称为体温调节中枢。用恒温动物进行脑分段切除实验中看到，切除大脑皮质及部分皮质下结构，只保留下丘脑及其以下神经结构的动物，仍具有维持体温恒定的能力。如果进一步切除动物的下丘脑，则动物丧失维持体温相对恒定的能力，说明下丘脑是体温调节的基本中枢。视前区－下丘脑前部（PO/AH）的温度敏感神经元可能起主要作用，该区接受外周和中枢的温度信号并进行整合处理，继而发出控制产热和散热的最终信息，以调节产热和散热的平衡，从而维持体温的相对恒定。

下丘脑的热敏神经元和冷敏神经元，不仅能感受人体深部组织温度变化的刺激，而且能对由其他途径传入的温度变化信息作整合处理。当体温升高时，热敏神经元兴奋，冷敏神经元被抑制，人体散热量增加，产热量减少，体温下降。反之，当体温降低时，冷敏神经元兴奋，热敏神经元抑制，人体产热量增多，散热量减少，体温回升。因此，视前区－下丘脑前部是维持体温相对恒定的关键性中枢部位，也是体温调节中枢整合机构的中心部位。

（三）体温调节机制——调定点学说

体温调节中枢对体温的调节机制，目前多用调定点学说来解释。该学说认为：体温调节类似恒温器的调节。视前区－下丘脑前部（PO/AH）的中枢温度敏感神经元，在体温调节中起调定点的作用。视前区－下丘脑前部（PO/AH）温度敏感神经元对温度的感受有一定的兴奋阈值，正常人一般为37℃左右。这个温度既是调定点温度值（也称调定点阈值），也是机体控制体温稳定的平衡点。

当体温为37℃时，热敏神经元和冷敏神经元的活动保持平衡，机体的产热与散热过程处于平衡状态。若体温超过37℃时，热敏神经元活动加强，散热增多，产热减少，将升高的体温调回到37℃，产热和散热达到平衡；当体温低于37℃时，则冷敏神经元兴奋，产热增多，散热减少，使降低的体温回升到37℃，又达到产热和散热平衡。这样使体温始终较稳定地保持在37℃左右的水平，保证机体各项生命活动和新陈代谢的正常进行。

（四）发热

发热（fever）是临床上常见的症状，调定点学说认为，由病原微生物感染所引起的发热，主要是由于细菌释放的致热原使热敏神经元兴奋性下降，对温度的感受阈值升高，使调定点上移所致。如调定点阈值由37℃上移至39℃，而患者实际体温37℃，机体为达到新的调定点下的体热平衡，刺激冷敏神经元兴奋，加强产热，抑制散热，患者出现恶寒、战栗等产热反应，直到体温达到新的调定点水平（39℃）。当体温上升到39℃时，才能兴奋热敏神经元，出现散热反应。此时，只要致热因素不排除，在此水平上保持产热与散热的平衡。如果致热原被清除，调定点调回到37℃，此时39℃的体温就会兴奋热敏神经元，从而抑制产热反应，增强散热反应，出现皮肤血管扩张、出汗等退热的临床表现，直到体温回降到37℃，并在此水平上维持产热和散热的平衡。由上可知，发热时体温调节功能并无障碍，只是调定点阈值被致热原作用后上移所致。临床上某些解热药物（如阿司匹林等）可能是由于阻断致热原的作用，使调定点恢复到37℃水平而发挥退热作用，使体温恢复正常。

四、人体对环境温度的反应和习服

当机体较长时间处于高温或低温环境时，对环境的耐受性将逐渐增高，体温受影响而升高或降低的程度将减小，称为习服（acclimatization）。习服包括热习服（heat acclimatization）和冷习服（cold acclimatization）。

热习服是机体暴露于高温后产生的适应性变化。表现为引起发汗的体温阈值降低，机体的发汗时间提前，发汗速度加快，发汗量增加，同时，汗液排出的 NaCl 减少；引起皮肤血管扩张的体温阈值降低，皮肤血流量增加等。冷习服是机体暴露于冷环境后产生的适应性反应。冷习服后，机体基础代谢率增加，非战栗性产热增加，细胞骨架重新构建，细胞流动性改变，皮肤血管紧张度较高而皮肤温度较低。

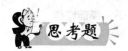
思考题

1. 简述影响能量代谢的因素。
2. 说出基础代谢率的概念及其临床意义。
3. 机体的散热方式有哪几种？
4. 简述人的体温维持相对恒定的机制。

第八章 | 排　泄

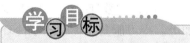

1. 掌握排泄的概念；尿生成的基本过程及其影响因素；抗利尿激素和醛固酮对肾泌尿功能的调节；正常尿量、多尿、少尿。

2. 熟悉肾的主要功能；肾小管和集合管的分泌与排泄功能；重吸收的主要部位和方式；排尿反射过程及临床意义。

3. 了解尿液的浓缩与稀释；尿的理化特性。

第一节　概　述

一、排泄的概念与途径

排泄（excretion）是指机体将物质代谢的终产物、过剩的或不需要的物质经血液循环由排泄器官排出体外的过程。排泄是机体新陈代谢过程的最后一个环节。

排泄可通过不同的排泄器官经不同的排泄途径完成。机体的排泄途径主要有以下几种。①呼吸器官，以气体形式排出二氧化碳、少量水和挥发性物质等；②消化器官，唾液腺可排出少量铅和汞，通过粪便排泄胆色素和一些无机盐等，但粪便中的食物残渣既未参与组织细胞的代谢活动，又未进入血液循环，故不属于排泄物；③皮肤，主要以分泌汗液的形式排出部分水、少量无机盐、尿素及乳酸等；④肾，以尿液形式排出水、无机盐、尿素、尿酸、肌酐、某些药物和毒物以及胆色素等。

二、肾的主要功能

（一）排泄功能

肾通过泌尿过程完成排泄功能。肾排出的代谢终产物种类最多，数量最大，并可随机体的不同状态而改变尿量及其物质含量，因而肾是机体最重要的排泄器官。

（二）保持内环境相对稳定

肾通过对机体有用物质的保留，对有害物质和过剩物质的清除，实现对内环境的净化，同时维持机体水盐代谢、酸碱平衡以及血浆渗透压和血容量的相对稳定，故肾在维持内环境化学成分及理化性质相对稳定中，起着体内其他排泄器官不可取代的重要作用。一旦肾功能障碍，可导致代谢产物积聚，水盐代谢和酸碱平衡紊乱。

（三）内分泌功能

肾也是一个内分泌器官，能产生多种生物活性物质，如促红细胞生成素、肾素、前列腺素、激肽释放酶－激肽系统和 1，25－二羟维生素 D_3（1，25－二羟胆钙化醇）等。

第二节 肾的结构和血液循环特点

一、肾的结构特点

（一）肾单位和集合管

肾单位（nephron）是肾的基本结构和功能单位，它与集合管共同完成尿的生成过程。人的两侧肾约有 170 万～240 万个肾单位，每个肾单位由一个肾小体和一条与其相连的肾小管构成（图 8－1）。肾小体是微小的球状体，包括肾小球和肾小囊两部分，肾小球的核心是一团毛细血管网。入球小动脉进入肾小体后，发出 5～8 个分支，后者再进一步分出 20～40 个毛细血管袢，最后汇合成出球小动脉。肾小囊由两层上皮细胞组成，脏层（内层）紧贴在肾小球毛细血管壁的基膜上，壁层（外层）与肾小管管壁相连；两层之间的腔隙称为囊腔，与肾小管管腔相通。肾小球内皮细胞、基膜和肾小囊脏层上皮细胞，共同构成肾小球滤过膜。

肾小管可分三段：①近端小管，它包括近曲小管和髓袢降支粗段。近曲小管与肾小囊相连，位于皮质层。管道弯曲，向下小管伸直向髓质下行，成为髓袢降支粗段；②髓袢细段，位于髓质，此段管径最细，管壁最薄，又分为降支细段和升支细段两部分；③远端小管，包括髓袢升支粗段和远曲小管。升支粗段在髓质内向上直行到皮质后呈弯曲状成为远曲小管。每个肾单位的组成如下：

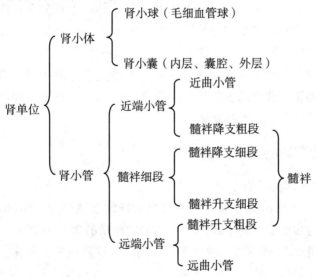

肾单位的远曲小管汇合到集合管，许多集合管又汇入乳头管，开口于肾乳头，通到肾盏和肾盂。集合管虽不属于肾单位，但与远曲小管的功能密切相关，是尿浓缩的主要部位，因而可看作是肾小管的终末部分。

（二）皮质肾单位和近髓肾单位

肾单位按其存在部位不同，可分为皮质肾单位（cortical nephron）和近髓肾单位（juxtamedullary nephron）两类（图8-1）。

1. 皮质肾单位　主要分布于肾皮质外层和中层部位，约占人肾单位总数的85%～90%。它的肾小球体积较小，入球小动脉口径比出球小动脉口径稍粗，两者口径之比约为2∶1。出球小动脉再进一步分为毛细血管网，包绕在肾小管周围。这类肾单位的髓袢很短，只到外髓质层，有的甚至不到髓质。

2. 近髓肾单位　主要分布于靠近髓质的内皮质层，约占人肾单位总数的10%～15%。它的髓袢长，可深入到内髓

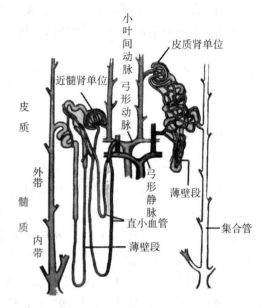

图8-1　肾单位和肾血管

质层，有的甚至可到达乳头部，为长袢肾单位。近髓肾单位的肾小球体积较大，入球小动脉与出球小动脉的口径无明显差别。出球小动脉离开肾小球后分成两种小血管，一种形成毛细血管网，包绕邻近的近曲小管和远曲小管；另一种形成细而长的U字形直小血管，直小血管与髓袢平行地深入到髓质，形成毛细血管网包绕髓袢升支和集合管。近髓肾单位和直小血管在尿的浓缩和稀释过程中起着重要作用。

（三）球旁器

球旁器（juxtaglomerular apparatus）又称近球小体。主要分布在皮质肾单位，由球旁细胞、致密斑和球外系膜细胞三种特殊细胞群组成（图8-2）。球旁细胞是入球小动脉中膜内的肌上皮样细胞，是由平滑肌细胞衍变而成。其细胞内的分泌颗粒含有肾素。致密斑与入球小动脉和出球小动脉密切接触，能感受小管液中 Na^+ 含量的变化，并将信息传递给球旁细胞，调节球旁细胞分泌肾素（rennin）。球外系膜细胞位于入球小动脉与出球小动脉之间，具有吞噬功能。

二、肾血液循环的特点及调节

（一）肾血液循环的特点

1. 血流量大　肾动脉直接起自腹主动脉，肾的血液供应非常丰富，血流量较大。正常成人安静时肾血流量约为1200ml，约占心输出量的20%～25%。

2. 血液分配不均　肾不同区域血流量不同。肾皮质血流量较多，约占肾血流量的94%；髓质血流量较少，约占5%～6%；其余不足1%供应内髓。肾血液供应的这一特

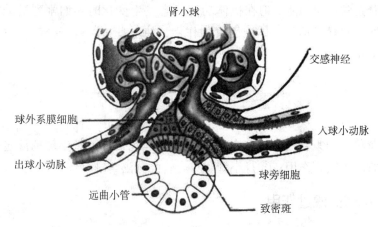

图 8 - 2　球旁器的组成

点是与肾的泌尿功能相适应的。肾血流量的92%分布于肾小球，仅有8%为肾组织代谢所需。皮质肾单位主要与肾小球的滤过有关，而肾小球均位于肾皮质内，故肾皮质血流量最多，通常肾血流量主要指肾皮质血流量。

3. 两套毛细血管网

（1）肾小球毛细血管网　肾小球毛细血管网介于入球小动脉和出球小动脉之间，由于入球小动脉比出球小动脉的口径粗一倍，使出球小动脉形成的阻力较大，所以肾小球毛细血管内压较高，有利于肾小球的滤过。

（2）肾小管周围毛细血管网　由出球小动脉分支形成，特点是血压较低，血浆胶体渗透压较高，有利于肾小管的重吸收。

（二）肾血流量的调节

肾血流量（renal blood flow，RBF）的调节包括自身调节、神经调节和体液调节。

1. 自身调节　正常情况下，肾血流量自身调节是维持肾血流量恒定的最重要机制。在离体实验中发现：当肾动脉灌注压由 20mmHg 提高到 80mmHg 的过程中，肾血流量将随着肾灌注压的升高相应地增加；当肾动脉灌注压在 80～180mmHg 范围内变动时，肾血流量保持相对稳定。此现象在切断支配肾的神经后依然存在。这种不依赖神经和体液因素的作用，肾血流量在动脉血压一定的变动范围内保持稳定的现象，称为肾血流量的自身调节。

2. 神经和体液调节　调节肾血流量的神经主要是交感神经。凡能引起机体交感神经兴奋的因素：如正常情况下的体位改变、剧烈活动等；或异常情况下的大出血、休克、严重缺氧等，都可反射性地引起交感神经活动增强，交感神经末梢释放的去甲肾上腺素增多的同时，肾上腺髓质分泌的肾上腺素和去甲肾上腺素增多，两者均使肾血管收缩，肾血流量减少，以保证心、脑等重要器官的血液供应。

体液因素也可使肾血流量发生明显的变化：增加肾血流量的主要有前列腺素、一氧化氮及缓激肽等；减少肾血流量的主要有肾上腺素、去甲肾上腺素、血管紧张素和血管升压素等。

通常情况下，血压在一般范围内变动，肾血流量主要靠肾自身调节来维持相对稳定，以保证肾正常泌尿功能。但在机体功能状态发生变化时，如剧烈活动等，则通过交感神经及肾上腺素等神经、体液因素的作用，使全身血液重新分配，以保证当时整体功能活动的正常进行。

第三节　尿的生成过程

尿是在肾单位和集合管中生成的，其基本过程包括：①肾小球的滤过作用；②肾小管和集合管的重吸收作用；③肾小管和集合管的分泌与排泄作用。

一、肾小球的滤过作用

当循环血液流经肾小球毛细血管网时，除了血细胞和大分子的蛋白质外，血浆中的水、电解质和小分子的有机物等通过肾小球滤过膜滤入肾小囊的囊腔形成原尿（超滤液），这一过程称为肾小球的滤过作用。原尿中除不含大分子的蛋白质外，其余成分及浓度都与血浆基本相同（表 8-1）。因而，原尿实际上是血浆经肾小球滤过（filtration）不含血浆蛋白后的超滤液（ultra-filtration）。

表 8-1　血浆、原尿和终尿的主要成分比较

成分	血浆（g/L）	原尿（g/L）	终尿（g/L）	血浆/终尿浓缩倍数	重吸收率（%）
水	900	980	960	1.1	99
蛋白质	80	微量	0	—	100
葡萄糖	1	1	0	—	100
Na^+	3.3	3.3	3.5	1.1	99
K^+	0.2	0.2	1.5	7.5	94
Cl^-	3.7	3.7	6.0	1.6	99
碳酸根	1.5	1.5	0.07	0.05	99
磷酸根	0.03	0.03	1.2	40.0	67
尿素	0.3	0.3	20.0	60.0	45
尿酸	0.02	0.02	0.5	25.0	79
肌酐	0.01	0.01	1.5	150.0	0
氨	0.001	0.001	0.4	400.0	0

（一）滤过膜及其通透性

滤过膜是肾小球滤过的结构基础（图 8-3）。它的通透性是由机械屏障和电学屏障共同作用的。机械屏障由三层结构组成，内层是毛细血管壁内皮细胞，内皮细胞上有许多直径 50～100nm 的圆形小孔，称为窗孔。可阻止血细胞通过，但不能阻止血浆蛋白的滤过。中间层是基膜，是由水合凝胶形成的微纤维网结构，网孔直径 4～8nm，，可允许水和部分溶质通过，这是屏障作用的主要结构。外层是肾小囊脏层上皮细胞，伸出许多足突，贴附于基膜外面，相互交错形成裂隙，称为裂孔，裂孔上覆盖一层薄

膜，膜上有4～14nm的微孔，可限制大分子蛋白质通过。除机械屏障外，在滤过膜的三层结构中，都覆盖有一薄层带负电荷的唾液蛋白（一种酸性糖蛋白），又称涎蛋白。对带有负电荷的物质（如血浆蛋白）具有排斥作用，限制、阻止其滤过。这种因同性电荷相斥而不易通过滤过膜的作用，形成肾小球滤过的电学屏障。两种屏障以机械屏障显得更为重要。

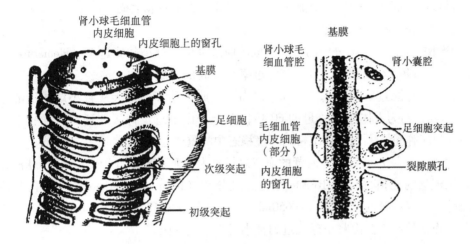

图8-3 滤过膜的结构

（二）有效滤过压

有效滤过压（effective filtration pressure，EFP）是肾小球滤过作用的动力。是指促进滤过的动力与对抗滤过的阻力之间的差值。它由肾小球毛细血管血压、血浆胶体渗透压和肾小球囊内压三种力量相互作用而产生（图8-4）。其中，肾小球毛细血管血压是促使血浆滤出的动力；血浆胶体渗透压和肾小囊内压是阻止血浆滤出的阻力。其计算公式如下：

有效滤过压＝肾小球毛细血管血压－（血浆胶体渗透压＋肾小囊内压）

用微穿刺法测得大白鼠肾小球毛细血

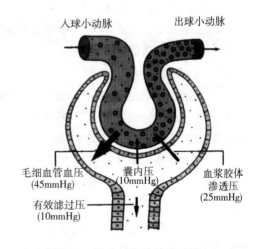

图8-4 肾小球有效的滤过压

管血压入球端和出球端变化甚微，两端的血压几乎相等，平均值为45mmHg。血浆胶体渗透压在入球端为25mmHg，随着滤过的持续进行，由于血浆中的部分水及小分子物质不断滤出，使血浆蛋白的浓度相对逐渐增加，血浆胶体渗透压也随之增加，待到达出球端时，血浆胶体渗透压已升高到35mmHg。至于肾小囊内压，与近曲小管内压力相近，约为10mmHg。尽管原尿不断产生，因随时流经肾小管中，故肾小囊内压力变化不大。

根据上述数值，肾小球毛细血管入球端和出球端的有效滤过压分别为。

$$入球端　45 - （25 + 10）= 10mmHg$$

$$出球端　45 - （35 + 10）= 0mmHg$$

计算结果表明，在肾小球毛细血管并不是全段均有滤过作用的，肾小球毛细血管入球端和出球端的有效滤过压是一递减的过程。在入球端，有效滤过压为10mmHg，所以有滤过作用，而在出球端有效滤过压下降到零，故无滤液生成。

（三）肾小球滤过率和滤过分数

1. 肾小球滤过率　每分钟两肾所生成的原尿量称为肾小球滤过率（glomerular filtra - tion rate，GFR）。据测定，肾小球滤过率与体表面积成正比，体表面积为$1.73m^2$的个体，其肾小球滤过率约为125ml/min左右。按此值计算，每天从肾小球滤出的原尿量约为180L，约为人体血浆总量的60倍，即全身血浆总量每天要通过肾净化60次。由此可见肾工作量之大以及在维持内环境稳态中的重要意义。

2. 滤过分数　每分钟流经两肾的血浆总量称为肾血浆流量（RPF）。肾小球滤过率与肾血浆流量的比值（GFR/RPF）称为滤过分数（filtration fraction，FF）。正常情况下，每分钟流经两肾的血浆量约为650ml。故滤过分数为$125/650 \times 100\% = 19\%$。表明流经肾的血浆约有1/5由肾小球滤过到肾小囊内生成原尿。

肾小球滤过率和滤过分数是衡量肾小球滤过功能的重要指标。肾小球滤过率的大小主要取决于肾小球滤过膜的通透性及其有效滤过压。

（四）影响肾小球滤过的因素

由上述所知，凡能影响肾小球滤过膜、有效滤过压、肾血浆流量的因素，都可影响肾小球的滤过功能。

1. 肾小球滤过膜的改变

（1）滤过膜的通透性　滤过膜通透性的改变主要影响滤液的成分。正常情况下，肾小球滤过膜的通透性较大，而且比较稳定。但在某些病理情况下，则可出现较大变化。例如，急性肾小球肾炎使肾小球滤过膜上带负电荷的唾液蛋白减少；滤过膜的基膜损伤、破裂等，使滤过膜的机械屏障与电学屏障作用破坏，导致通透性增大，使原来难以滤过和不能滤过的血细胞与蛋白质也可通过滤过膜而进入肾小囊，出现血尿和蛋白尿。

（2）滤过膜的面积　滤过膜面积变化主要影响尿量。正常成人两侧肾小球滤过膜的总面积约为$1.5m^2$以上，生理状态下变化不明显。如急性肾小球肾炎，肾小球毛细血管内皮细胞增生、肿胀，导致管腔变窄或完全阻塞，有效滤过面积减少，使肾小球滤过率降低，出现少尿甚至无尿。

2. 有效滤过压的改变　凡能影响肾小球毛细血管血压、血浆胶体渗透压和肾小囊内压的因素，都可改变有效滤过压，从而影响肾小球滤过率。

（1）肾小球毛细血管血压　肾小球毛细血管血压受全身动脉血压的影响。当动脉血压变动于80～180mmHg之间时，肾血管可通过自身调节，入球小动脉口径发生相应变化，维持肾小球毛细血管血压相对稳定，使肾小球滤过率无明显改变。只有在动脉血压降低到80mmHg以下时，超出肾自身调节范围，才会使肾小球毛细血管血压和有效滤过压降低，肾小球滤过率减少，导致少尿。当动脉血压进一步降低至 40～50mmHg 时，使有效滤过压下降，肾小球滤过率将降为零，出现无尿。故大量失血引起全身动脉血压下降的病人，常出现少尿甚至无尿。但在高血压的病人，尿量并不相应增加；病情严重者，由于入球小动脉硬化而狭窄，肾小球毛细血管血压和有效滤过压明显降低，反而出现尿量减少。

（2）血浆胶体渗透压　生理状态下，血浆胶体渗透压的变化不大，对有效滤过压影响不明显。在静脉输入大量生理盐水时，血浆蛋白被稀释或低蛋白血症，降低了血浆胶体渗透压，可使有效滤过压和滤过率增高，使尿量增多。

（3）肾小囊内压　正常情况下，肾小囊内压比较稳定。当某些原因使肾小管或输尿管阻塞，如肾盂或输尿管结石、肿瘤、前列腺肥大时，可导致肾小囊内压增高，有效滤过压降低，肾小球滤过率下降，尿量减少。此外，某些磺胺类药物很容易在小管液酸性溶液中结晶析出，堵塞肾小管而引起囊内压升高，导致肾小球有效滤过压和滤过率下降。

3. **肾血浆流量的改变**　正常情况下，肾血管靠自身的调节，肾小球血浆流量可保持相对稳定。当剧烈运动、剧痛、大失血、休克、严重缺氧时，交感神经兴奋性增强，使肾血管收缩，肾小球血浆流量减少，肾小球毛细血管血压降低而使肾小球滤过率减少，目的是使更多的血液流经心、脑等器官，使血液重新分配。

此外，肾上腺素、去甲肾上腺素、血管紧张素等使肾血管收缩，肾小球血浆流量减少，肾小球滤过率降低，原尿量减少。

二、肾小管和集合管的重吸收作用

原尿由肾小囊流入肾小管后，称为小管液。小管液在流经肾小管和集合管时，其中绝大部分水和某些溶质透过肾小管和集合管壁上皮细胞，重新回到周围血液的过程，称为肾小管和集合管的重吸收作用。小管液流经肾小管和集合管后，成为终尿。原尿和终尿比较，无论从数量和质量上都有明显的差别。从数量上看，正常成人每昼夜生成的原尿量约180L，而终尿量仅有1.5L左右。说明原尿中约99%的水和大部分溶质被肾小管和集合管重吸收，只有1%的水以尿的形式排出体外。从质量上看，原尿和血浆所含的葡萄糖浓度相同，而终尿内则无。这说明肾小管有较强的重吸收能力，可将小管液中的水及某些溶质重吸收回到血液中。肾小管各段和集合管的重吸收功能各有特点，其中，选择性重吸收（reabsorption）是其最主要的特点（表8－2）。近端小管重吸收的物质种类最多，数量最大，为等渗性重吸收，是重吸收的最主要部位。

表 8 - 2　肾小管各段和集合管的重吸收

肾小管各段和集合管	水的重吸收（%）	重吸收的主要物质
近端小管	65 ~ 70	全部：葡萄糖、氨基酸、维生素、蛋白质 大部：水、Na^+、K^+、PF_3^{2+}、Cl^-、HCO_3^- 部分：尿素、尿酸、硫酸盐、磷酸盐
髓袢	10	水、Na^+、Cl^-、
远曲小管	10	水、Na^+、Cl^-、HCO_3^-
集合管	10 ~ 20	水、Na^+、Cl^-、尿素

　　另外，肾小管各段和集合管对各种物质的重吸收能力是有一定限度的，如果原尿中某些物质超过肾小管对该物质重吸收的限度时，该物质将在终尿中出现。

（一）重吸收的方式

　　肾小管和集合管的重吸收方式可分为主动和被动重吸收两种。主动重吸收是指肾小管上皮细胞逆浓度梯度和电位梯度（电 - 化学梯度），将小管液中溶质转运到组织液、血液的过程。例如葡萄糖、氨基酸、Na^+、K^+ 等物质，主要是主动重吸收。主动转运需消耗能量，根据能量的来源不同，分为原发性和继发性主动转运。原发性主动转运（简称主动转运）所需能量由 ATP 水解直接供给。继发性主动转运所需的能量来自细胞外高浓度的某种物质顺浓度梯度转运时释放的势能。由于造成和维持细胞外高 Na^+ 浓度需依赖于细胞膜上的 Na^+ 泵，因此继发性主动转运的能量最终来自 ATP，即原发性与继发性主动转运都直接或间接与 Na^+ 的转运相关联。被动重吸收是指小管液中的溶质顺电化学梯度通过肾小管上皮细胞的过程。多以被动扩散、渗透的方式，例如水、尿素等是被动重吸收。

　　被动重吸收和主动重吸收之间，有着密切联系并互相影响。例如，小管液中 Na^+ 被肾小管上皮细胞的钠泵主动重吸收后，造成肾小管内外的电化学梯度，使小管液内 Cl^- 顺电化学梯度扩散到肾小管外。随着 Na^+、Cl^- 重吸收，小管液中溶质减少，渗透压降低，水又经渗透作用被吸引到肾小管外。

（二）几种主要物质的重吸收

　　1. Na^+、Cl^- 的重吸收　　Na^+ 是细胞外液中主要的正离子。肾小管重吸收的 Na^+ 量，直接影响负离子（如 Cl^-、HCO_3^- 等）和其他物质的重吸收，并且对维持细胞外液总量以及渗透压的相对恒定都十分重要。

　　肾小管液中 99% 以上的 Na^+ 被肾小管和集合管重吸收，仅有不到 1% Na^+ 从尿中排出。肾小管各段对 Na^+ 的重吸收率不同，其中近端小管重吸收约占滤过量的 65% ~ 70%，在髓袢升支细段、粗段重吸收 20% ~ 30%，其余 10% 左右在远曲小管和集合管重吸收（图 8 -5）。

　　（1）近端小管　　近端小管对 Na^+ 的重吸收机制可用泵 - 漏模式解释（图 8 - 6）。在近端小管壁相邻的上皮细胞之间有间隙，称细胞间隙。上皮细胞之间在靠近肾小管腔一侧紧密连接着，称紧密连接。它将细胞间隙与肾小管腔隔开，细胞间隙和管周膜

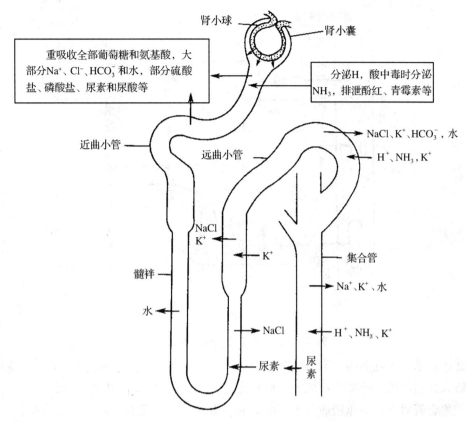

图 8-5　肾小管和集合管物质转运概况

隔着基膜与管外的组织液与毛细血管邻接。其间为组织间液,上皮细胞面向基膜和细胞间隙的管周膜和外侧膜合称基底外侧膜,膜中含有丰富的钠泵,可将细胞内的 Na^+ 主动转运到细胞间隙和管外组织液,这样就使细胞内 Na^+ 浓度降低,而管腔膜对 Na^+ 的通透性较高,使小管液中的 Na^+ 不断地被动扩散到细胞内,然后由钠泵主动转运到组织液和细胞间液,使细胞间隙 Na^+ 浓度升高,渗透压也升高。通过渗透作用,小管液中的水不断顺浓度梯度进入上皮细胞及管周组织液,使细胞间隙的静水压升高,这一压力可促使 Na^+ 和水通过基膜进入邻近的毛细血管而被重吸收。伴随 Na^+ 的重吸收,造成小管内外的电位差, Cl^- 则顺电位梯度而被重吸收。

(2) 髓袢　在髓袢升支粗段, Na^+ 的重吸收是主动的,而 Cl^- 属继发性主动重吸收。由于在髓袢升支粗段上皮细胞的管腔膜中有同向协同转运载体,可将 1 个 Na^+ 、一个 K^+ 和 2 个 Cl^- 同向转运进入上皮细胞内。上皮细胞的基底膜中的 Na^+ 泵,不断将 Na^+ 泵到细胞间隙和组织液中去, Cl^- 则由浓度梯度经管周膜上的 Cl^- 通道进入组织液。而 K^+ 也顺浓度梯度经管腔膜再返回小管液,并使小管液呈现正电位。 Na^+ 和 Cl^- 在髓袢升支粗段的重吸收是形成肾髓质组织间液高渗的原动力,对尿的浓缩和稀释具有重要意义。呋塞米(呋喃苯氨酸、速尿)可选择性地抑制 $Na^+ - K^+ - 2Cl^-$ 的同向转运,从而抑制 Na^+ 和 Cl^- 的重吸收,达到利尿效果。

(3) 远曲小管和集合管　远曲小管和集合管小管液中的 Na^+ 和 Cl^- 通过 $Na^+ - Cl^-$

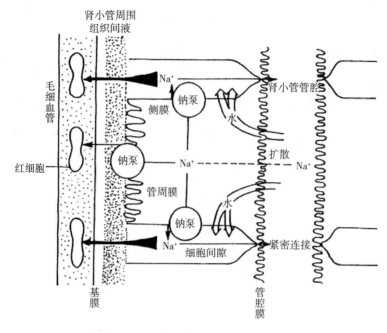

图 8 - 6　Na^+ 主动重吸收泵 - 漏式模式图

同向转运机制进入细胞内，而后由基底膜上的钠泵将 Na^+ 泵到细胞间隙，Cl^- 则经基底膜扩散入细胞间隙。噻嗪类利尿剂可抑制此处的 $Na^+ - Cl^-$ 同向转运，导致利尿。远曲小管和集合管对 Na^+ 的重吸收与 K^+ 和 H^+ 的分泌有关，且受醛固酮等激素的调节。

2. K^+ 的重吸收　肾小管液中的 99% 左右的 K^+ 被重吸收。而近端小管是 K^+ 重吸收的主要部位，属于逆浓度梯度和电位梯度的主动重吸收。由终尿排出的 K^+ 则几乎是由远曲小管和集合管分泌的。

3. HCO_3^- 的重吸收　正常由肾小球滤过的 HCO_3^- 约 80% ~ 85% 是在近端小管重吸收。由于 HCO_3^- 不易透过管腔膜，HCO_3^- 是以 CO_2 的形式被重吸收的。在小管液内 HCO_3^- 与 H^+ 结合生成 H_2CO_3，H_2CO_3 进一步分解成 CO_2 和 H_2O，CO_2 很容易透过管腔膜扩散进入上皮细胞内，并在细胞内碳酸酐酶的催化下与 H_2O 结合生成 H_2CO_3，进而再解离为 H^+ 和 HCO_3^-。H^+ 被分泌到小管液中并将 Na^+ 交换回细胞内，而 HCO_3^- 与 Na^+ 一起转运入血。因 CO_2 是高度脂溶性物质，可迅速透过细胞膜，这将使 HCO_3^- 的重吸收优先于 Cl^- 的重吸收。如果滤过的 HCO_3^- 量大于 H^+ 的分泌量，多余的 HCO_3^- 则因不易透过细胞膜而随尿排出体外。所以 HCO_3^- 的重吸收对维持体内酸碱平衡具有重要意义。

4. 水的重吸收　肾小管和集合管对水的重吸收量很大，原尿中 99% 的水被重吸收，仅有 1% 排出。若肾小管和集合管对水的重吸收量减少 1%，尿量就会成倍增加，说明水的重吸收量多少可直接影响尿量。尽管各段肾小管和集合管对水的重吸收量不一，但它们的重吸收都是一种渗透性重吸收。

近端小管管壁对水的通透性很高，是远曲小管的 4 ~ 5 倍，水可伴随各种溶质的重吸收而被渗透性重吸收，属于等渗性重吸收，与体内是否缺水无关。此段水的重吸收量总是占肾小球滤过率的65%～70%，这种肾小球滤过率和近端小管重吸收率之间始终保持着一定比例的现象，称为球管平衡。球管平衡对机体水分变化和尿量多少影响不大，对维持细胞外液总量和渗透压相对稳定具有一定的作用。此段水属于不可调节性重吸收。在髓袢降支细段，由于对水具有通透性及管外呈高渗，水的重吸收占10%。髓袢升支对水无通透性。远曲小管和集合管对水的重吸收量虽比近端小管较少，但此段的重吸收量可根据机体情况而发生相应改变；尿量多少主要取决于这部分的重吸收作用。在远曲小管和集合管，虽然管壁对水的通透性较低，可它们的重吸收量却能随体内水分多少而改变，主要受抗利尿激素（血管升压素，antidiuretic hormone，ADH）的调节。故远曲小管和集合管对水的重吸收属于调节性重吸收，对调节机体水平衡和无机盐代谢具有重要意义。

5. 葡萄糖的重吸收　肾小管液中的葡萄糖全部在近端小管（主要在近曲小管）重吸收。它的重吸收是逆着浓度差进行的，需依赖于Na^+的顺浓度差转运时释放的势能，因此属于继发性主动转运。在近端小管的管腔膜上存在着同时转运葡萄糖和Na^+的同向转运体。小管液中葡萄糖和Na^+与同向转运体结合后，能迅速地转运至细胞内，这种转运方式称为同向转运。进入细胞内的葡萄糖，再通过易化扩散的方式透过管周膜进入组织液，进而重吸收回血。由以上不难看出，葡萄糖和Na^+重吸收是相伴随的，所以如缺Na^+或Na^+的重吸收障碍时，葡萄糖的重吸收就会明显减少或停止。

正常人空腹血糖浓度为80～120mg/100ml，原尿中的葡萄糖浓度与血浆中的葡萄糖浓度相等，但终尿中几乎不含葡萄糖，说明原尿中的葡萄糖全部被重吸收回血液。近端小管对葡萄糖的重吸收是有一定限度的，当血糖浓度超过160～180mg/100ml时，有一部分肾小管对葡萄糖重吸收能力已达到极限，此时尿中即可出现葡萄糖，称为糖尿。尿中开始出现葡萄糖时的最低血糖浓度，称为肾糖阈（renal glucose threshold）。当血糖浓度再继续升高，尿中葡萄糖含量也随之增加，当葡萄糖浓度达到300mg/100ml时，全部肾小管对葡萄糖的重吸收均已达到极限。此时两侧肾小管在单位时间内所能重吸收葡萄糖的最大量称为葡萄糖吸收极限量。血糖浓度超过葡萄糖吸收极限量后，尿中葡萄糖排出率则随血糖浓度升高而平行增加。正常两肾葡萄糖吸收极限量，男性为375mg/min，女性为300mg/min。肾之所以有葡萄糖吸收极限量，可能是由于近端小管管腔膜上与葡萄糖重吸收有关的同向转运体数目有限的缘故。

6. 其他物质的重吸收　肾小管液中的氨基酸几乎全部在近端小管重吸收，重吸收的机制与葡萄糖基本相同，也是借助于协同转运。小管液中少量蛋白质则通过近端小管上皮细胞入胞作用而被重吸收。

（三）影响肾小管和集合管重吸收的因素

影响肾小管重吸收作用的主要因素是小管液中溶质浓度。小管液中溶质浓度决定着小管液的渗透压，而小管液的渗透压是对抗水分重吸收的力量。当小管液中溶质浓度升高时，小管液中渗透压随之升高，对抗肾小管对水的重吸收力量增大，肾小管和集合管重吸收水分减少，而使尿量增多。这种由于增加小管液溶质浓度，提高了对抗肾小管重吸收水分的力量而使尿量增多的现象，称为渗透性利尿（osmotic diuresis）。

在糖尿病患者，由于小管液中葡萄糖含量过高，超过肾小管重吸收的能力，致使小管液渗透压增高，水的重吸收减少，出现多尿。临床上常采用能被肾小球滤过而不易被肾小管重吸收的药物，如甘露醇、山梨醇等，就是通过提高小管中溶质浓度，来增加渗透压，以达到利尿和消肿之目的。

三、肾小管和集合管的分泌与排泄作用

肾小管和集合管的分泌（secretion），是指肾小管上皮细胞通过新陈代谢，将所产生的物质排到小管液中的过程。排泄是指肾小管上皮细胞直接将血浆中的某些物质排入管腔的过程。分泌与排泄都与重吸收作用相反。通常分泌和排泄无严格界限，一般统称为分泌。分泌的主要物质有 H^+、NH_3、K^+ 等。

（一）H^+ 的分泌

近端小管、远端小管和集合管的上皮细胞都能分泌 H^+，但主要由近端小管分泌。在小管上皮细胞内，由细胞代谢产生的或由小管液进入细胞的 CO_2，在碳酸酐酶的催化下，与 H_2O 结合生成 H_2CO_3，H_2CO_3 可迅速解离为 H^+ 和 HCO_3^-，H^+ 被小管上皮细胞主动分泌入管腔，而 HCO_3^- 则留在细胞内。H^+ 的分泌造成了小管内外电荷的不平衡，因而在分泌 H^+ 的同时，小管液中的 Na^+ 顺浓度梯度和电位梯度被动扩散进入细胞内。再由 Na^+ 泵主动转运至组织液而入血液。与此同时，细胞内的 HCO_3^- 也顺电化学梯度随 Na^+ 一起进入血液，形成 $NaHCO_3$。可见，肾小管每分泌一个 H^+ 入小管液，就可从小管液中重吸收一个 Na^+ 和一个 HCO_3^- 入血。这种由 H^+ 的分泌和 Na^+ 的重吸收伴随进行的过程，称为 $H^+ - Na^+$ 交换。通过 $H^+ - Na^+$ 交换过程，既可以排出代谢过程中的大量 H^+，同时，又保留了 $NaHCO_3$（碱储备），从而实现了排酸保碱作用，对维持体内酸碱平衡具有重要意义。

（二）NH_3 的分泌

NH_3 是由肾小管和集合管上皮细胞内谷氨酰胺和氨基酸脱氨而来。它是一种脂溶性物质，可以自由透过细胞膜扩散入管腔。NH_3 的分泌决定于小管液的酸碱度，具有易向酸性溶液扩散的特性。当体内酸性代谢产物增多，H^+ 分泌作用加强时，NH_3 向小管液中扩散，并与 H^+ 结合成 NH_4^+。NH_4^+ 为水溶性物质，不易透过细胞膜，它与小管液中强酸盐（如 $NaCl$）的负离子（如 Cl^-）结合成铵盐（如 NH_4Cl）随尿排出；而强酸盐的正离子（Na^+）可与 H^+ 交换，并与 HCO_3^- 结合在一起被转运回血液（图8-7）。因此，NH_3 的分泌可促进 H^+ 的分泌，说明 NH_3 的分泌同样具有排酸保碱、维持体内酸碱平衡的作用。

（三）K^+ 的分泌

K^+ 是在肾小管中既可被重吸收，又可被分泌的一种物质。原尿中的 K^+ 绝大部分在近端小管已被重吸收，终尿中的 K^+ 主要是由远端小管和集合管所分泌。K^+ 的分泌与 Na^+ 的重吸收有密切关系。当有 Na^+ 的重吸收时，才有 K^+ 的分泌。Na^+ 的主动重吸收后，使肾小管内外电荷分布不平衡，促使 K^+ 从组织间隙向管腔内扩散，这一现象称

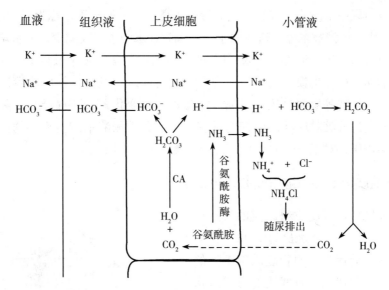

图 8-7　肾小管上皮细胞分泌 H^+、NH_3、K^+

为 K^+-Na^+ 交换。由于远端小管和集合管分泌 H^+、分泌 K^+，都可与 Na^+ 进行交换，因此，H^+-Na^+ 交换与 K^+-Na^+ 交换之间存在着竞争抑制现象。即 H^+-Na^+ 交换增多时，K^+-Na^+ 交换减少，肾小管分泌 K^+ 也减少；K^+-Na^+ 交换增多时，H^+-Na^+交换减少，肾小管分泌 H^+ 相应减少。例如，当机体酸中毒时，肾小管上皮细胞内碳酸酐酶活性增强，H^+ 生成量增加，使 H^+-Na^+ 交换增多，K^+-Na^+ 交换减少，导致血 K^+ 浓度升高，出现高钾血症。同理，碱中毒时可导致低血钾症。

体内的 K^+ 主要经肾排泄，正常情况下，K^+ 的摄入量和排出量保持动态平衡。体内 K^+ 代谢的特点是：多吃多排，少吃少排，不吃也排。故在临床上，为维持体内的 K^+ 平衡应对不能进食的病人适当地补 K^+，以免引起血 K^+ 降低。

（四）其他物质的分泌

机体代谢产生的尿酸、肌酐等终产物，既能从肾小球滤过，又能由肾小管和集合管排入管腔。肌酐每日随尿排出的量大于滤过的总量（表 8-1），表明其不但未被肾小管和集合管重吸收，反而被肾小管和集合管排入小管液中。若血中肌酐含量增多，多提示肾功能已有严重受损。如尿酸排泄减少或重吸收过多，使血浆中尿酸含量过高，可引起临床上称为"痛风"的疾病。此外，进入体内的酚红、青霉素等药物也主要通过近端小管排入管腔，然后排出体外。临床常用的酚红排泄试验，就是自静脉注射一定量酚红，然后每隔一段时间收集尿液，测定酚红排出量，以助判断肾小管和集合管的分泌功能是否正常。

第四节　尿液的浓缩与稀释

尿液的浓缩和稀释是以尿的渗透压与血浆渗透压比较而言。原尿的渗透压与血浆渗透压基本上相同，终尿的渗透压变动范围较大。当机体缺水时，由于水的重吸收增加，尿量减少，尿中溶质浓度升高，尿液渗透压高于血浆渗透压，称为高渗尿（hypertonic urine），表示尿液被浓缩。若体内水分过剩时，水的重吸收减少，尿量增多，尿液渗透压低于血浆渗透压，称为低渗尿（hypotonic urine），表示尿液被稀释。如果肾浓缩与稀释尿液的功能严重受损，则不论体内水分是否缺乏或过剩，终尿的渗透压总是接近血浆渗透压，出现等渗尿。故可根据尿液渗透压的变化，来了解肾对尿液的浓缩与稀释能力，而通过肾脏对尿液的浓缩与稀释能力，调整尿液中溶质和水的比例，维持体液的正常渗透压，对于机体的水平衡起着重要的调节作用。

一、肾髓质渗透压梯度的形成和保持

实验研究发现，肾皮质组织液的渗透压与血浆渗透压相等，二者之比为 1 : 1，说明肾皮质组织液是等渗的；而肾髓质组织液的渗透压比血浆渗透压高。肾髓质的渗透压梯度是从肾皮质与髓质交界处开始，越向髓质深部，组织液的渗透压浓度越高，到锥体乳头部的渗透浓度可比血浆高出 3~4 倍，分别为血浆的 2.0、3.0 和 4.0 倍，即形成一个肾髓质渗透压梯度（图 8-8）。表明尿液的浓缩与稀释主要在肾髓质内进行，它与肾髓质存在渗透压梯度有密切关系。肾髓质的渗透压梯度和肾小管各段的通透性不一，是对尿

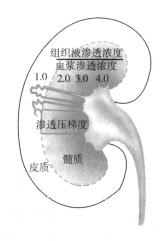

图 8-8　肾髓质渗透压梯度

液浓缩和稀释的前提条件。肾髓质高渗梯度的形成与各段肾小管对 Na^+、水和尿素的通透性各不相同有关。

（一）肾髓质渗透压梯度的形成

1. 外髓部渗透压梯度的形成　在外髓部，由于髓袢升支粗段对 Na^+ 主动重吸收和对 Cl^- 继发性主动重吸收，但对水却不易通透，结果升支粗段内小管液向皮质方向流动时，NaCl 不断主动重吸收入周围组织液，升支粗段小管液中的 NaCl 浓度和渗透压逐渐降低，而升支粗段周围组织液的渗透压则升高，形成外髓部渗透压梯度。因此，肾外髓部渗透压梯度，主要是由髓袢升支粗段 NaCl 的主动重吸收所形成（图 8-9）。

2. 肾内髓部渗透压梯度的形成　肾内髓部渗透压梯度的形成主要与尿素的再循环和 NaCl 的重吸收两方面因素密切相关。一方面由于尿素在髓袢升支粗段、远曲小管、皮质和外髓部的集合管不易通透，但集合管壁对水易通透。由于水被重吸收，致使小管液中尿素浓度逐渐升高。当小管液流经集合管内髓部时，此段对尿素的通透性良好，于是小管液中的尿素顺浓度梯度扩散进入内髓部组织液，造成内髓部组织液渗透压升高。由于髓袢升支细段对尿素有中等的通透性，所以内髓部组织液中的尿素可顺浓度梯度扩散进入升支细段，然后流经髓袢升支粗段、远曲小管、皮质部和外髓部的集合管，达内髓部集合管时再扩散到内髓部组织液，这一过程就形成了尿素的再循环。尿

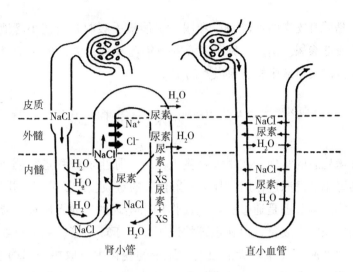

图 8 - 9　骨髓质渗透压梯度形成和保持机制

XS：未被重吸收的物质

素的再循环有助于内髓部高渗透压梯度的形成和加强。另一方面，小管液由髓袢转折处流入髓袢升支细段时，此段对水不易通透，对 NaCl 具有良好的通透性，因而 NaCl 顺浓度梯度扩散入内髓组织液，增加了内髓部组织液的渗透浓度。所以，肾内髓渗透压梯度主要是由尿素和 NaCl 重吸收所形成。

（二）肾髓质渗透压梯度的保持

肾髓质高渗透压梯度的保持主要有赖于直小血管的作用。由于直小血管降支与髓袢降支并行排列，髓质组织液中 NaCl 和尿素浓度比血浆浓度高，NaCl 和尿素顺浓度梯度扩散到直小血管降支内，而直小血管降支中的水则渗透到组织液中。愈深入内髓部，直小血管中 NaCl 和尿素的浓度愈高，至折返处达最高。当血液由直小血管升支向皮质方向流动时，由于直小血管升支内渗透压高于同一水平的组织液，故组织液中水渗透入直小血管升支；同时，直小血管升支中的 NaCl 和尿素则扩散到组织液，并由组织液再进入直小血管降支，形成 NaCl 和尿素在直小血管升支和降支间的循环，通过这一循环，既保留了肾髓质的溶质，又运走了重吸收的水分，故能保持肾髓质的高渗透压梯度。

二、尿液浓缩与稀释过程

鉴于上述肾髓质高渗透压梯度的存在，当来自近端小管的小管液流经髓袢时，其渗透压的变化与髓质组织液渗透压基本上保持一致。但因髓袢升支粗段对 NaCl 的主动重吸收和对水的不易通透，使小管液中 NaCl 浓度低于血浆渗透浓度，成为低渗溶液。髓袢升支粗段这一特性，是尿液稀释的关键所在。当低渗小管液流经远曲小管和集合管到肾髓质过程中，水受肾髓质渗透梯度的影响又被重吸收。水重吸收量的多少，受抗利尿激素的控制。当机体缺水时，抗利尿激素释放增多，远曲小管和集合管壁对水的通透性增大，小管液中的水重吸收量增加，于是尿液浓缩成高渗尿。当机体水分过多时，抗利尿激素释放减少，水分不易透过远曲小管和集合管，小管液中的水重吸收量减少，但从髓袢升支来的低渗 Na^+ 和尿素仍能被重吸收，故使小管液中溶质浓度进一步降低，形成低渗尿。由此可见，尿液的浓缩与稀释，关键取决于肾髓质渗透压梯度的形成和保持以及血液中抗利尿激素的浓度。

第五节　肾泌尿功能的调节

机体内环境稳态的实现，在很大程度上是肾对尿生成过程进行调节的结果。尿的生成过程包括肾小球的滤过作用、肾小管集合管的重吸收以及分泌与排泄作用。因此，机体对泌尿功能的调节也是通过影响上述作用来实现的。如上所述，肾小球滤过率的改变虽可影响原尿的生成量，但在生理情况下，由于球－管机制的存在，使尿量不致因肾小球滤过率增减而发生较大的改变。尿量的变化主要取决于远曲小管和集合管，尤其是远曲小管和集合管对 Na^+ 和水的重吸收量。而远曲小管和集合管重吸收 Na^+ 和水的功能活动，主要受抗利尿激素、醛固酮和心房钠尿肽等激素的调节。

一、抗利尿激素

抗利尿激素（ADH）又名血管升压素（VP），是一种多肽类激素，由下丘脑视上核（大部分）和室旁核神经细胞合成，沿着下丘脑－垂体束运送到神经垂体贮存，并由此释放入血。抗利尿激素的主要作用是提高远曲小管和集合管上皮细胞对水的通透性，促进水分的重吸收而使尿液浓缩，尿量减少（图 8-10）。抗利尿激素释放量的多少，主要受血浆晶体渗透压和循环血量变化的影响。

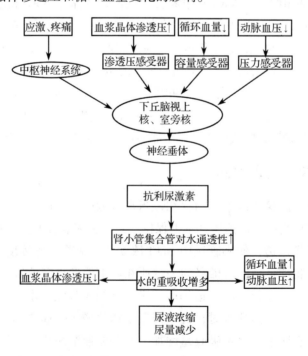

图 8-10　抗利尿激素的分泌及其作用

（一）血浆晶体渗透压的改变

血浆晶体渗透压的改变是调节抗利尿激素合成释放的最主要因素。下丘脑视上核及其附近存在着渗透压感受器，其对血浆晶体渗透压的改变非常敏感。当机体大量出汗、严重呕吐或腹泻等情况下，体内水分丧失过多，血液浓缩，使血浆晶体渗透压升高，对渗透压感受器刺激加强，反射性使抗利尿激素合成、释放量增加，促进远曲小管和集合管对水的重吸收，减少体内水分的排出，使尿量减少，尿液浓缩。相反，当大量饮清水后，体内水分增加，血液稀释，使血浆晶体渗透压降低，对渗透压感受器刺激减弱，反射性使抗利尿激素合成、释放量减少，远曲小管和集合管对水的重吸收减少，尿量增多，尿液稀释。这种由于大量饮清水后而引起尿量增多的现象，称为水利尿（water diuresis）。正常人一次饮入清水 1L 后，30min 时尿量便开始增加，1h 末尿量达到最高峰，此后尿量逐减，一般在第 3h，尿量恢复至饮水前正常水平。但如饮生理盐水，则由于血浆晶体渗透压不发生改变，因此不出现上述大量饮清水后的变化。临床上常用水利尿试验来判断肾的稀释功能。

（二）循环血量的改变

循环血量的改变通过神经反射也可影响抗利尿激素的分泌。在心房（主要是左心房）和胸腔大静脉处存在着容量感受器，能感受牵张刺激，监测回心血量。当循环血量增加时，心房和胸腔静脉管壁扩张，容量感受器受牵拉刺激而兴奋，冲动沿迷走神经传入中枢，反射性抑制抗利尿激素的合成与释放，使水的重吸收减少，尿量增多，以排出多余水分而使循环血量得以恢复。反之，当严重失血而造成循环血量减少时，对容量感受器的刺激减弱，传入冲动减少，抗利尿激素的合成、释放量增加，增加远曲小管和集合管对水的重吸收，减少水分的排出以恢复正常循环血量。

（三）其他因素的影响

动脉血压升高，可通过刺激颈动脉窦压力感受器，反射性抑制抗利尿激素的合成与释放。疼痛刺激和情绪紧张可促进抗利尿激素合成释放，引起少尿或无尿。弱的寒冷刺激可使抗利尿激素合成、释放量减少，尿量增多。下丘脑或下丘脑－垂体束发生病变时，抗利尿激素合成与释放量发生障碍，尿量可明显增多，每日排尿量多达 10L 以上，临床上称为尿崩症。

二、醛固酮

醛固酮（aldosterone）是肾上腺皮质球状带分泌的一种类固醇激素。它的主要作用是促进远曲小管和集合管对 Na^+ 的主动重吸收，同时促进 K^+ 的排泄。在 Na^+ 重吸收的同时，Cl^- 及水的重吸收也增加，从而使细胞外液中保留较多的 Na^+、Cl^- 和水。因此，醛固酮有保 Na^+、排 K^+ 及维持细胞外液和渗透压相对稳定的作用。如醛固酮分泌过多，可造成机体钠、水潴留导致组织水肿。

醛固酮的分泌主要受肾素－血管紧张素－醛固酮系统，血中 K^+、Na^+ 浓度及心房钠尿肽的影响（图 8－11）。

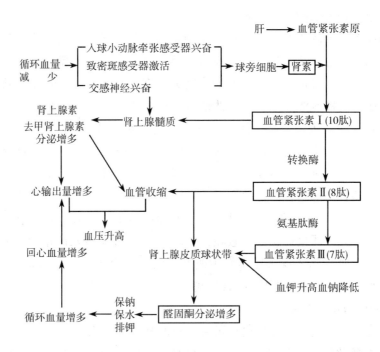

图 8－11　肾素－血管紧张素－醛固酮系统

（ · ）肾素－血管紧张素－醛固酮系统

肾素（renin）是由肾球旁细胞合成、分泌的一种蛋白水解酶，它的分泌主要与肾内两种感受器及交感神经兴奋有关。当某种原因使循环血量减少，引起肾动脉血压下降，肾血流量减少，对入球小动脉壁上的牵张感受器刺激减弱，从而激活了牵张感受器，使肾素分泌增加。由于肾血流量的减少，肾小球滤过率下降，滤过的 Na^+ 量减少，于是激活了致密斑感受器，使肾素分泌增加。另外，交感神经兴奋时，也能使肾素分泌增加。肾素进入血液后，能催化血浆中的血管紧张素原（angiotensinogen）水解生成血管紧张素 I（angiotensin I，ANG I，10 肽），血管紧张素 I 经血管紧张素转换酶（angiotensin converting enzyme，ANG）水解为血管紧张素 II（8 肽），血管紧张素 II 有很强的收缩血管的作用。血管紧张素 II 可进一步水解为血管紧张素 III，血管紧张素 II 和 III 均可刺激肾上腺皮质球状带合成和分泌醛固酮。

（二）血 K^+ 和血 Na^+ 的浓度

当血 K^+ 浓度升高或血 Na^+ 浓度降低时，都能直接刺激肾上腺皮质球状带分泌醛固酮，促进肾小管、集合管的保 Na^+ 排 K^+ 作用；相反，当血 K^+ 浓度降低或血 Na^+ 浓度升高时，醛固酮分泌则减少，保 Na^+ 和排 K^+ 作用减弱；使血中 K^+、Na^+ 保持正常水平。由此可见，血 Na^+ 和血 K^+ 浓度与醛固酮分泌的关系十分密切。血液中 Na^+ 和 K^+ 浓度调节醛固酮的分泌，醛固酮又可反过来调节血 Na^+ 和血 K^+ 的浓度。通过实验证明，血 K^+ 浓度改变对醛固酮分泌的调节更为灵敏。

（三）心房钠尿肽

心房钠尿肽（atrial natriuretic peptide，ANP）是由心房肌细胞合成分泌的一种多肽类激素，又称心房肽或心钠素。心房钠尿肽主要作用于肾，抑制集合管对 Na^+ 的重吸收，从而产生排钠利尿效应。另外，它还能抑制肾素、醛固酮和抗利尿激素的分泌；能对抗去甲肾上腺素，特别是血管紧张素 II 的缩血管作用，使血管舒张，产生降压效应。故当血容量增多，血压升高时，可引起心房钠尿肽分泌，产生利钠、利尿、舒血管、降血压的作用。

可见，尿量的多少主要取决于肾小管远端的远曲小管和集合管，尤其是集合管对 Na^+ 和水的重吸收量。而远曲小管和集合管重吸收 Na^+、水的功能活动，主要受抗利尿激素、醛固酮和心房钠尿肽等因素的调节。

第六节　血浆清除率

血浆清除率（plasma clearance，C）是指在单位时间内（1min）两肾能将多少毫升血浆中的某一物质完全清除出去，此血浆毫升数称为该物质的血浆清除率（ml/min）。血浆清除率反映肾在单位时间内从血浆中清除某种物质的能力。因此，血浆清除率是衡量肾脏排泄功能的重要指标之一。

一、血浆清除率的测定方法

肾对某一物质排泄量的多少，除与肾本身功能有关外，还与该物质在血浆中的浓度有关。如该物质在血浆中的浓度过低，即使肾对其排泄功能很好，尿中此物质的数量仍然不多。相反，如该物质在血浆中的浓度甚高，即使肾对其排泄功能较差，而尿中该物质的含量仍会较多。因此，计算血浆清除率（C）需要同时测量三个数值：尿中某物质的浓度（U），每分钟尿量（V）和血浆中被测物质浓度（P）。即 $C = U \times V / P$。

根据以上公式可以计算出各种物质的清除率。例如测得尿素的血浆浓度为 30mg/100ml，尿中浓度为 2100mg/100ml，尿量为 1ml/min，则尿素的血浆清除率为 2100/100 $\times 1 \div 30/100 = 70ml/min$。

须指出的是，每分钟被完全清除了某物质的血浆毫升数，仅仅是一个推算的数值。实际上，肾并不可能把这部分血浆中的某种物质完全清除掉，而是指 1min 内所清除的该物质的量来自多少毫升血浆，或相当于多少毫升血浆中所含的这种物质的量。

二、测定血浆清除率的意义

（一）测定肾小球滤过率

1. 菊粉清除率　菊粉是一种对人体无毒、体内不能生成又不被破坏的物质，可经肾小球自由滤过，但不被肾小管和集合管重吸收和分泌。由于该物质从肾小球滤过后，在小管液中浓度既不增多又不减少，全部由尿排出。因此，菊粉的血浆清除率即为肾小球滤过率。如静脉滴注菊粉并使之在血浆中的浓度维持在 1mg/100ml 恒定水平，然后分别测得尿量为 1ml/min，尿中菊粉浓度为 125mg/100ml，则菊粉的血浆清除率为：125mg/min × 1ml/min ÷ 1mg/100ml = 125ml/min。由此得出肾小球滤过率为 125ml/min。

2. 内生肌酐清除率 由于菊粉清除率试验操作复杂，临床上常用比较简便的内生肌酐清除率来测定肾小球滤过率。内生肌酐是指体内组织代谢所产生的肌酐。由于肉类食物中含肌酐以及剧烈活动可产生额外肌酐，故在进行内生肌酐测定前二、三日应禁食肉类食物，避免剧烈活动。按以下公式计算 24h 肌酐清除率：内生肌酐清除率 = 尿肌酐浓度（mg/L）×尿量（L/24h）÷血浆肌酐浓度（mg/L）。

由于内生肌酐经肾小球滤过后，肾小管不再重吸收，亦很少分泌，故其清除率大致等于肾小球滤过率。所以此试验为测定肾小球功能较为有效的方法。

（二）测定肾血浆流量

如果血浆在流经肾脏后，肾静脉血中某种物质的浓度接近于零，表示血浆中该物质经肾小球滤过和肾小管、集合管重吸收及分泌后，从血浆中全部被清除。因此，其清除率实际上就代表肾血浆流量。如静脉滴注碘锐特或对氨基马尿酸钠盐后，使之在血浆的浓度恒定，同时测定其在尿中的浓度及单位时间的尿量，测得肾血流量与该物质的血浆清除率相等。

如测得血浆浓度为 1mg/100ml，尿中浓度为 220mg/100ml，尿量为 3ml/min，求出血浆清除率为 660ml/min，也就是肾血浆流量。前述滤过分数就是根据肾小球滤过率和肾血浆流量来推算的。

（三）肾小管的功能判断

通过对各种物质清除率的测定，可推测出哪些物质能被肾小管重吸收与分泌，进而推测出肾小管对不同物质的转运功能。如葡萄糖和氨基酸的血浆清除率为零，尿素为 70ml/min，对氨基马尿酸钠盐为 660ml/min。表明肾对人体需要的营养物质不予清除，只是清除了物质代谢的终产物及外来物质等。

由于血浆清除率考虑了物质的血浆浓度，用被清除了某物质的毫升数来表示，所以，与单纯用尿中排出某物质的绝对量比较，血浆清除率能更好地反映肾小管对某物质的排泄能力，也能更好地反映肾排泄功能。

第七节 尿液及其排放

一、尿液

尿液直接来源于血浆，而血浆是内环境的重要组成部分。因此，测定尿量和尿液的理化性质，可反映血浆的化学成分或内环境的相对变化，也是发现机体某些病理变化的主要途径之一。

（一）尿量

正常成人一昼夜尿量约为 1~2L，平均 1.5L。尿量的多少与水的摄入量和排出量多少有直接关系，使尿量呈现一定幅度的变化。如果每昼夜尿量超过 2.5L，称为多尿（polyuria）；少于 0.5L 而多于 0.1L 时，称为少尿（oliguria）；少于 0.1L 时，则为无尿（anuria）。多尿、少尿或无尿均属异常。多尿可因水分丢失过多引起机体脱水。由于

0.5L尿量是溶解必要排泄物的最低值，当机体少尿或无尿时可使代谢产物积聚体内，导致氮质血症及水盐代谢紊乱，干扰内环境理化性质的相对稳定，严重影响机体的正常生命活动，甚至可产生严重后果。

（二）尿的理化性质

尿的主要成分是水，约占95%～97%，其余为溶解于水中的固体物质。其中主要是电解质和非蛋白含氮化合物。另外，正常尿中也含有微量的葡萄糖和蛋白质，在临床上一般检查方法不易测出，故可忽略不计。若用常规检测方法在尿中检测出糖或蛋白质，则为异常。但正常人一次性食入大量的糖或高度紧张时，也可出现一过性尿糖。

1. 颜色 正常新鲜尿液呈淡黄色透明液体。尿液的颜色主要来自胆红素代谢产物，其深浅度与尿量多少有关，一般尿量多则色浅，尿量少则色深。尿的颜色也受食物和色素药物的影响，如摄入大量胡萝卜或服用黄连素、维生素 B_2 等药物，尿呈深黄色。正常尿液久置后，由于尿胆原被氧化为尿胆素和磷酸盐等发生沉淀，而使尿液变得色深且混浊。在某些病理情况下，如尿中出现较多的红细胞时，尿呈洗肉水色，称为血尿。

2. 比重和渗透压 正常尿的比重一般在 1.015～1.025 之间，其最大变动范围在 1.001～1.035 之间。尿的比重与尿中所含溶质的浓度成正变关系。其渗透压也取决于尿的溶质浓度，一般最大变动范围在 30～1 450mmol/L。如大量饮水后尿被稀释，比重可大大降低。若尿的比重长期在 1.010 以下，则表示肾浓缩功能障碍，为肾功能不全的表现。

3. 酸碱度 正常尿液呈弱酸性，pH 在 5.0～6.0 之间，尿液的酸碱度变化主要受食物性质的影响。多食荤食者（如鱼、肉等），尿液偏酸性；多食素食者（如蔬菜、水果等），尿液偏碱性。

二、尿的输送贮存与排放

（一）尿的输送与贮存

尿液在肾单位和集合管内不断生成后，由肾乳头流经肾盏驱入肾盂，在压力差和肾盂收缩作用下进入输尿管。输尿管通过节律性的蠕动将尿液输送入膀胱并贮存。当尿液进入膀胱后，膀胱可在一定范围内改变平滑肌的紧张性，使其容积随尿量的增多而增大，故膀胱内压无明显的变化。当膀胱内尿量贮存到一定程度，使膀胱内压升高时，便可引起排尿反射。所以，膀胱的排尿是间歇进行的。

（二）排尿

1. 膀胱和尿道的神经支配 膀胱平滑肌又称逼尿肌，它和尿道内括约肌都受交感神经与副交感神经的双重支配。副交感神经来自盆神经，起自脊髓骶段第 2～4 节段侧角，当它兴奋时，可使膀胱逼尿肌收缩，尿道内括约肌松弛，引起排尿。交感神经来自腹下神经，起自脊髓胸段第 12 节和腰髓第 1～2 节段侧角，当其兴奋时，则使膀胱逼尿肌松弛，尿道内括约肌收缩，阻止排尿。尿道外括约肌是骨骼肌，受阴部神经支配，来自脊髓骶段第 2～4 节段前角，属躯体运动神经，受大脑的随意支配，兴奋时使尿道外括约肌收缩，阻止排尿。

以上三种神经中也含有传入纤维。膀胱充盈感觉的传入纤维在盆神经中；传导膀胱痛觉的纤维在腹下神经中；而传导尿道的传入纤维在阴部神经中（图8－12）。

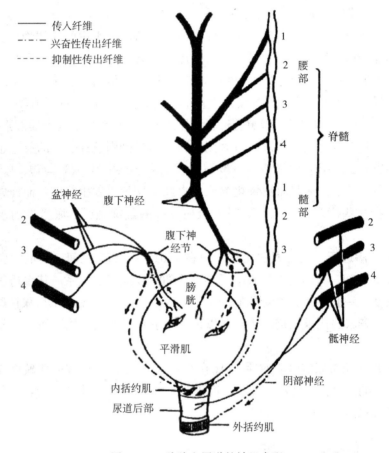

图8－12　膀胱和尿道的神经支配

2. 排尿反射　排尿是通过自主神经和躯体运动神经共同参与的复杂反射活动。排尿反射（micturition reflex）是一种脊髓反射。即排尿反射在脊髓内就可以完成。但在正常情况下，排尿反射受大脑皮质高级中枢控制，可以由意识抑制或者促进。

一般成人膀胱内尿量在400ml以下时，其膀胱内压很低，当膀胱内贮存尿量增加到400～500ml，膀胱内压升高，膀胱壁上的牵张感受器受刺激而兴奋，冲动沿盆神经上传到脊髓骶段排尿反射初级中枢，同时，兴奋冲动也传入大脑皮质，引起尿意。如环境允许，大脑皮质发放冲动加强初级排尿中枢兴奋，冲动沿盆神经传出，引起膀胱逼尿肌收缩，尿道内括约肌松弛，同时抑制阴部神经的活动，使尿道外括约肌松弛，尿液排出。尿液进入后尿道后，刺激后尿道壁上感受器，冲动沿阴部神经传至脊髓骶段的初级排尿中枢，加强排尿活动，这一正反馈作用使排尿反射不断加强，直至尿液排完为止。

由于排尿反射的初级中枢受大脑皮质高级中枢的控制，因此在一定程度上，排尿反射可随意进行。通常成人有尿意时，可引起排尿反射，如果当时环境不允许，中枢可发放冲动经腹下神经至膀胱，使膀胱逼尿肌舒张，尿道内括约肌收缩；同时经阴部神经使尿道外括约肌收缩加强，抑制排尿活动。在婴幼儿，因其大脑皮质发育尚不完善，对排尿反射初级中枢控制能力较弱，故排尿次数多，且易发生夜间遗尿现象。

3. 排尿异常 若贮尿或排尿发生障碍时，都可出现排尿异常。临床常见的排尿异常有尿频、尿失禁和尿潴留。

（1）尿频 尿频是指排尿次数过多，常因膀胱炎症或机械性刺激（膀胱结石等）引起。这些病因在引起尿频的同时，还可引起尿急、尿痛，统称尿路刺激征。

（2）尿失禁 尿失禁（urine incontinence）是指排尿反射失去意识控制，常见于脊髓受损伤，排尿反射初级中枢与大脑皮质高级中枢联系中断，排尿表现为简单的不随意反射。

（3）尿潴留 尿潴留（urine retention）是指膀胱内充满尿液而排不出的现象，多见于脊髓骶段的初级排尿反射中枢或排尿反射的反射弧任何环节受损伤所造成。

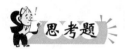
思考题

1. 肾的泌尿功能在维持机体内环境稳态中有何作用？
2. 大量饮清水后，尿量有何变化？为什么？
3. 急性胃肠炎患者尿量有何变化？为什么？
4. 给家兔耳缘静脉注射50%葡萄糖10ml，尿量有何变化？为什么？

第九章 | 感觉器官

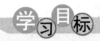
第一节 概 述

感觉是客观事物经感觉器官在人脑中的主观反映。人们所处的内、外环境总是处于不断变化的过程之中，内、外环境因素的变化，通过机体的感受器或感觉器官感受后，转化为神经冲动，传至大脑皮质的特定部位，产生相应的感觉。

一、感受器和感觉器官

感受器是指专门感受机体内、外环境变化的特殊结构或装置。感受器的结构形式多种多样，有的感受器是外周感觉神经末梢本身，如体表或组织内部与痛觉有关的游离神经末梢；有的感受器是在裸露的神经末梢周围包绕一些特殊的、由结缔组织构成的被膜样结构，如环层小体和肌梭等。另外，体内还存在着一些在结构和功能上都高度分化了的感受细胞，如视网膜上的视杆、视锥感光细胞；耳蜗中感受声音的毛细胞等。这些感受细胞连同它们的非神经性附属结构，构成了各种复杂的感觉器官。人和高等动物最主要的感觉器官有视觉器官、听觉器官、位置觉器官等。

感受器的种类很多，根据所感受刺激的性质可分为机械感受器、化学感受器、光感受器和温度感受器等。根据感受器分布的部位，可分为外感受器和内感受器。外感受器多分布在体表，感受外环境变化的信息，通过感觉神经传到中枢，可引起清晰的主观感觉，它们对人类认识客观世界和适应外环境具有重要意义。内感受器存在于身体内部的器官或组织中，感受内环境变化的信息，如颈动脉窦的压力感受器、颈动脉体化学感受器、下丘脑的渗透压感受器等。内感受器发出的冲动传到中枢后，往往不引起主观意识上的感觉，或只产生模糊的感觉，它们对维持机体的协调统一和内环境稳态起着重要作用。

二、感受器的一般生理特性

（一）感受器的适宜刺激

一种感受器通常只对某种特定形式的刺激最为敏感，感受阈值最低，这种特定形式的刺激称为该感受器的适宜刺激（adequate stimulus）。如视网膜光感受细胞的适宜刺激是波长 380 ~ 760nm 的电磁波，耳蜗中毛细胞的适宜刺激是 20 ~ 20 000Hz 的声波。感受器对适宜刺激非常敏感，只需要很小的刺激强度就能引起兴奋。对于一些非适宜刺激虽然也可产生反应，但所需的刺激强度常常要比适宜刺激大得多。正因为如此，当机体的内、外环境发生各种形式的变化时，总是先作用于对其最敏感的那种感受器。这一现象是动物在长期进化过程中逐步形成的。

（二）感受器的换能作用

各种感受器在功能上的另一个共同特点，是能把作用于它们的各种刺激形式，转换成同一能量形式的动作电位，这种作用称为感受器的换能作用。因此，可以把感受器看成是生物换能器。感受器在换能过程中，一般不是直接把刺激能量转换成神经冲动，而是先在感受器细胞内或感觉神经末梢引起相应的电位变化，称为感受器电位。感受器电位属于局部电位，其具有局部电位的三个特点：①电位变化的大小与刺激强度成正比；②可发生时间性和空间上的总和；③能以电紧张的形式在细胞膜上作短距离扩布。

感受器电位的产生并不意味着感受器功能的完成，只有当这些过渡性电变化使该感受器电位的传入神经发生去极化并产生"全或无"式的动作电位序列时，才标志着感受器换能作用的完成。

（三）感受器的编码作用

感受器在把刺激信号转换成神经动作电位的过程中，不仅发生了能量形式的转换，同时还把刺激信号中所包含的各种信息编排成神经冲动的不同序列，这种作用称为感受器的编码作用。在同一条传入神经的纤维上，虽然动作电位的大小都是相等的，但是由于序列的不同和多条纤维的配合，感觉中枢便可获得各种不同的感觉。例如，耳蜗受到声波刺激时，不但能将声能转换成神经冲动，而且还能把声音的音量、音调、音色等信息蕴涵在神经冲动的序列之中。不过感受器的编码作用是一种复杂的生理现象，在实际生活中，各种千差万别的刺激信号是如何在神经冲动的电信号中进行编码的，有很多问题尚不清楚。

（四）感受器的适应现象

当某一刺激持续作用于同一感受器时，虽然刺激仍在继续，但传入神经纤维上的动作电位频率会随时间推移而逐渐下降，这一现象称为感觉器的适应现象。适应是所有感受器的一个功能特点，但不同感受器适应的快慢有很大的差别，通常分为快适应感受器和慢适应感受器两类。快适应感受器有皮肤触觉感受器和嗅觉感受器等，在接受刺激后很短的时间内，传入神经上传的冲动就会明显减少甚至消失，有利于机体再接受其他的新刺激；慢适应感受器有肌梭、颈动脉窦压力感受器，它们的适应过程发展较慢，使感受器能不断地向中枢传递信息，有利于感受器对机体某些功能进行长期持续监控，并根据其变化随时调整机体的功能。适应并非疲劳，因为对某一强度刺激产生适应之后，如果再增加该刺激的强度，又可以引起传入冲动的增加。

第二节　视觉器官

研究表明，在人脑所获得的外界信息中至少有70%以上是来自视觉。引起视觉的外周感觉器官是眼。眼内与产生视觉直接有关的结构是眼的折光系统和感光系统。折光系统由角膜、房水、晶状体、玻璃体组成（图9-1）。视网膜上所含的感光细胞以及其相联系的双极细胞和神经节细胞，构成眼的感光系统。人眼的适宜刺激是波长为380～760nm的电磁波，在这个可见光谱的范围内，来自外界物体的光线透过眼的折光系统，成像在视网膜上。视网膜含有对光刺激高度敏感的视锥细胞和视杆细胞，能将外界光刺激所包含的视觉信息转变成电信号，并在视网膜内进行编码、加工，由视神经传向视觉中枢做进一步分析，最后形成视觉。因此，研究眼的视觉功能，首先要研究眼折光系统的光学特

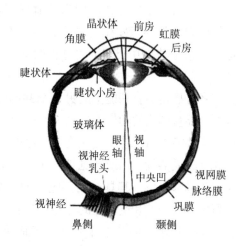

图9-1　眼球的水平切面（右眼）

性，弄清它们是怎样能把不同距离的物体清晰地成像在视网膜上的；其次，要阐明视网膜是怎样对视网膜上的物像进行换能和编码的。

一、眼的折光功能

（一）眼的折光系统与成像

眼的折光系统由角膜、房水、晶状体和玻璃体四种折光体组成。该系统最主要的折射发生在角膜。由于晶状体的折光率较大，其凸度的大小可以调节，因此，它是眼的最重要的一个折光体。

眼成像的原理与凸透镜成像的原理相似，但要复杂得多。眼的四种折光体的折光率和曲率半径都不相同。为了实际应用上的方便，通常用简化眼（reduced eye）来说明折光系统的功能。简化眼是一种假设的人工模型，其光学参数与正常人眼折光系统总的光学参数等值，且更为简单，故可用来分析眼的成像情况。简化眼假定眼由一个前后径为20mm的单球面折光体构成，眼内容物均匀，折光率为1.333，外界光线入眼时，只在角膜表面发生一次折射。简化眼前表面角膜的曲率半径为5mm，即节点n距角膜前表面5mm，后主焦点在节点后方15mm处，正好相当于视网膜的位置。这个模型和静息时正常人眼一样，正好能使远处物体发出的平行光线聚焦在视网膜上，形成一个倒立缩小的实像（图9-2）。

利用简化眼可以很方便地计算出远近不同的物体在视网膜上成像的大小，如图9-2 所示，由于 AnB 和 anb 是具有对顶角的两个相似三角形，根据相似三角形的原理，其计算公式为：

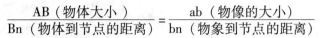

$$\frac{AB（物体大小）}{Bn（物体到节点的距离）} = \frac{ab（物像的大小）}{bn（物象到节点的距离）}$$

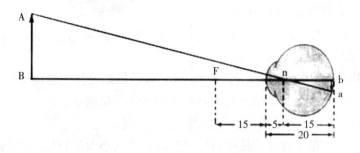

图9-2 简化眼成像

单位为 mm，n 为节点，AnB 和 anb 是两个相似三角形，如果物距已知，就可以由物体的大小（AB）计算出物像的大小（ab），也可算出两三角形对顶角（即视角）的大小

其中，nb 是节点到视网膜的距离，保持不变，为 15mm，根据物体到节点的距离和物体的大小，就可计算出物象的大小。例如，距离眼球 10m 处有一高 30cm 的物体，求其在视网膜上所形成物象的大小，依据上述公式可求得该物象为 0.45mm。

（二）眼的调节

对于正常人眼来说，来自 6m 以外物体的光线，都可近似地认为是平行的，眼无需任何调节就能在视网膜上聚焦成像。眼处于静息状态（未作调节）时能看清物体的最远距离称为远点（far point of vision）。当眼看近物（6m 以内）时，则从物体上发出的光线都呈不同程度的辐散，入眼后经折射聚焦成像在视网膜之后以致视物模糊，必须经过调节后才能使近物成像在视网膜上。眼作最大调节时能看清物体的最近距离称为近点（near point of vision）。远点距离与近点距离之差即为眼的调节范围或调节幅度。视近物时，眼的折光系统发生相应变化而增强折光力，以使物体的入眼光线聚焦成像在视网膜上的过程，称为眼的调节。眼的调节主要靠晶状体形状的改变来实现。此外，瞳孔的调节和两眼球的会聚在此过程中也起着重要作用。

1. 晶状体的调节 晶状体是一个透明、双凸透镜形、富有弹性的折光体，其周边借睫状小带（悬韧带）与睫状体相连。睫状体内有平滑肌，称为睫状肌，受动眼神经中的副交感神经支配。视远物时，睫状肌处于松弛状态，睫状小带保持一定的紧张度，晶状体处于扁平状态，远物的平行光线入眼后经折射正好成像在视网膜上。当视近物时，在视网膜上形成模糊的物像，此种信息传到视觉中枢后，反射性地引起动眼神经中的副交感纤维兴奋，使睫状肌收缩，睫状体向前内移动，于是睫状小带松弛，晶状体依自身的弹性而变凸（以前凸较为明显），折光力增强，物像前移，成像在视网膜上（图9-3）。所以，长时间地看近物，眼睛会感到疲劳。

晶状体的调节能力是有一定限度的，这主要取决于晶状体的弹性，弹性越好，晶状体凸起的能力就越强，所能看清物体的距离就越近。晶状体的调节能力可用近点来表示，近点越近表示晶状体的弹性越好，调节能力越强。晶状体的弹性与年龄有关，随着年龄的增加，晶状体的弹性逐渐降低，调节能力也因此而减弱。如 8 岁左右的儿童近点平均约为 8.6cm，

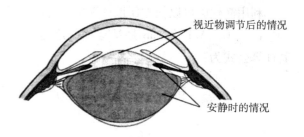

图 9 – 3　晶状体和瞳孔的调节示意图

20 岁左右时平均约为 10.4cm，一般人在 40 岁以后晶状体的弹性减弱加速，60 岁时近点可增至 83.3cm。由于年龄的增长造成晶状体的弹性明显减弱，近点距离逐渐远移称为老视。矫正的办法是，看近物时可配戴适当的凸透镜。

2. 瞳孔的调节　瞳孔的调节是指通过改变瞳孔的大小而进行的一种调节方式。在生理状态下，引起瞳孔调节的情况有两种，一种是由所视物体的远近引起的调节，另一种是由进入眼内光线的强弱引起的调节。

看近物时，可反射性地引起双侧瞳孔缩小，称为瞳孔近反射（near reflex pupil）或称瞳孔调节反射（papillary accommodation reflex）。其生理意义在于视近物时，瞳孔缩小可减少入眼光线量，并减少球面像差和色像差，使视网膜成像更为清晰。

正常人眼瞳孔的直径可变动于 1.5~8.0mm 之间。瞳孔人小可以调节进入眼内的光量。例如在夜间外界光亮度极弱的情况下，瞳孔直径可由 2mm 增加到 8mm，此时眼对光的敏感性可增加 16 倍。瞳孔的大小由于入射光量的强弱而发生的变化，称为瞳孔对光反射（papillary light reflex）。瞳孔对光反射是眼的一种重要的适应功能。其生理意义在于调节进入眼内的光量，使视网膜在光量过强时不致受到损害；也不会因光线过弱而影响视觉。瞳孔对光反射的反射过程为：强光照射视网膜时产生的神经冲动经视神经传到中脑对光反射中枢，更换神经元后到达双侧动眼神经核，再沿动眼神经中的副交感纤维传出，使瞳孔括约肌收缩，瞳孔缩小。瞳孔对光反射的效应是双侧性的，光照一侧眼时，两眼瞳孔同时缩小，称为互感性对光反射。瞳孔对光反射的中枢在中脑。因此临床上常把它作为判断中枢神经系统病变部位、全身麻醉深度和病情危重程度的重要指标。

3. 双眼球会聚　当双眼注视一个向眼前移动的物体时，发生两眼球内收及视轴向鼻侧聚拢的现象，称为眼球会聚（convergence），也称为辐辏反射。受动眼神经中的躯体运动纤维支配。双眼球会聚的生理意义在于两眼同时视近物时，可使物像落在两眼视网膜的对称点上，产生单一清晰的视觉，避免复视。

（三）眼的折光异常

正常人眼在视远物时，折光系统无需进行调节，就能使平行光线聚焦成像于视网膜上，因而可以看清远处物体。视近物时，只要物距不小于近点的距离，眼经调节后也能使物体在视网膜上清晰成像，称为正视眼。若眼的折光能力异常或眼球的形态异常，平行光线不能在在视网膜上聚焦成像，则称为非正视眼，也称折光异常，或屈光不正（error of refraction）。包括近视、远视和散光。

1. 近视 近视（myopia）的发生是由于眼球的前后径过长（轴性近视）或折光系统的折光能力过强（屈光性近视），使远物的平行光线聚焦在视网膜之前，故视物模糊不清。近视眼视近物时，由于近物发出的是辐散光线，故眼不需调节或只作较小程度的调节，就能使光线聚焦在视网膜上，因此近视眼的近点和远点都近移。近视又可分为"假性近视"和"真性近视"，前者是指由于睫状肌的过度收缩乃至调节痉挛，使远处物体发出的平行光线聚焦在视网膜之前，视远物模糊。应用睫状肌麻痹剂后，睫状肌痉挛得以缓解，假性近视可恢复正视状态，故又称为调节性近视。近视眼的形成，部分是由先天遗传引起的，部分是由后天用眼不当造成的。矫正近视眼的方法，通常是配戴适宜的凹透镜（图9-4）。

2. 远视 远视（hyperopia）的发生是由于眼球的前后径过短（轴性远视）或折光系统的折光能力太弱（屈光性远视），使来自远物的平行光线聚焦在视网膜之后，造成视物模糊。新生儿的眼轴往往过短，多呈远视，在发育过程中眼轴逐渐变长，一般至6岁时成为正视眼。在远视眼，来自远处物体的平行光线聚焦在视网膜的后方，因而不能清晰地成像在视网膜上。远视眼的特点是在看远物时也需经过眼的调节才能使入眼光线聚焦在视网膜上，看近物时则需做更大程度的调节才能看清物体。由于晶状体的调节是有限度的，因此远视眼的近点距离比正视眼远。远视眼无论看近物还是远物都需进行调节，故易发生疲劳，尤其是做近距离作业或长时间阅读时可因调节疲劳而引起头痛。矫正远视眼可配戴适宜的凸透镜（图9-4）。

3. 散光 正视眼的折光系统的各折光面都是正球面，球面上各个方向的曲率半径都相等，因而到达角膜表面各个点上的平行光线经折射后均能聚焦于视网膜上。散光（astigmatism）是指角膜表面在不同方向上曲率半径不同，一部分光线经曲率半径较小的角膜表面发生折射，聚焦于视网膜的前方；一部分光线经曲率半径正常的角膜表面发生折射，聚焦于视网膜上；另一部分光线经曲率半径较大的角膜表面发生折射，聚焦于视网膜的后方。因此，平行光线经角膜表面各个方向入眼后，不能在视网膜上形成焦点，因而造成视物不清或物像变形。除角膜外，晶状体表面曲率异常也可引起散光。矫正散光眼需要配戴适宜的圆柱形透镜（图9-4）。

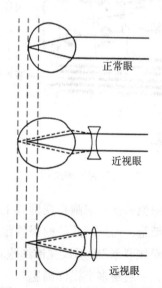

图9-4 眼的折光异常及其矫正
实线为矫正前折射情况，虚线为矫正后折射情况

二、眼的感光功能

眼的感光功能是由视网膜完成的。来自外界物体的光线，通过折光系统进入眼内并在视网膜上形成物像，这只是

一种物理学现象，只有物像被感光细胞所感受，将其转换成神经纤维上的动作电位，经视觉传入通路传到视觉中枢，引起视觉。

（一）视网膜的结构特点

视网膜是一层透明的神经组织膜，结构复杂，细胞种类很多。按主要的细胞层次，可把视网膜分为四层。从外向内依次为色素上皮细胞层、感光细胞层、双极细胞层和神经节细胞层（图9-5）。在视网膜中，能感受光线刺激的是视锥细胞（cone cell）和视杆细胞（rod cell），它们的细胞内都含有大量的感光色素。视锥细胞和视杆细胞在形态上都可分为四部分，由外向内依次为外段、内段、胞体和终足（图9-6）。其中外段是感光色素集中的部位，在感光换能过程中起重要作用。视杆细胞外段呈长杆状，视锥细胞外段呈圆锥状。两种感光细胞都通过终足与双极细胞发生突触联系，双极细胞再和神经节细胞联系，神经节细胞的轴突构成视神经。在视神经穿过视网膜的地方形成视神经乳头，此处无感光细胞，故没有感光功能，是生理上的盲点（blind spot），大约在中央凹鼻侧的3mm处。如果一个物体的成像正好落在此处，人将看不到该物体。正常时由于用两眼视物，一侧盲点可被另一侧视觉补偿，所以，平时人们并不觉得有盲点的存在。

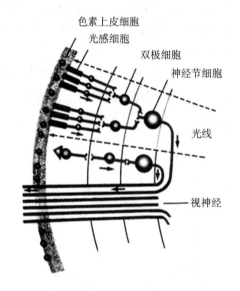

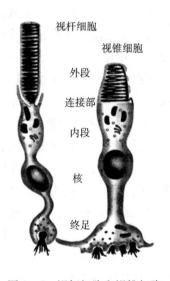

图9-5　视网膜结构　　　　　　　　图9-6　视杆细胞和视锥细胞

视锥细胞和视杆细胞在视网膜上的分布并不均匀，在中央凹处的感光细胞几乎全部是视锥细胞，而且，此处的视锥细胞与双极细胞，神经节细胞的联系方式多数是一对一的"单线联系"，形成视锥细胞到大脑的"专线"。视杆细胞主要分布在视网膜的周边部分，一般是多个视杆细胞与一个双极细胞联系，再由多个双极细胞与一个神经节细胞联系，形成细胞间传递信息的聚合式通路。因此，分别以视锥细胞与视杆细胞为主构成了两种不同的感光换能系统：视锥系统和视杆系统。

（二）视网膜的两种感光换能系统

1. 视锥系统　是由视锥细胞和与它相联系的双极细胞以及神经节细胞共同组成的感光换能系统。其功能特点是，对光线的敏感性较差，只有在较强的光线刺激下才能发生反应，主要功能是白昼视物；并具有分辨颜色的功能。以白昼活动为主的动物，如鸡、鸽、松鼠等，其视网膜的感光细胞几乎全是视锥细胞。

2. 视杆系统　是由视杆细胞和与它相联系的双极细胞以及神经节细胞共同组成的感光换能系统。其功能特点是，对光线的敏感度较高，能在昏暗环境中感受弱光刺激而引起视觉。该系统不能分辨颜色，只能辨别明暗。分辨能力较低，视物时的精细程度较差。基于上述原因，所以在光线很暗的情况下，人眼只能看到物体的粗略形象，而看不清其精细结构和色彩。在自然界，以夜间活动为主的动物，如鼠、猫头鹰等，其视网膜的感光细胞以视杆细胞为主。

（三）视网膜的光化学反应

视锥细胞与视杆细胞是如何对光刺激发生反应的，又是如何将光能转换为生物电信号，并以神经冲动的形式传入中枢的，这个问题至今尚未完全搞清楚。但可以肯定，视网膜的感光细胞中存在感光色素，当受到光刺激时，首先发生光化学反应，它是把光能转换成电信号的物质基础。目前对视网膜感光细胞的大量研究中，对视杆细胞的研究相对较为清楚。

视杆细胞中的感光色素为视紫红质，是由视蛋白和视黄醛构成的一种色素蛋白。视紫红质的光化学反应是一个可逆的过程，在光照时迅速分解，在暗处又可重新合成，其反应的平衡点决定于光照的强度。当光线照射视紫红质时，可使之迅速分解为视蛋白与视黄醛，视黄醛在光照条件下其分子构象会发生改变，即由11－顺型视黄醛转变为全反型视黄醛。视黄醛分子的这种改变，又会引起视蛋白分子构象的变化，经过较复杂的信号传递系统的活动，可诱发视杆细胞产生感受器电位，并经双极细胞的信息传递，最终使神经节细胞产生动作电位，然后传入中枢。

在生理情况下，视紫红质既有分解过程，又有合成过程，两者处于动态平衡状态。受光线照射时，视紫红质分解为视蛋白和全反型视黄醛；合成时，视黄醛首先由全反型转变为11－顺型，再与视蛋白结合成视紫红质备用（图9－7）。合成过程和分解过程的快慢，取决于光线的强弱。弱光下，视杆细胞内视紫红质的合成速度大于分解速度，强光下，分解速度远远大于合成速度。视杆细胞内的视紫红质含量很少，使视杆细胞对光线的刺激不敏感，甚至失去感光能力。

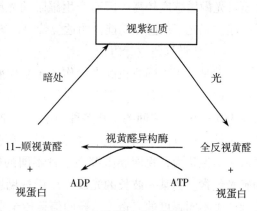

图9－7　视紫红质光化学反应

视紫红质在分解和再合成的过程中，有一部分视黄醛被消耗，需要血液中的维生素 A 来补充。如果血液中维生素 A 缺乏，会影响人在暗光时的视力，引起夜盲症。

视锥细胞中含有三种不同的感光色素，分别存在于三种视锥细胞中，也是由视黄醛和 11 - 顺视黄醛合成的，视锥细胞与视杆细胞中感光色素的差异主要是视蛋白结构上的微小差异。

三、与视觉有关的几种生理现象

（一）暗适应与明适应

1. 暗适应　人从明亮处突然进入暗处，最初看不清任何物体，经过一段时间后，才恢复了在暗处的视力，逐渐看清物体，这一现象称为暗适应（dark adaptation）。暗适应是人眼在暗处对光的敏感度逐渐提高的过程，这一过程主要取决于视杆细胞的视紫红质在暗处再合成的速度。在明亮处，视杆细胞中的视紫红质在光照下大量分解而余量很少，突然进入暗处后的短时间内，因视紫红质太少，不足以引起对暗光的感受，而视锥细胞对弱光又不敏感，故暂时不能看清物体。过一段时间后，视紫红质在暗处大量合成，眼对暗光的感受能力增强，逐渐恢复在暗处的视力。暗适应是人眼在暗处对光的敏感度逐渐提高的过程。一般在进入暗处后最初 5～8min 之内，人眼感知光线的阈值出现一次明显的下降，大约进入暗处 25～30min 时，阈值下降到最低点，并稳定于这一水平。上述视觉阈值的第一次下降主要与视锥细胞色素的合成增加有关；第二次下降亦即暗适应的主要阶段，则与视杆细胞中视紫红质的合成增强有关。视紫红质的再生速度缓慢，全部再生大约需要 30min，这与人类暗适应的时间相吻合。

2. 明适应　人从暗处突然进入明亮处时，最初感到光线耀眼，不能看清物体，稍待片刻后才恢复正常视觉，这种现象称为明适应（light adaptation）。明适应主要是由于在暗处时视杆细胞内积蓄了大量的视紫红质，在明处遇到强光时迅速分解，由于视紫红质对光的敏感度较高，因而产生耀眼的光感。待视紫红质大量分解后，视锥细胞便承担起在亮光下的感光功能。明适应较快，约需 1min 左右即可完成。

（二）色觉与色觉障碍

色觉是由于不同波长的光线作用于视网膜后在人脑引起的主观感觉，这是一种复杂的物理和心理现象。辨别颜色是视锥细胞的重要功能。正常人眼的视网膜可区分波长在 380～760nm 之间约 180 多种颜色。一种颜色不仅可以由某一固定波长的光线所引起，而且还可以由不同比例的红光、绿光和蓝光三种颜色混合而成，这就是三原色学说。该学说认为，视网膜上存在三种不同的视锥细胞，分别含有对红、绿、蓝光敏感的感光色素。当某一波长的光线作用于视网膜时，可以按一定的比例使三种视锥细胞分别产生不同程度的兴奋，这样的信息传至中枢，就产生某一种颜色的感觉。红、绿、蓝三种色光按各种不同的比例作适当的混合，可以引起任何颜色的感觉。

若红、绿、蓝三种视锥细胞兴奋程度为 1∶1∶1 时，产生白色的感觉；三者的比例为 4∶1∶0 时，产生红色的感觉；当三者比例为 2∶8∶1 时，可产生绿色感觉。

色觉障碍包括色盲或色弱。色盲（color blindness）是指对全部颜色或某些颜色缺乏分辨能力。完全不能辨别颜色者称为全色盲，较为少见；对某种颜色缺乏辨别能力者称为部分色盲。可能是由于缺乏相应的某种视锥细胞所致。临床上常见的有红绿色盲，表现为不能分辨红色和绿色。色盲绝大多数与遗传有关，只有极少数是由视网膜的病变引起的。色弱的产生并非由于缺乏某种视锥细胞，而是由于某种视锥细胞的反应能力较弱，因此患者对某种颜色的识别能力较正常人稍差，常由后天因素引起。

（三）视敏度

视敏度（visual acuity）又称视力。是指眼分辨物体微细结构的最大能力，即分辨物体上两点间最小距离的能力。通常以视角的大小作为衡量标准。视角是指物体上两点发出的光线入眼后，在节点交叉所形成的夹角。视角越小，眼分辨两点之间最小距离的能力越强，表示视力越好；反之，视力越差。视角与视敏度的关系为：视敏度 = 1/视角。视角以分角为单位进行计算。当物体在视网膜上的视角为 1 分角（1/60 度）时，物像能被眼睛辨认，此时眼为正常视力，按国际标准视力表表示为 1.0，按对数视力表表示为 5.0。这时视网膜上形成物像的两点刚好间隔一个未被兴奋的视锥细胞（直径约 5μm），冲动传入中枢后便产生两点分开的感觉（图 9 - 8）。

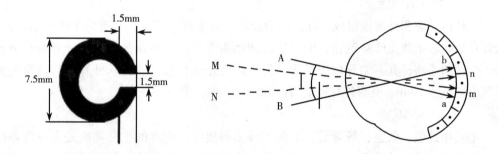

图 9 - 8　视力与视角

1 分视角（如 AB 两点光线的夹角）时的物像（ab）可兴奋两个不相邻的
视锥细胞，视角变小（MN 两点光线的夹角）后的物像（mn）只兴奋同一个视锥细胞

（四）视野

单眼固定地注视正前方一点时该眼所能看到的空间范围，称为视野（visual field）。利用视野计可绘出视野图。正常人的视野受面部结构的影响，鼻侧与上方视野较小，颞侧与下方视野较大。各种颜色的视野也不一致，白色视野最大，黄蓝色次之，再次为红色，绿色视野最小（图 9 - 9）。临床上检查视野，可帮助诊断视网膜和视觉传导通路的某些病变。

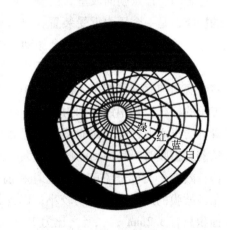

图 9 - 9　人右眼的颜色视野

（五）双眼视觉

两眼同时看一物体时所产生的视觉称为双眼视觉（binocular vision）。双眼视物时，由于从物体同一部分来的光线成像于两眼视网膜的相称点上，才产生了一个物体的视觉。

双眼视觉可弥补单眼视野中的盲点缺陷，扩大视野，并可产生立体视觉，以及增加对物体形态、大小和距离判断的准确性。

第三节　听觉器官

耳是听觉器官，它由外耳、中耳和内耳耳蜗组成。听觉感受器是位于内耳耳蜗的螺旋器。人耳的适宜刺激是振动频率为 20～20 000Hz 的声波，其中最敏感的频率范围在 1000～3000Hz 之间。物体振动时发出的声波，通过外耳、中耳传至内耳，经内耳的换能作用，使蜗神经纤维产生神经冲动，再传导至大脑皮质的听觉中枢，产生听觉。听觉对动物适应环境和人类认识自然有着重要意义，在人类语言更是互通信息、交流思想的重要工具。

一、外耳和中耳的传音功能

（一）外耳的功能

外耳由耳廓和外耳道组成。耳廓的功能是有利于收集声波，并有助于声源的定向。人耳耳廓的运动能力已经退化，但可通过转动头部来判断声源的位置。外耳道是声波传入内耳的通路，其一端开口于耳廓，另一端终止于鼓膜，声波从外耳道口传至鼓膜时频率增强了 10dB，说明外耳道能对声波产生共振作用。

（二）中耳的功能

中耳由鼓膜、鼓室、听骨链、咽鼓管等结构组成。中耳的主要功能是将空气中的声波振动量高效地传递到内耳淋巴液，其中鼓膜和听骨链在声波传递过程中起着重要作用。

1. 鼓膜　呈椭圆形浅漏斗状，面积约 50～90mm^2，厚度约 0.1mm。位于外耳道和鼓室之间，顶点朝向鼓室，内侧与听骨链上的锤骨柄相连。鼓膜很像电话机受话器中的振膜，是一个压力承受装置，具有较好的频率响应和较小的失真度，其振动可与声波振动同始同终，很小有残余振动，因此能将声波振动如实地传入内耳。

2. 听骨链　由锤骨、砧骨和镫骨三块听小骨依次连接而成。锤骨柄附着于鼓膜，镫骨底与前庭窗膜相接，砧骨居中，将锤骨和镫骨连接起来，使三块听小骨形成固定夹角的杠杆。其中锤骨柄为长臂，砧骨长突为短臂（图 9-10），支点的位置刚好在听骨链的重心上，因此在能量传递过程中惰性最小，效率最高。声波由鼓膜经听骨链到达前庭窗膜时，其振动的压强增大，而振幅减小，这就是中耳的增压作用，既提高了传音效率，又可避免声波对内耳和前庭窗膜造成损伤。其原因主要有以下两个方面：①因鼓膜的周围部分振动较小，因此鼓膜的实际真的面积约为 59.4mm^2，而前庭窗的面积只有 3.2mm^2，二者之比为 18.6∶1。如果听骨链传递时总压力不变，则作用于前庭窗膜上的压强为鼓膜上压强的 18.6 倍。②听骨链杠杆的长臂与短臂之比为 1.3∶1，因此通过杠杆的作用，短臂一侧的压力增大为原来的 1.3 倍。通过以上两方面的作用，在整个中耳传递过程中总的增压效应为 18.6×1.3 倍，即 24.2 倍。

3. **咽鼓管** 是连接鼓室和鼻咽部的通道，中耳鼓室内的空气借此与大气相通。在通常情况下，其鼻咽部的开口处于闭合状态，只在吞咽、打哈欠时，由于鼻咽部某些肌肉的收缩，可使管口开放。咽鼓管的主要作用是调节鼓室内空气的压力，使之与外界大气压保持平衡，这对维持鼓膜的正常位置、形状和振动性能具有重要意义。如果某种原因（如炎症等）使咽鼓管发生阻塞，鼓室内的空气被组织吸收而使压力降低，可引起鼓膜内陷，并产生耳鸣，影响听力。在日常生活中，由于某些情况，可造成鼓室内外空气的压力差发生变化，如人体的空间位置快速大幅度地升降（如乘坐飞机）过程，若咽鼓管鼻咽部的开口不能及时开放，也会引起鼓室内外空气压力的不平衡。此时，如果做吞咽动作，常可避免此类情况的发生。

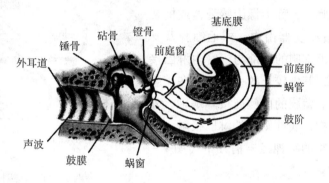

图 9-10 中耳和耳蜗关系

（三）声波传入内耳的途径

声波只有传入内耳的耳蜗，作用于听觉感受器，进而引起听觉。声波传入内耳的途径主要有气传导和骨传导。

1. **气传导** 气传导根据传音时听骨链是否发挥作用分为两条：①听骨链途径，声波经外耳道引起鼓膜振动，再经听骨链和前庭窗膜传入内耳耳蜗。正常情况下，这是声波传入内耳的主要途径。②鼓室途径，声波经外耳道引起鼓膜振动，经鼓室内空气振动到达圆窗，传入内耳耳蜗。此途径只在鼓膜或听骨链严重受损时才发挥一定的传音作用，这时的听力大为降低。

2. **骨传导** 声波直接引起颅骨的振动，再引起位于颞骨骨质中的耳蜗内淋巴的振动，这种传导途径称为骨传导（bone conduction）。骨传导的敏感性比气传导低得多，因此在正常听觉的引起中作用甚微。当鼓膜或中耳病变引起传音性耳聋时，气传导作用明显受损而骨传导作用相对增强；当耳蜗病变引起感音性耳聋时，气传导和骨传导作用均减弱。临床上常通过检查患者气传导和骨传导的情况，帮助判断听觉障碍的病变部位和原因。

二、内耳耳蜗的感音功能

内耳包括耳蜗和前庭器官两部分，其中感受声音的装置位于耳蜗内。这里所说的内耳感音功能是指耳蜗的功能，前庭器官的功能将在下一节中叙述。

(一) 耳蜗的结构

耳蜗由一骨质管腔围绕一锥形骨盘旋 2.5～2.75 周构成。耳蜗被前庭膜和基底膜分隔为前庭阶、鼓阶和蜗管三个管腔。前庭阶和鼓阶内充满外淋巴，并在耳蜗顶部经蜗孔相连；在耳蜗底部，前庭阶与前庭窗膜相接，鼓阶与圆窗膜相接。蜗管是一个充满内淋巴的盲管，其中的内淋巴液与膜迷路内的内淋巴液相通，但不与前庭阶和鼓阶内的外淋巴液相通。基底膜沿耳蜗的管道盘曲成螺旋状，声音感受器就附着在基底膜上，称为螺旋感受器或柯蒂（Corti）器。螺旋感受器由内、外毛细胞及支持细胞等组成。毛细胞的顶部与蜗管内淋巴接触，上有听纤毛，其中较长的一些埋植在盖膜的胶冻状物质中。盖膜的内侧连接耳蜗轴，外侧游离在内淋巴中，底部则与外淋巴接触。毛细胞的底部有丰富的听神经末梢分布（图 9 - 11）。

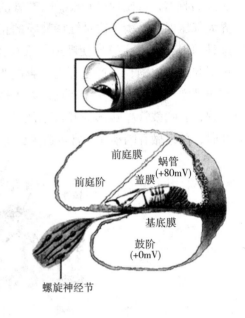

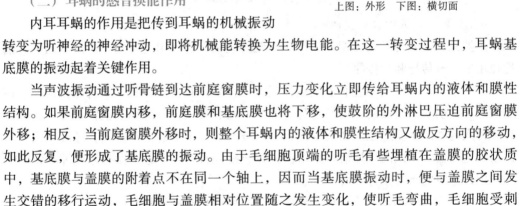

图 9 - 11　耳蜗模式图
上图：外形　下图：横切面

(二) 耳蜗的感音换能作用

内耳耳蜗的作用是把传到耳蜗的机械振动转变为听神经的神经冲动，即将机械能转换为生物电能。在这一转变过程中，耳蜗基底膜的振动起着关键作用。

当声波振动通过听骨链到达前庭窗膜时，压力变化立即传给耳蜗内的液体和膜性结构。如果前庭窗膜内移，前庭膜和基底膜也将下移，使鼓阶的外淋巴压迫前庭窗膜外移；相反，当前庭窗膜外移时，则整个耳蜗内的液体和膜性结构又做反方向的移动，如此反复，便形成了基底膜的振动。由于毛细胞顶端的听毛有些埋植在盖膜的胶状质中，基底膜与盖膜的附着点不在同一个轴上，因而当基底膜振动时，便与盖膜之间发生交错的移行运动，毛细胞与盖膜相对位置随之发生变化，使听毛弯曲，毛细胞受刺激而兴奋，并将机械能转变为生物电变化。

耳蜗内生物电变化可记录到三种电位，即静息电位、微音器电位和动作电位。

1. 耳蜗静息电位　耳蜗静息电位是产生其他电位变化的基础。当耳蜗未受到声波刺激时，从内耳不同部位可引导出电位差。如果以鼓阶外淋巴为参考零电位，可测出蜗管内淋巴中的电位为 +80mV，称为内淋巴电位，又称耳蜗内电位。静息状态下测出毛细胞内电位为 -70～-80mV。由于毛细胞顶端的浸浴液为内淋巴，因此该处毛细胞膜内外的静息电位差为 150～160mV；而毛细胞周围的浸浴液为外淋巴，该处膜内外的静息电位差只有 70～80mV，这是毛细胞电位与一般细胞的不同之处。

2. 耳蜗微音器电位　耳蜗受到声波刺激时，在耳蜗及其附近结构可记录到一种具有交流性质的电变化，这种电变化的波形和频率与作用于耳蜗的声波振动的波形和频率完全一致，称为微音器电位。

3. 听神经动作电位　是耳蜗对声波刺激所产生的一系列反应中最后出现的电变化，也是耳蜗对声波刺激进行换能和编码作用的总结果。耳蜗微音器电位是引发听神经动作电位的关键因素。由于毛细胞与听神经之间存在突触联系，因此，当毛细胞受刺激兴奋使耳蜗产生微音器电位时，可进而触发听神经产生突触后电位，当突触后电位达到阈电位水平时，即产生听神经动作电位。

（三）耳蜗对声波的初步分析

观察表明，振动从基底膜底部开始，按照物理学中的行波原理向其顶部方向传播，就像抖动一条绸带时，行波沿着绸带向其远端传播一样。不同频率的声波引起的行波都是从基底膜的底部开始，但声波频率不同，行波传播的远近和基底膜出现最大振幅的部位也不同。声波频率越高，行波传播越近，基底膜出现最大振幅的部位越靠近耳蜗底部；反之，声波频率越低，则行波传播越远，基底膜最大振幅出现的部位越靠近耳蜗顶部。

不同频率的声音引起不同形式的基底膜振动，被认为是耳蜗对不同声音频率进行初步分析的基础。动物实验和临床研究证实：耳蜗底部受损时主要影响高频听力，耳蜗顶部受损时主要影响低频听力。由于每一种振动频率在基底膜上都有一个特定的行波传播范围和最大振幅区，这些区域的毛细胞和听神经纤维就会受到最大刺激，这样，不同来源和组合的听神经纤维的冲动传到听觉中枢的不同部位，就可引起不同音调的感觉。

第四节　前庭器官

内耳迷路中除耳蜗外，还有椭圆囊、球囊和三个半规管，后三者合称前庭器官，是人体对自身运动状态和头在空间位置的感受器，对维持机体姿势和平衡起着重要作用。

一、椭圆囊和球囊的功能

椭圆囊和球囊都是膜质的小囊，内充满内淋巴液，囊内各有一个特殊的结构分别称为椭圆囊斑和球囊斑，两种囊斑的结构相似。其中有感受性毛细胞。毛细胞顶部的纤毛埋植于耳石膜的结构中。耳石膜是一种胶质板，内含耳石，耳石的主要成分是蛋白质和碳酸钙，比重大于内淋巴。毛细胞的底部与前庭神经末梢相联系（图9-12）。

椭圆囊和球囊囊斑的适宜刺激分别是直线变速运动和头部位置的改变。当身体作直线变速运动或头部的位置改变时，由于重力或惯性的作用，毛细胞与耳石膜的相对位置改变，引起毛细胞顶部纤毛的弯曲变化，使毛细胞兴奋，再通过突触传递影响前庭神经的传入冲动，这种信息传入中枢后，可产生直线变速运动的感觉或头部空间位置的感觉，同时可反射性引起躯干和四肢肌张力的改变，引起姿势反射，以保持身体平衡。

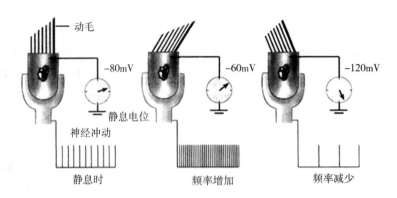

图 9-12　前庭器官中毛细胞纤毛受力侧弯时对静息电位和神经冲动频率的影响

二、半规管的功能

人两侧内耳中各有三条相互垂直的半规管，因此可以感受空间任何方向的旋转变速运动。每条半规管与椭圆囊连接处都有一个膨大部分叫壶腹。壶腹内有一隆起的结构称为壶腹嵴，其中有感受性毛细胞。毛细胞顶部的纤毛埋植在胶质性的圆顶形终帽之中，其底部与前庭神经末梢相联系。

壶腹嵴的适宜刺激是旋转变速运动。当身体围绕不同方向的轴做旋转运动时，由于半规管腔中内淋巴的惯性，它的启动要比人体和半规管本身的运动滞后，因此将使一侧半规管的内淋巴冲击壶腹，使壶腹嵴的终帽弯曲，毛细胞受刺激而兴奋；另一侧半规管的内淋巴则离开壶腹，使毛细胞产生抑制。当旋转继续进行到匀速状态时，管腔中的内淋巴与半规管呈同步运动，惯性作用消失，终帽复位，对毛细胞刺激作用消失，中枢获得的信息与不进行旋转时无异。当旋转突然停止时，头部（包括半规管）停止运动，管腔中的内淋巴又因惯性而继续流动，但两侧壶腹嵴中毛细胞纤毛的弯曲方向和冲动发放情况正好与旋转开始时相反。人体的三对半规管互相垂直，可以感受任何平面上不同方向旋转变速运动的刺激。这种信息通过前庭神经传入中枢，产生不同的旋转运动感觉，并引起姿势反射以维持身体平衡。

三、前庭反应

当前庭器官受刺激而兴奋时，其传入冲动到达有关的神经中枢后，除引起一定的运动觉和位置觉以外，还可引起各种姿势调节反射、自主神经的反应等，这些现象统称为前庭反应。

（一）前庭器官的姿势反射

人体在前庭器官受刺激时，也会出现一些躯体调节反射，如人乘车而车突然加速时，会有颈背肌紧张性增强而出现后仰，车突然减速时又有相反的情况；人乘电梯突然上升时，伸肌抑制而肢体屈曲，下降时伸肌紧张而肢体伸直等，这些都是由于直线变速运动时刺激了椭圆囊和球囊，反射性地引起四肢和躯干肌紧张性的改变所致。同样，在作旋转变速运动时，也可刺激半规管，反射性地改变颈部和四肢肌紧张的强度，以维持正常姿势和平衡。例如当人体向左旋转时，可反射性地引起左侧上、下肢伸肌和右侧屈肌的肌紧张增强，使躯干向右侧偏移；旋转停止时，肌紧张的改变与上述相反，使躯干向左侧偏移。

直线变速运动或旋转变速运动引起姿势反射的结果，常同发动这些反射的刺激相对抗，其意义在于维持机体一定的姿势和保持身体平衡。

（二）前庭器官的自主神经反应

人类前庭器官受到过强或过久的刺激，常可引起自主神经系统的功能反应，表现出一系列内脏反应，如恶心、呕吐、眩晕、皮肤苍白、心率加快、血压下降等现象。在有些人，这种现象特别明显，出现晕车、晕船等症状，可能是因为前庭器官的功能过于敏感的缘故。

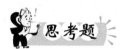

思考题

1. 感受器的一般生理特性有哪些？有何生理意义？

2. 眼的折光异常有哪些？如何矫正？

3. 试述视杆细胞与视锥细胞的分布及功能特点。

4. 声波传入内耳的途径有哪些？

第十章 | 神经系统

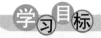

1. 掌握突触的概念及突触传递的过程；中枢兴奋传递的特征；特异性投射系统与非特异性投射系统的作用；内脏痛的特点；牵扯痛的概念及临床意义；牵张反射的概念与类型；自主神经的递质与受体。

2. 熟悉神经元与神经纤维的作用；中枢抑制；脑干、小脑和大脑皮质对躯体运动的调节；自主神经的主要功能；人类大脑皮质活动的特征。

3. 了解神经胶质细胞；中枢神经元间的联系方式；基底神经节对躯体运动的调节；条件反射；学习与记忆；大脑皮质的电活动；觉醒与睡眠。

神经系统是体内起主导作用的调节系统。能直接或间接调节体内各系统器官的功能活动，使之相互联系、相互协调成为统一的整体；同时又能接受并整合来自体内、外各种环境变化的信息，并做出迅速而完善的适应性的调节，来适应环境的变化，从而维持生命活动的正常进行。随着生产劳动和社会生活的发展，人脑在结构和功能上产生了质的飞跃，使人类不仅能被动地适应环境，而且能主动地认识和改造周围环境。

第一节　神经元活动的一般规律

神经组织由神经细胞和神经胶质细胞构成。神经细胞即神经元，是神经系统的基本结构和功能单位。

一、神经元和神经纤维

（一）神经元的基本结构和功能

人类中枢神经系统内约含有 10^{11} 个神经元。神经元（neuron）的形状和大小不一，但大多数神经元由胞体和突起两部分组成（图 10 - 1）。突起又分为树突（dendrite）与轴突（axon）。一个神经元可有一个或多个树突，但一般只有一个轴突。轴突的起始部分称为始段（initial segment），神经元的动作电位一般在此处产生，而后沿轴突传布。轴突细而长，可有侧支，其末端发出许多分支，每个分支末梢部膨大呈球形，称为突触小体（synaptic knob），其内含有神经递质。

神经元的基本功能是接受刺激，对信息加以分析、整合并传出。

（二）神经纤维的功能和分类

神经纤维（nerve fiber）是由神经元的长突起和包绕其外的神经胶质细胞或神经膜共同构成。根据有无完整的髓鞘分为有髓神经纤维和无髓神经纤维两种。

1. 神经纤维的功能 神经纤维的主要功能是传导兴奋。在神经纤维上传导的动作电位或兴奋称为神经冲动（nerve impulse）。神经纤维可将兴奋传导至神经末梢，通过末梢释放神经递质对其所支配的组织发挥调节作用，称为神经的功能性作用（functional action）。另外，神经末梢还经常释放某些物质（营养性因子），持续地调节受支配组织内在的代谢活动，从而影响其结构、生化和生理功能，这种作用称为神经的营养性作用（trophic action）。神经的营养性作用在正常情况下不易表现出来，但在神经损伤时就容易观察得到。例如，当外周运动神经被切断，或临床上脊髓灰质炎患者，当脊髓前角运动神经元受损害后，不仅表现有运动障碍，而且该神经元所支配的肌肉也会发生萎缩。其原因是由于失去了神经的营养性作用，被支配的肌肉内糖原合成减慢，蛋白质分解加速，肌肉逐渐萎缩。在实验中，若在靠近肌肉的部位切断神经，肌肉的代谢改变发生较早；若在远离肌肉的部位切断，则发生较迟。前一种情况因营养性因子耗尽较快，而后者较慢的缘故。持续应用局部麻醉药阻断神经冲动的传导，并不能使所支配的肌肉发生代谢改变，表明神经的营养性作用与神经冲动无关。

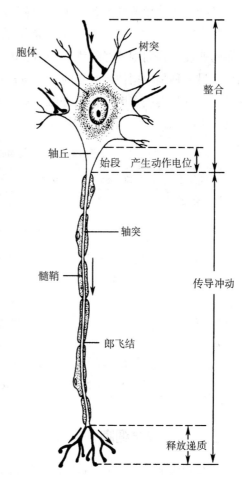

图 10 − 1 运动神经元结构与功能

2. 神经纤维传导兴奋的特征 神经冲动沿神经纤维的传导过程是依靠局部电流来完成的。其兴奋传导具有以下特征：①完整性，指神经纤维只有在结构和功能两方面都完整时才能正常地传导兴奋。如果神经纤维受损或麻醉时，兴奋传导就会发生障碍；②绝缘性，一条神经干中含有许多神经纤维，但各纤维在传导兴奋时一般不会相互干扰，保证兴奋传导的准确性；③双向性，刺激神经纤维中任何一处引起的兴奋，可同时沿神经纤维向两端传导。但是在体内，神经冲动由胞体传向末梢；④相对不疲劳性，指神经纤维能在较长时间内保持不衰减传导兴奋的能力，是相对于突触传递的相对易疲劳性而言的。

3. 神经纤维传导兴奋的速度 不同类型的神经纤维传导兴奋的速度差别很大，这与神经纤维的直径的大小、有无髓鞘等有关。一般而言，神经纤维直径越大，传导速度越快。神经纤维的传导速度与直径之间的关系大致为：传导速度（m/s）≈6×直径（μm）。有髓神经纤维比无髓神经纤维传导速度快。据测定，人的上肢正中神经内，运动神经纤维的传导速度为58m/s，感觉神经纤维为65m/s。

4. 神经纤维的分类 生理学上常用的分类方法有两种：一种是根据神经纤维兴奋传导的速度，将周围神经纤维分为A、B、C三类，其中A类纤维又分为α、β、γ、δ四种。另一种是根据神经纤维的来源与直径，将神经纤维分为Ⅰ、Ⅱ、Ⅲ、Ⅳ四类。目前，前一种分类法多用于传出纤维，后一种多用于传入纤维。两种分类方法及对应关系见表10-1。

表10-1 哺乳动物周围神经纤维的分类

纤维分类	纤维直径（μm）	传导速度（m/s）	来源	相当于传入纤维的类型
A类（有髓鞘）				
α	13~22	70~120	肌梭、腱器官传入纤维 支配梭外肌的传出纤维	Ⅰ
β	8~13	30~70	皮肤的触压觉传入纤维	Ⅱ
γ	4~8	15~30	支配梭内肌的传出纤维	
δ	1~4	12~30	皮肤痛、温觉传入纤维	Ⅲ
B类（有髓鞘）	1~3	3~15	自主神经节前纤维	
C类（无髓鞘）				
交感	0.3~1.3	0.7~2.3	自主神经节后纤维	
后根	0.4~1.2	0.6~2.0	后根中痛觉传入纤维	Ⅳ

二、神经胶质细胞

神经胶质细胞（neuroglia）是神经组织的重要组成部分，广泛分布于周围和中枢神经系统，含有（1~5）×10^{12}个，其数量是神经元的10~50倍。神经胶质细胞也有突起，但无树突和轴突之分；细胞间不形成化学性突触，但普遍存在缝隙连接。

神经胶质细胞的功能十分复杂，主要有以下几个方面：①支持作用；②修复和再生作用，如小胶质细胞可吞噬、清除变性的神经组织碎片，星形胶质细胞则能依靠增生来填补缺损，但过度增生可能形成神经瘤；③免疫应答作用，星形胶质细胞有抗原呈递作用；④物质代谢和营养性作用，星形胶质细胞通过突起连接毛细血管与神经元，起运输营养物质和排除代谢产物的作用，另外它还能产生神经营养因子，维持神经元的生长、发育和功能的完整性；⑤绝缘和屏障作用，少突胶质细胞和施万细胞分别形成中枢和周围神经系统内神经纤维的髓鞘，起绝缘作用，星形胶质细胞的血管周足还参与血－脑屏障的构成；⑥稳定细胞外K$^+$浓度，星形胶质细胞通过膜上的钠泵活动稳定细胞外K$^+$浓度，维持神经元电活动的正常进行；⑦参与某些递质及生物活性物质的代谢。

目前已发现某些神经系统的疾病与它们的功能改变有关。因此，对神经胶质细胞的进一步认识必将较大程度地提高人类防治神经系统疾病的能力。

第二节　反射中枢活动的一般规律

一、反射中枢的概念

神经调节基本活动方式是反射，而反射的结构基础是反射弧。反射的基本过程是：感受器接受刺激并产生兴奋，经传入神经将信息传至反射中枢，由中枢进行分析整合，然后再经传出神经，将指令传到效应器。所谓反射中枢（reflex center）是指中枢神经系统内调节某一特定生理功能的神经细胞群。反射中枢是完成一个反射的中心部位。

二、突触与突触传递

在神经调节活动中，神经元与神经元之间的信息联系方式很普遍，也很复杂，其中最重要的基本联系方式就是突触联系。突触通常是指神经元与神经元之间相接触并能传递信息的部位，广义上也包含神经细胞与非神经细胞之间的功能接触结构。

（一）突触的基本结构

经典的突触由突触前膜、突触间隙与突触后膜三部分构成（图 10 - 2）。突触前膜是突触前神经元突触小体的膜，突触后膜是与突触前膜相对应的突触后神经元胞体或突起的膜。突触前膜与突触后膜较一般的神经元膜稍厚，约 7.5nm。两者之间存在间距 20 ~ 40nm 的间隙，称突触间隙。在突触小体内含有较多的线粒体和大量的囊泡（突触小泡），其直径 20 ~ 80nm，内含高浓度的神经递质。不同的神经元，突触小泡的大小和形态不完全相同，其内所含的递质也不同。在突触后膜上则存在着与突触小泡内神经递质相对应的特异性受体或化学门控通道。

（二）突触的分类

根据突触相接触的部位不同，经典的突触一般分为轴突 - 树突突触（最多见）、轴突 - 胞体突触和轴突 - 轴突突触三类（图 10 - 3）。按突触传递产生的效应不同，可将突触分为兴奋性突触和抑制性突触两类。

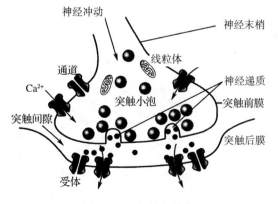

图 10 - 2　突触的结构

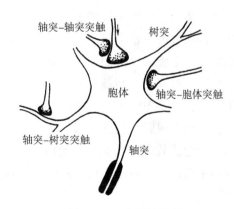

图 10 - 3　突触的类型

（三）突触传递的过程

1. 经典的突触传递 当突触前神经元的兴奋传到轴突末梢时，突触前膜发生去极化，当去极化达一定水平时，引起前膜上电压门控 Ca^{2+} 通道开放，细胞外液中 Ca^{2+} 进入突触前膜内，在 Ca^{2+} 的作用下，突触小泡向前移动，与突触前膜接触，继而发生融合和破裂，导致神经递质释放到突触间隙。递质在突触间隙内经扩散到达突触后膜，与突触后膜上的特异性受体结合，使突触后膜的离子通道开放或关闭，引起突触后膜对某些离子的通透性改变，由于离子的流动，导致突触后膜发生去极化或超极化。这种发生在突触后膜上的电位变化称突触后电位。根据突触后膜发生去极化或超极化，可将突触后电位分为兴奋性和抑制性突触后电位两种。

（1）兴奋性突触后电位 如果突触前膜释放的是兴奋性递质，该递质与突触后膜的特异性受体结合后，提高突触后膜对 Na^+、K^+ 的通透性，尤其是 Na^+ 的通透性。Na^+ 的内流大于 K^+ 的外流，从而导致突触后膜发生去极化，这种电位变化称为兴奋性突触后电位（excitatory postsynaptic potential，EPSP）。EPSP 属于局部电位，可以总和。如果突触前神经元活动增强或参与活动的突触数量增多，兴奋性突触后电位总和幅度增大，达到突触后神经元的阈电位水平，则可在其轴突始段诱发动作电位；若总和的幅度不够，虽不能引发动作电位，但仍可使突触后神经元的膜电位更接近阈电位，使兴奋性增大，此类作用常称为易化。

（2）抑制性突触后电位 如果突触前膜释放的递质是抑制性递质，该递质作用于突触后膜受体，提高了突触后膜对 Cl^- 和 K^+ 的通透性，主要是 Cl^- 的通透性，Cl^- 发生内流，使突触后膜产生超极化，这种电位变化称为抑制性突触后电位（inhibitory postsynaptic potential，IPSP）。它使突触后神经元的膜电位离阈电位的距离增大而不易爆发动作电位，即对突触后神经元产生了抑制效应。IPSP 也可以总和，总和后对突触后神经元的抑制作用更强。

2. 非突触性化学传递 非突触性化学传递是指细胞间信息传递虽也通过化学递质，但并非通过上述经典突触结构来实现。它首先发现于交感神经节后神经元对平滑肌和心肌的支配作用中。该神经元轴突末梢发出许多分支，各分支上形成串珠样的膨大结构，称为曲张体，其内含有大量突触小泡，小泡内含高浓度的去甲肾上腺素。但曲张体与效应器细胞间无经典的突触联系，而是沿末梢分支位于效应器细胞近旁（图 10-4）。当神经冲动到达曲张体时，其内去甲肾上腺素释放出来，经扩散作用到达附近的效应器细胞，与受体结合，引起效应器细胞产生反应，从而实现细胞间的信息传递。

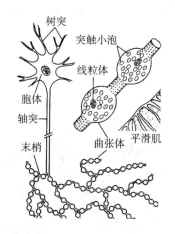

图 10-4 非突触性化学传递

在中枢神经系统中也存在类似的传递方式，所涉及的神经纤维不仅有肾上腺素能纤维，还有多巴胺能、5-羟色胺能以及胆碱能等神经纤维。

3. 电突触传递　电突触传递的结构基础是缝隙连接。在两个神经元间细胞膜接触特别紧密的部位，两层膜间隔只有2~4nm，膜两侧近旁胞质内不存在突触小泡，但有贯穿两层膜的水相通道蛋白质，允许带电小离子或小分子通过。这种水相通道电阻很低，局部电流可以直接从中通过，故传递速度快，几乎没有潜伏期，并且传递信息是双向性的。电突触主要发生在同类神经元之间，具有促进神经元同步化活动的功能。

（三）中枢递质

1. 神经递质的概念　上述突触传递是一个电-化学-电的过程，必须有神经递质的参与。所谓神经递质（neurotransmitter）是指由突触前神经元合成并在末梢处释放，能特异性作用于突触后神经元或效应器细胞上的受体，并产生一定效应的信息传递物质。

除递质外，神经元还能合成和释放一些化学物质，但并不在神经元之间起直接传递信息的作用，而是对信息传递的效率起调节作用，即增强或削弱递质传递的效应，此类化学物质称为神经调质（neuromodulator），它们发挥的作用则称为调制作用。但实际上，递质和调质并无明显界限。

过去认为一个神经元内只存在一种递质，其全部末梢也只能释放同一种递质。但近年来发现，一个神经元内可以存在两种或两种以上的递质（包括调质），该现象称为递质共存（neurotransmitter co-existence）。递质共存的生理意义可能在于协调某些生理过程。

2. 递质的分类　现已了解的递质和调质达100多种，按存在部位的不同，神经递质可分为外周神经递质和中枢神经递质两大类。这里简要介绍几类中枢神经递质（表10-2）。

表10-2　中枢主要神经递质的分布和功能特点

名称	主要分布部位	功能特点
乙酰胆碱	脊髓、脑干网状结构、丘脑、纹状体、边缘系统等	与感觉、运动、学习记忆等活动有关
胺类		
多巴胺	黑质-纹状体中脑边缘系统、结节-漏斗	参与躯体运动、情绪、垂体内分泌等调节，其功能破坏是出现帕金森病的主要原因
去甲肾上腺素	低位脑干	与心血管活动、体温、摄食、觉醒、情绪活动有关
肾上腺素	延髓	可能参与心血管活动的调节
5-羟色胺	低位脑干的中缝核内	与镇痛、睡眠、自主神经功能等活动有关
组胺	下丘脑的结节乳头核内	可能与觉醒、性行为、腺垂体分泌等有关
氨基酸类		
γ-氨基丁酸	大脑、小脑皮质、纹状体-黑质	抑制性神经递质
甘氨酸	脊髓（闰绍细胞）、脑干	抑制性神经递质

续表

名称	主要分布部位	功能特点
谷氨酸	广泛，尤其大脑皮质和感觉传入纤维	兴奋性神经递质
肽类		
下丘脑调节肽	下丘脑	调节腺垂体的功能
阿片肽	广泛	痛觉传入的调制有关
脑-肠肽	胃肠和脑内	与摄食活动调节有关

三、中枢神经元间的联系方式

神经元按其在反射弧中的不同作用可分为传入神经元、中间神经元和传出神经元三类，其中以中间神经元的数量最多，仅大脑皮质的中间神经元就约有 140 亿个。由此可见中间神经元在神经系统活动中的重要地位。如此巨量的神经元，它们之间的联系必然很复杂，联系方式也很多，但主要的有辐散式、聚合式、环式、链锁式等几种（图 10-5）。

1. 辐散式 指一个神经元通过其轴突末梢的分支与许多神经元建立突触联系的方式，它能引起这些与之联系的许多神经元同时兴奋或抑制。该联系方式在感觉传入途径上多见。

2. 聚合式 指许多神经元的轴突末梢与同一

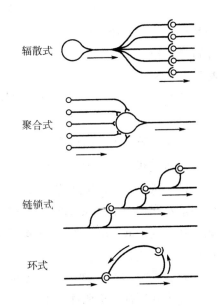

图 10-5 中枢神经元的联系方式

个神经元建立突触联系的方式，它能使不同神经元的兴奋或抑制集中作用到同一神经元，从而发生总和或整合作用，导致该神经元兴奋或抑制。该联系方式在运动传出途径上多见。

3. 环式 环式为一个神经元通过其轴突的侧支与中间神经元相连，中间神经元反过来再与该神经元发生突触联系，构成闭合环路。若环路内中间神经元是兴奋性神经元，则通过环式联系使兴奋效应得到增强和延续，即产生正反馈效应，此种现象称为后放（after discharge）；若环路内中间神经元是抑制性神经元，则通过环式联系使得兴奋效应及时终止，即产生负反馈效应。

4. 链锁式 指神经元之间通过侧支依次连接。形成传递信息的链接。神经冲动通过这种联系，可以在空间上扩大作用的范围。

四、中枢兴奋传递的特征

在进行反射活动时，兴奋在反射弧中枢部分传播时，往往需要通过一次以上的突触传递。而兴奋通过突触传递时，由于突触本身的结构和化学递质的参与等因素的影响，其兴奋传递明显不同于兴奋沿神经纤维的传导，主要表现为以下几方面的特征。

（一）单向传递

指兴奋通过突触传递时只能由突触前神经元向突触后神经元进行单方向的传递。这是因为神经递质只能通过突触前膜释放出来，且通常作用于突触后膜的受体。近年来发现，也有逆向传递，但其作用是改变突触前神经元的递质释放，而与兴奋传递无直接关系。

（二）中枢延搁

在反射活动中，突触联系主要存在于中枢神经系统内，故兴奋通过中枢扩布所需时间较长，此现象被称为中枢延搁（central delay）。这是由于兴奋通过突触传递时，需要经历递质的释放、扩散、与突触后膜受体的结合、后膜离子移动产生突触后电位等一系列过程，相对于兴奋在神经纤维上的扩布来说，耗时较长，因而称之为突触延搁。据测定，兴奋通过一个突触所需的时间为 $0.3 \sim 0.5$ms。所以，在反射活动中，兴奋通过的突触数量越多，反射所需时间就越长。

（三）总和

突触传递是通过产生 EPSP 或 IPSP 将信息传给突触后神经元的，而这类电位变化都具有局部电位的性质，可以总和，包括时间性总和与空间性总和。突触后神经元如何活动则取决于这些突触后电位总和的结果。

（四）兴奋节律的改变

指突触后神经元的兴奋节律与突触前神经元的兴奋节律存在差异。例如，在反射活动中，传出神经（突触后神经元）发放的冲动频率与传入神经（突触前神经元）发放的冲动频率是不同的。这是由于突触后神经元常同时接受多个突触前神经元的信号传递，每个神经元传递的性质也会有所不同，而且突触后神经元本身的功能状态也可能不同，再加上反射中枢常经过多个中间神经元接替，因此最后传出冲动的节律取决于各种影响因素的综合效应。

（五）对内环境变化敏感和易疲劳

由于突触间隙与细胞外液相通，因此突触传递易受内环境理化因素变化的影响，例如缺氧、二氧化碳增多、麻醉剂以及某些药物等都可作用于突触传递的某些环节而影响突触传递。此外，相对于兴奋在神经纤维上的传导，突触部位也是反射弧中最易发生疲劳的环节。实验中发现，用较高频率的连续刺激作用于突触前神经元时，几秒或几毫秒后，突触后神经元的放电频率即很快降低。这可能与突触前神经元内递质的耗竭有关。

此外，突触传递还存在可塑性。突触的可塑性是指经一系列刺激后，突触传递功能可发生较长时程的增强或减弱。这类特性与脑的学习和记忆功能有着密切的关系。例如在某种刺激重复作用下，突触前神经末梢释放递质逐渐减少，可导致突触传递信息的作用减弱甚至终止；有时也可相反，引起突触前神经末梢释放递质增加，突触传递效率增强。

五、中枢抑制

中枢神经系统内既有兴奋活动又有抑制活动，两者相辅相成，这正是反射活动能协调进行的重要原因。和中枢兴奋一样，中枢抑制也是主动的过程。中枢抑制（central inhibition）产生的机制很复杂，根据抑制机制发生在突触后还是突触前，一般将中枢抑制分为突触后抑制（postsynaptic inhibition）和突触前抑制（presynaptic inhibition）两类。

（一）突触后抑制

突触后抑制是指通过突触后膜产生抑制性突触后电位而发生的抑制。其特点是需要通过抑制性中间神经元来发挥作用，即兴奋性神经元必须先兴奋抑制性中间神经元，由后者释放抑制性递质，引起突触后膜产生 IPSP，因而使突触后神经元受到抑制。根据抑制性中间神经元的联系方式，突触后抑制又分为以下两种类型。

1. 传入侧支性抑制　传入神经纤维兴奋一个中枢神经元的同时，经侧支兴奋一个抑制性中间神经元，进而使另一个中枢神经元抑制，这种现象称为传入侧支性抑制（afferent collateral inhibition），也称为交互抑制。例如，引起屈肌反射的传入纤维进入脊髓后，一方面兴奋支配屈肌的运动神经元，另一方面通过侧支兴奋抑制性中间神经元，使支配伸肌的神经元抑制，从而引起屈肌收缩而伸肌舒张，以完成屈肌反射（图10-6a）。这种抑制不仅发生在脊髓中，脑内也存在。这种抑制能使不同中枢之间的活动协调进行。

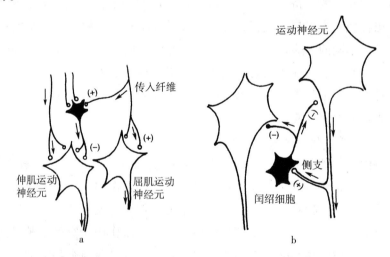

图 10-6　突触后抑制

黑色星形细胞为抑制性中间神经元　（＋）兴奋　（－）抑制

2. 回返性抑制　某一中枢神经元发出的传出冲动沿轴突外传的同时，还经轴突的侧支兴奋抑制性中间神经元，通过释放抑制性递质，使原先发动兴奋的神经元及其同一中枢的神经元受到抑制，这种现象称为回返性抑制（recurrent inhibition）。例如，当脊髓前角运动神经元兴奋时，其传出冲动一方面使骨骼肌收缩，同时其轴突发出侧支兴奋闰绍细胞。闰绍细胞是抑制性中间神经元（其抑制性递质是甘氨酸），与原先发放冲动的运动神经元构成抑制性突触，反过来抑制该运动神经元和同类的其他运动神经元的活动（图10-6b）。这是一种典型的反馈抑制，其意义在于及时终止运动神经元的活动，防止神经元过度和过久的兴奋，促使同一中枢内许多神经元之间相互制约和协调一致。

（二）突触前抑制

突触前抑制是指通过改变突触前膜的活动而使突触后神经元产生的相对抑制。其结构基础是轴-轴式突触。如图10-7所示，轴突B与轴突A构成轴-轴式突触，轴突A的末梢又与运动神经元C的胞体形成轴-体式突触，但轴突B与运动神经元C不直接形成突触。当仅兴奋轴突A时，可引起运动神经元C产生10mV的EPSP；当刺激轴突B时，该运动神经元不产生反应。但如果先刺激轴突B，在一定时间后再刺激轴突A，则可使神经元C产生的EPSP减小，仅有5mV。其机制是：轴突B兴奋时，末梢释放递质γ-氨基丁酸（GABA），激活轴突A的相应受体（如$GABA_A$受体），引起轴突A发生去极化，使传到末梢A的动作电位幅度变小，时程缩短，进入末梢A的Ca^{2+}量减少，从而使末梢A释放的兴奋性递质减少，最终导致神经元C产生的EPSP明显降低，使之不能产生兴奋而呈现抑制。

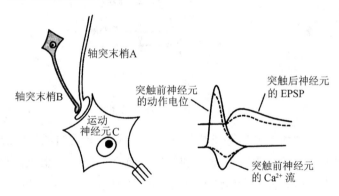

图10-7 突触前抑制

突触前抑制在中枢神经系统内广泛存在，尤其多见于感觉传入途径中。其生理意义是控制从外周传入中枢的感觉信息，在感觉传入的调节中具有重要作用。

第三节 神经系统的感觉功能

体内外各种刺激，首先由感受器感受，然后以动作电位的方式沿各自特定的神经通路传入大脑皮质的特定区域，经分析形成不同性质的感觉。因此，各种感觉都是由感受器、特定的传入通路及相应的感觉中枢共同活动完成的。

一、脊髓的感觉传导功能

躯体感觉包括浅感觉和深感觉两大类，其传导通路一般由三级神经元接替（图

10 -8）。第一级神经元的胞体位于后根脊神经节和脑神经节中，其周围突分布于外周，中枢突进入脊髓和脑干后发出两类分支，一类在不同水平直接或间接与运动神经元构成突触联系，完成神经反射；另一类经换元接替后向大脑皮质投射，产生各种不同感觉。

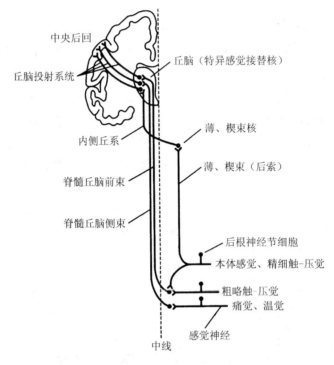

图 10 - 8　躯体感觉传导通路

躯体痛觉、温度觉和粗触觉等浅感觉在脊髓内先交叉后组成脊髓丘脑侧束和脊髓丘脑前束；躯体本体感觉（即深感觉）和精细触觉在脊髓后索组成薄束、楔束，分别与延髓薄束核、楔束核换元，发出纤维交叉到对侧形成内侧丘系上传。

上述传导束若被破坏，相应的部位就会感觉障碍。例如，在脊髓一侧出现半离断损伤时，离断水平以下对侧浅感觉障碍、同侧深感觉和精细触觉障碍。

二、丘脑及感觉投射系统

（一）丘脑的核团

各种躯体感觉通路（嗅觉除外）都要在丘脑更换神经元，然后再向大脑皮质投射。因此，丘脑是躯体感觉传导的重要换元站，并能对感觉信号进行粗略的分析与综合。丘脑的核团或细胞群可分为三类。

1. 感觉接替核　它们接受第二级感觉投射纤维（也即第三级神经元胞体所在），经换元后进一步投射到大脑皮质特定的感觉区。其中，腹后外侧核为脊髓丘系与内侧丘系的换元站，负责传递躯干、四肢感觉信号；腹后内侧核为三叉丘系的换元站，负责传递头面部感觉信号。感觉信号向腹后核的投射有一定的空间分布，这种空间分布与大脑皮质感觉区的空间定位相对应。此外，内侧膝状体和外侧膝状体也归入此类，他们分别是听觉和视觉传导通路的换元站，发出的纤维分别投射到大脑皮质的听区和视区（图10-9）。

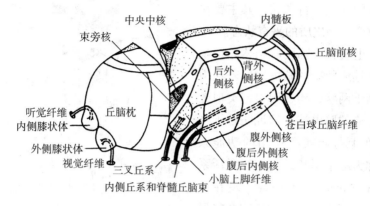

图 10-9   丘脑的主要核团

2. 感觉联络核   主要有丘脑前核、腹外侧核、丘脑枕等。它们不直接接受感觉的投射纤维，而是接受丘脑感觉接替核和其他皮质下中枢来的纤维，换元后投射到大脑皮质特定区域。它们的功能与各种感觉在丘脑到大脑皮质的联系与协调有关。

3. 非特异性投射核   指靠近中线的内髓板以内的各种结构，主要是髓板内核群，包括中央中核、束旁核等（图10-9）。一般认为，它们并不直接向大脑皮质投射，而是通过多突触换元接替后，弥散地投射到整个大脑皮质。具有维持和改变大脑皮质兴奋状态的作用。此外，束旁核可能与痛觉传导有关，刺激人类丘脑束旁核可加重痛觉，而毁损此区则疼痛得以缓解。

（二）丘脑的感觉投射系统

由丘脑投射到大脑皮质的感觉投射系统，根据其投射特征的不同，分为两大系统。

1. 特异投射系统   丘脑特异感觉接替核及其投射到大脑皮质的神经通路称为特异投射系统（specific projection system）。经典的各种感觉传导通路，如躯体浅感觉、深感觉和精细触觉、听觉、视觉、味觉（嗅觉除外）的传导束，它们经脊髓或脑干，上升到丘脑感觉接替核换神经元后，投射到大脑皮质的特定感觉区，主要终止于皮质的第四层细胞。每一种感觉的投射路径都是专一的，具有点对点的投射关系。其主要功能是引起特定的感觉，并激发大脑皮质发出神经冲动。丘脑的联络核在结构上也与大脑皮质有特定的投射关系，所以也属于特异投射系统，但它不引起特定感觉，主要起联络和协调的作用（图10-10）。

2. 非特异投射系统   非特异投射系统（nonspecific projection system）是指通过髓板内核群换元接替后弥散地投射到大脑皮质广泛区域的投射系统。感觉信号经该系统的上行通路是：上述经典感觉传导通路的第二级感觉纤维经过脑干时，发出许多侧支，与脑干网状结构内的神经元发生突触联系，经多次换元，抵达丘脑的髓板内核群，再由此发出神经纤维弥散地投射到大脑皮质的广泛区域（图10-10）。特异感觉信号通过此途径便失去了原先具有的特异性，而且这种投射不具有点对点的关系，因而不能引起特定的感觉。非特异投射系统是各种不同感觉信号的共同上行通路，其主要功能是维持和改变大脑皮质的兴奋状态。

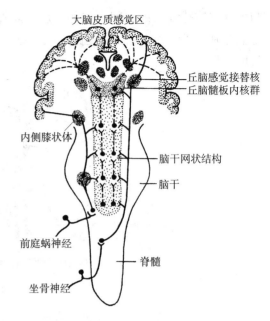

图10-10　感觉投射系统

实验中，电刺激中脑网状结构，可唤醒动物，出现觉醒状态的脑电波；若在中脑头端切断脑干网状结构，则引起类似睡眠的现象和相应的脑电波，这说明脑干网状结构内存在上行起唤醒作用的功能系统，因而被称为脑干网状结构上行激活系统（ascending activating system）。现在认为，该系统的作用主要是通过丘脑非特异投射系统来实现的。当这一系统的上行冲动减少时，大脑皮质就由兴奋状态转入抑制状态，这时动物表现为安静或睡眠；如果这一系统受损伤，可发生昏睡。脑干网状结构上行激动系统需经很多突触的传递，因而易受药物影响。临床上巴比妥类催眠药物的作用，就是阻断了脑干网状结构上行激活系统的传递而产生的。

正常情况下，特异投射系统和非特异投射系统的作用相互协调和配合，才能使人既能处于觉醒状态，又能产生各种特定的感觉。

三、大脑皮质的感觉分析功能

大脑皮质是机体感觉的最高级中枢。来自身体不同部位和不同性质的感觉信息投射到大脑皮质的不同区域，通过大脑皮质对这些传入信息的分析与综合，从而产生不同的感觉。因此，大脑皮质有着不同的感觉功能定位，即大脑皮质存在着不同的感觉功能代表区。

（一）体表感觉代表区

全身体表感觉在大脑皮质的投射区，位于中央后回和中央旁小叶后部，称为第一感觉区。其投射规律为：①左右交叉投射，即躯体一侧传入冲动投射到对侧皮质，但头面部感觉投向双侧皮质；②投射区域的空间分布是倒置的，即下肢的感觉区在皮质的顶部，上肢感觉区在中间，头面部感觉区在底部，但头面部的内部排列仍是正立的；③投射区的大小与不同体表部位的感觉灵敏程度有关，感觉灵敏度高的手指、唇、舌的皮质代表区大，而感觉迟钝的背部皮质代表区小。第一感觉区产生的感觉定位明确而且清晰（图10-11）。

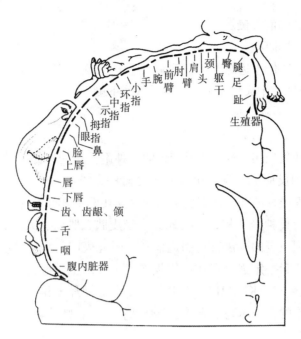

图 10 - 11 大脑皮质的感觉区

人脑在中央前回和脑岛之间存在第二感觉区，面积较小。向此区的感觉投射不如第一感觉区那么完善和具体，投射区域的空间安排是正立的和双侧性的，定位较差。刺激该区引起体表一定部位产生双侧性的麻木感。切除人类的第二感觉区并不产生显著的感觉障碍。此区还接受痛觉传入信号的投射，认为其与痛觉的产生有关。

（二）本体感觉代表区

本体感觉是指来自肌肉、肌腱、骨膜和关节等的组织结构，主要是对身体的空间位置、姿势、运动状态和运动方向的感觉。在猴、猩猩等灵长类动物，体表感觉区和运动区逐渐分离，但这种分化也是相对的。目前认为，中央前回既是运动区，也是本体感觉的代表区。

（三）内脏感觉区

内脏感觉的投射区混杂于体表第一、第二感觉区、运动辅助区和边缘系统等皮质部位，但投射区小，且不集中。内脏感觉通常有性质模糊、定位不准确的特点。

（四）视觉代表区

视觉代表区在大脑半球内侧面枕叶距状裂的上下缘。左眼颞侧和右眼鼻侧视网膜的传入纤维投射到左侧视区，而右眼颞侧和左眼鼻侧视网膜的传入纤维投射到右侧视区。另外，视网膜的上半部传入纤维投射到距状裂的上缘，下半部传入纤维投射到它的下缘，视网膜中央的黄斑区投射到距状裂的后部。

（五）听觉代表区

听觉代表区位于颞叶的颞横回和颞上回。听觉的投射是双侧性的。即一侧皮质代表区接受双侧耳蜗听觉感受器传来的冲动。不同音频的感觉信号在听觉皮质的投射有一定的分野，耳蜗底部（高频声音）信号投射到听区的后内侧，耳蜗顶部（低频声音）信号投射到听区的前外侧。

（六）嗅觉区和味觉区

嗅觉的皮质投射区位于边缘叶的前底部（包括梨状区皮质的前部、杏仁核的一部分）。味觉皮质投射区在中央后回头面部感觉区的下侧。

四、痛觉

痛觉是机体某处受到伤害性刺激时产生的一种不愉快的感觉，通常伴有情绪变化、自主神经反应和防御反应。痛觉是机体受损害时的一种报警信号，具有保护性作用。许多疾病都表现有疼痛，因此，认识痛觉的产生及其规律具有重要的临床意义。

痛觉感受器是游离神经末梢，广泛地分布于皮肤、肌肉、关节和内脏等处。各种伤害性刺激只要达到一定的强度都可引起痛觉。研究表明，痛觉感受器是一种化学感受器。当各种刺激达到一定强度造成组织损伤时，会产生一些致痛的化学物质，如缓激肽、组胺、5 - 羟色胺、K^+、H^+、ATP 等，使游离神经末梢发生去极化，从而引起痛觉。一般组织损伤的程度越高，痛觉也越强烈；反之，则减轻。

（一）皮肤痛觉

皮肤痛觉是伤害性刺激作用于皮肤所引起的痛觉，可分为快痛（fast pain）和慢痛（slow pain）两种不同性质的痛觉。快痛是在皮肤受刺激（如刺、割、烧灼、电击等）后很快发生（大约 0.1s 内开始）的一种尖锐而定位清楚的"刺痛"；慢痛则是一种定位不太明确的"烧灼痛"，一般在刺激 0.5 ~ 1.0s 后开始，延续时间较长，常伴有情绪反应以及心血管和呼吸等方面的改变。伤害性刺激作用于皮肤先引起快痛，随后产生慢痛，但不易明确区分，而皮肤炎症时，常以慢痛为主。

痛觉传入通路十分复杂。快痛的传入纤维为 A_δ 类纤维，慢痛的传入纤维为 C 类纤维。快痛主要经特异性投射系统到达大脑皮质的第一、第二感觉区；而慢痛主要投射到扣带回。此外，许多痛觉纤维经非特异性投射系统投射到大脑皮质的广泛区域。

（二）内脏痛与牵涉痛

1. 内脏痛 内脏器官受到伤害性刺激时产生的疼痛感觉称为内脏痛。内脏痛与皮肤痛相比，具有以下特征：①发生缓慢，持续时间较长 即主要表现为慢痛，常呈渐进性增强，但有时也可迅速转为剧烈疼痛。②定位不准确、定性不清楚，这是内脏痛最为主要的特点，是由于痛觉感受器在内脏的分布要比在躯体稀疏得多。但若病变累及到胸膜或腹膜时，由于体腔浆膜壁层受到刺激而产生疼痛，称为体腔壁痛，这种疼痛与躯体痛类似，定位较准确。③对机械性牵拉、痉挛、缺血、炎症等刺激敏感，而对切割、烧灼等刺激不敏感。内脏痛是临床常见症状之一，了解疼痛的部位、性质和时间等规律对某些疾病的诊断有重要的参考价值。

腹腔内脏的痛觉传入纤维走行于自主神经干中，主要是交感神经干内的传入纤维，但食管及气管的痛觉传入神经混合在迷走神经内进入中枢。盆腔脏器中的膀胱三角区、前列腺、子宫颈、直肠等的痛觉冲动，则沿盆神经传入中枢。

2. 牵涉痛 某些内脏疾病往往引起体表特定部位发生疼痛或痛觉过敏的现象，称为牵涉痛（referred pain）。如心肌缺血时，可出现心前区、左肩和左上臂尺侧疼痛；胆囊炎、胆石症时，可出现右肩胛部疼痛；患阑尾炎时，初期可出现脐周或上腹部疼痛；患胃溃疡和胰腺炎时，可出现左上腹和肩胛间的疼痛；患肾结石时，可出现腹股沟区的疼痛。了解牵涉痛的部位对诊断某些内脏疾病具有重要参考价值。

关于牵涉痛的产生机制，目前有两种学说，即会聚学说和易化学说。会聚学说认为，发生牵涉痛的体表部位的传入纤维与患病内脏的传入纤维由同一后根传入，会聚到脊髓同一个后角神经元，即两者通过一共同的通路上传，且由于疼痛刺激多来自体表部位，大脑皮质习惯于识别体表的刺激信息，因而将来自内脏的痛觉信息误识别为来自体表，以至产生牵涉痛。易化学说认为，来自内脏和躯体的传入纤维到达脊髓后角同一区域内相邻的不同神经元，由患病内脏传入的冲动可提高邻近的体表感觉神经元的兴奋性，从而对体表传入冲动产生易化作用，这样就使平常并不引起体表疼痛的刺激变成了致痛刺激（图 10 – 12）。研究表明，局部麻醉有关的躯体部位后，通常不能抑制严重的牵涉痛，但可完全取消轻微的牵涉痛。因此，目前倾向于认为上述两种机制可能都起作用。

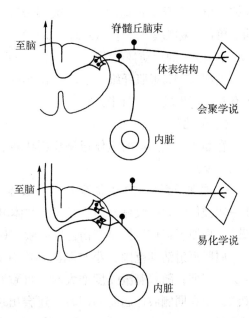

图 10 – 12　牵涉痛的产生机制

第四节　神经系统对躯体运动的调节

躯体运动是在骨骼肌活动的基础上进行的，是人和动物最基本的功能之一。而躯体的各种姿势和运动都是在神经系统的控制下实现的，这些是由脊髓、脑干、小脑、皮质下核团和大脑皮质共同配合完成的。

一、脊髓对躯体运动的调节

（一）脊髓的运动神经元和运动单位

1. 脊髓的运动神经元　脊髓是躯体运动调节中最基本的反射中枢。在脊髓灰质前角中，存在大量与运动有关的 α、γ 运动神经元，它们的轴突经前根直接分布到所支配的肌肉，末梢释放的递质均为乙酰胆碱。

α 运动神经元既接受来自皮肤、肌肉和关节等处外周感受器的传入信息，也接受来自从脑干到大脑皮质各级高位中枢的下传信息，完成一定的反射活动。躯体运动反射的传出信息最后都要通过 α 运动神经元传给骨骼肌（梭外肌），因此，α 运动神经元是躯体运动反射的最后公路（final common path）。

γ运动神经元胞体较小，分散在α运动神经元之间，其传出纤维较细（属于A$_\gamma$类纤维），它支配骨骼肌的梭内肌纤维，可调节肌梭对牵张刺激的敏感性。

2. 运动单位　α运动神经元的胞体较大，神经纤维较粗（属于A$_\alpha$类纤维），其轴突末梢分出许多小支，每一分支支配一根骨骼肌纤维，它兴奋时引起所支配的肌纤维收缩。由一个脊髓α运动神经元或脑干运动神经元及其所支配的全部肌纤维所组成的功能单位，称为运动单位（motor unit）。运动单位的大小不一，如一个支配四肢肌肉（如三角肌）的运动神经元，可支配约2000根肌纤维，而一个支配眼外肌的运动神经元只支配6~12根肌纤维。运动单位小的有利于完成精细的肌肉运动，运动单位大的则有利于产生较大的肌张力。

（二）脊髓反射

脊髓作为最基本的躯体运动反射中枢，体内有许多反射可在脊髓水平完成，主要有以下反射。

1. 屈肌反射与对侧伸肌反射　当肢体皮肤受到伤害性刺激时，可反射性引起受刺激一侧肢体的屈肌收缩、伸肌舒张，肢体出现屈曲，这种反射称为屈肌反射（flexor reflex）。屈肌反射使肢体避开伤害性刺激，具有保护性意义。

屈肌反射活动范围大小与刺激强度有关。例如，足趾受到较弱的刺激时，只引起踝关节屈曲；随着刺激强度增大时，可致膝关节甚至髋关节也屈曲；如果受到很强的刺激，则在同侧肢体屈曲的同时，还会出现对侧肢体伸直的反射活动，此称为对侧伸肌反射（crossed extensor reflex）。对侧肢体的伸直可以支持体重，具有维持躯体姿势的作用，故对侧伸肌反射是一种姿势反射。

2. 牵张反射　骨骼肌受到外力牵拉而伸长时，可反射性引起受牵拉的同一肌肉收缩，称为牵张反射（stretch reflex）。

（1）牵张反射的类型　牵张反射有腱反射和肌紧张两种类型。

腱反射（tendon reflex）是指快速牵拉肌腱时发生的牵张反射，其表现为被牵拉肌肉迅速而明显地缩短。例如膝跳反射，当膝关节半屈曲时，叩击股四头肌肌腱，可使股四头肌发生快速的反射性收缩。腱反射的潜伏期很短，约0.7ms，只够一次突触传递产生的时间延搁，故腱反射是单突触反射。它的中枢常只涉及1~2个脊髓节段，所以反应的范围仅限于受牵拉的肌肉。正常情况下腱反射受高位中枢的下行控制。临床上常采用检查腱反射的方法，来了解神经系统的某些功能状态。如果腱反射减弱或消失提示该反射弧的某个部分有损伤；而腱反射亢进提示高位中枢有病变。

肌紧张（muscle tonus）是指缓慢而持续地牵拉肌腱所引起的牵张反射。其表现为受牵拉的肌肉发生紧张性收缩状态，阻止肌肉被拉长。肌紧张对维持躯体姿势具有重要作用，是维持躯体姿势最基本的反射活动，也是其他姿势反射的基础。在人类，直立时的抗重力肌一般是伸肌，由于重力的持续影响，使得肌紧张主要表现在伸肌肌紧张。肌紧张产生的收缩力量并不大，只是抵抗肌肉被牵拉，不会引起躯体明显的位移，且表现为肌肉中的不同运动单位轮流收缩，不易发生疲劳。肌紧张的反射弧与腱反射相似，但它的中枢为多突触接替，属于多突触反射。

（2）牵张反射的反射弧　牵张反射的
基本反射弧比较简单。感受器是肌肉中的肌
梭，中枢主要在脊髓内，传入和传出纤维都
包含在支配该肌肉的神经中，效应器就是该
肌肉的肌纤维。因此，牵张反射反射弧的显
著特点是，感受器和效应器都在同一块肌
肉中。

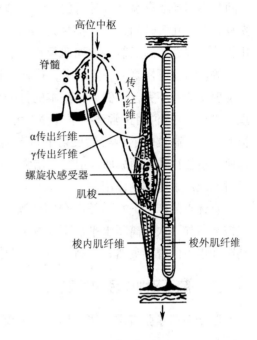

图 10 - 13　牵张反射

肌梭是一种感受肌肉长度变化或感受牵
拉刺激的梭形结构，其外层为一结缔组织
膜，膜内含 6～12 根特殊的肌纤维，称为梭
内肌纤维，膜外的一般肌纤维称为梭外肌纤
维。肌梭附着于肌腱或梭外肌纤维上，与梭
外肌纤维呈并联关系（图 10 - 13）。梭内肌
纤维的收缩成分在两端。感受装置位于中间
部分，无收缩功能，它们呈串联关系。肌梭
的传入神经纤维有 I 类和 II 类两种纤维，两
种纤维的传入信号都抵达脊髓前角的 α 运
动神经元。

当肌肉受外力牵拉变长时，肌梭也被拉长，其中间部分的感受装置受到的刺激加
强．导致 I 类纤维的传入冲动增加，反射性地引起支配同一肌肉的 α 运动神经元活动和
梭外肌收缩，便产生牵张反射。γ 运动神经元支配梭内肌，当它兴奋时，可使梭内肌从
两端收缩，中间部位的感受装置被牵拉而提高肌梭的敏感性。因此，γ 运动神经元对调
节牵张反射有重要的意义。

腱器官是肌肉内另一种感受装置，它分布于肌腱胶原纤维之间，与梭外肌纤维呈
串联关系。肌梭是一种长度感受器，其传入冲动对支配同一肌肉的 α 运动神经元起兴
奋作用；而腱器官感受肌张力的变化，是一种张力感受器，其传入冲动对同一肌肉的 α
运动神经元起抑制作用。一般地，当肌肉受牵拉时，肌梭首先兴奋而引起牵张反射，
使受牵拉的肌肉收缩以对抗牵拉；当牵拉力量进一步增大，则可兴奋腱器官而抑制牵
张反射，使牵张反射受到抑制，以避免被牵拉肌肉的过度收缩而受损。

（三）脊休克

在整体内，脊髓的活动经常处于高位中枢的调控之下，不易单独表现出来。为研
究脊髓本身的功能，在动物实验中常将脊髓切断（在第五节颈髓水平以下切断，保持
动物的呼吸功能），这种动物称为脊动物。当脊髓与高位中枢突然离断后，断面以下的
脊髓会暂时丧失反射活动能力而进入无反应的状态，这种现象称为脊休克（spinal
shock）。表现为断面以下脊髓所支配的躯体和内脏的反射活动均减退以至消失，如躯体
运动反射活动消失、骨骼肌紧张性下降，外周血管扩张，血压下降，出汗被抑制，大

便、尿潴留等。脊休克是暂时现象，以后各种脊髓反射活动可逐渐恢复。反射恢复的时间与不同动物脊髓反射对高位中枢的依赖程度有关。如蛙在脊髓离断后数分钟内即恢复，犬需几天时间，而人类恢复最慢，需数周至数月。恢复过程中，最先恢复的是比较简单和原始的反射，如屈肌反射和腱反射等，而后是较复杂的反射，如对侧伸肌反射等。血压可恢复到一定水平，排便、排尿反射也有一定程度的恢复。但恢复的这些反射功能并不完善，例如，基本的排尿反射可以进行，但排尿不能受意识控制（表现为失禁）。这说明正常情况下脊髓作为这些躯体、内脏反射初级中枢的功能受高位中枢的调控。高位中枢对脊髓反射的调节包括易化作用和抑制作用两个方面。恢复后，伸肌反射往往减弱而屈肌反射往往增强，说明正常时高位中枢对伸肌反射有易化作用，而对屈肌反射有抑制作用。

脊休克的产生，并不是由脊髓切断的损伤刺激所引起，因为动物实验表明，脊休克恢复后如再次在离断水平以下切断脊髓，脊休克不会再次出现。说明脊休克是由于离断面以下的脊髓突然失去高位中枢的调控所致。

二、脑干对肌紧张的调节

脑干对肌紧张有重要调节作用，主要通过脑干网状结构易化区和抑制区的活动而实现的。

（一）脑干网状结构易化区

脑干网状结构中加强肌紧张和肌肉运动的区域，称为易化区。易化区的范围较广，包括延髓网状结构的背外侧部分、脑桥的被盖、中脑的中央灰质及被盖等部位（图10-14）。脑干网状结构易化区的作用主要是通过网状脊髓束向下与脊髓前角的 γ 运动神经元联系，兴奋 γ 运动神经元从而增强肌紧张和肌肉运动。

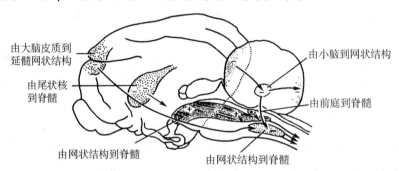

由大脑皮质到延髓网状结构
由尾状核到脊髓
由网状结构到脊髓
由小脑到网状结构
由前庭到脊髓
由网状结构到脊髓

图 10-14　猫脑干网状结构下行抑制和易化系统
＋易化区　　－抑制区

（二）脑干网状结构抑制区

脑干网状结构中抑制肌紧张和肌肉运动的区域，称为抑制区。抑制区较小，位于延髓网状结构的腹内侧部分。它通过网状脊髓束抑制 γ 运动神经元，使肌梭敏感性降低，从而降低肌紧张。大脑皮质运动区、纹状体、小脑前叶蚓部等处，也有抑制肌紧张的作用，这种作用可能是通过加强脑干网状结构抑制区的活动来实现的。

（三）去大脑僵直

正常情况下，易化区的活动较强，抑制区的活动较弱，两者在一定水平上保持相对平衡，以维持正常的肌紧张。在中脑上、下丘切断脑干后，动物出现四肢伸直、头尾昂起、脊柱挺硬的角弓反张现象，称为去大脑僵直（decerebrate rigidity）。它的发生是因为切断了大脑皮质、纹状体等部位与脑干网状结构的功能联系，使抑制区活动明显减弱，而易化区活动相对地占了优势，以至伸肌紧张明显加强，造成了僵直现象。人类也可以出现头后仰、上下肢僵硬伸直等类似动物去大脑僵直的现象，这是脑干严重损伤的信号。

三、小脑对躯体运动的调节

依据小脑的传入和传出纤维联系，将小脑分为前庭小脑、脊髓小脑和皮质小脑三个主要的功能部分（图 10-15）。它们在躯体运动的调节中发挥着不同的作用。

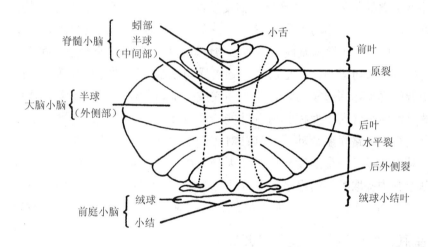

图 10-15　小脑分叶

（一）前庭小脑的功能

前庭小脑又称古小脑，主要由绒球小结叶构成，它与前庭器官和前庭神经核有密切联系。其反射途径为：前庭器官→前庭神经核→前庭小脑→前庭神经核→脊髓运动神经元→肌肉。实验证明，切除绒球小结叶的猴，平衡功能严重失调，身体倾斜，站立困难，但其他随意运动仍能协调；临床上也观察到，第四脑室肿瘤的病人，由于压迫损伤绒球小结叶，病人可出现类似上述平衡失调的症状。因此，前庭小脑的主要功能是维持身体平衡。

（二）脊髓小脑的功能

脊髓小脑又称旧小脑，主要功能是调节肌紧张和协调随意运动。包括小脑前叶和后叶的中间带区，主要接受来自脊髓本体感觉传入以及视觉、听觉等传入信息，还接受来自脑桥以及大脑皮质下行运动通路的侧支的纤维投射。小脑前叶的传出信息可抵达脑干网状结构，后叶中间带区的传出信息可抵达红核、丘脑和大脑皮质运动区。因此脊髓小脑与大脑皮质运动区建立双向环路联系，对大脑皮质发动的随意运动起协调作用。当脊髓小脑受损后，由于不能有效利用来自大脑和外周感觉的反馈信息来协调随意运动，使运动变得笨拙而不准确，表现为随意运动的力量、速度、方向和限度出现障碍，动作不是过度就是不及，行走摇晃，步态蹒跚，同时还可出现肌肉意向性震颤。这种小脑损伤后的动作协调障碍，称为小脑性共济失调。

此外，脊髓小脑参与肌紧张的调节，包括易化和抑制双重作用，分别通过脑干网状结构易化区和抑制区而发挥作用。前叶蚓部有抑制肌紧张的作用，小脑前叶的两侧部和后叶中间带有易化肌紧张的作用。在进化过程中，小脑抑制肌紧张的作用逐渐减弱，而易化肌紧张的作用逐渐加强。人类小脑损伤后，主要表现出肌紧张降低、肌无力等症状。

（三）皮质小脑的功能

皮质小脑又称新小脑，是指半球的外侧部。主要功能是参与随意运动的设计。它们不接受外周感觉的传入，而主要与大脑皮质的感觉区、运动区和联络区构成回路，来参与随意运动的设计及运动程序的编制。一个随意运动的完成包括运动的设计和执行两个阶段，其中皮质小脑与基底神经节参与设计过程，而脊髓小脑参与执行过程。

人进行的各种精巧运动，都是通过大脑皮质与小脑不断进行联合活动，设计和执行间反复协调而逐步熟练起来的。骨骼肌在完成一个新动作时，最初常常是粗糙而不协调的，这是因为小脑尚未发挥其协调功能。经过反复练习以后，通过大脑皮质与小脑之间不断进行的环路联系活动，小脑针对传入的运动信息，及时纠正运动过程中出现的偏差，从而贮存了一套运动程序。当大脑皮质要发动某项精巧运动时，可通过环路联系，从小脑中提取贮存的程序，再通过皮质脊髓束和皮质核束发动这项精巧运动，使骨骼肌活动协调，动作平稳、准确和熟练，且完成迅速，几乎不需经过思考。

四、基底神经节对躯体运动的调节

基底神经节（basal ganglia）是指大脑皮质下一些核团的总称。基底神经节主要包括纹状体（包括尾状核、壳核、苍白球）、丘脑底核、中脑的黑质和红核等。其中苍白球是较古老的部分，称旧纹状体；尾状核和壳核进化较新，称新纹状体。

目前，对基底神经节功能的认识仍不十分清楚，它可能对随意运动的产生和稳定、肌紧张的调节、本体感受传入冲动信息的处理等都有关。有关人类基底神经节功能的认识，主要是根据它们损伤时出现的临床症状和治疗结果进行推测得来的。一般来说基底核损伤的临床表现可分为两大类：一类表现为运动过少而肌紧张增强，例如帕金森病（Parkinson disease）；另一类表现为运动过多而肌紧张降低，例如舞蹈病（chorea）和手足徐动症等。

帕金森病又称震颤麻痹，其主要症状是全身肌紧张增高、肌肉强直、随意运动减少、动作缓慢、面部表情呆板、常出现静止性震颤（多见于手部）等。关于帕金森病产生的机制，目前认为，与患者中脑双侧黑质发生病变，多巴胺递质合成受损有关。

正常时由黑质合成的多巴胺递质可以上行抑制纹状体乙酰胆碱递质系统的活动，因此若黑质发生病变，便不能正常抑制纹状体内乙酰胆碱递质系统的活动，导致纹状体内乙酰胆碱递质系统的功能亢进，因而出现一系列帕金森病的症状。在动物实验中用利血平消耗掉儿茶酚胺类递质（包括多巴胺），可使动物出现类似的症状，而在临床实践中使用左旋多巴以增加多巴胺的合成，或应用 M 型受体阻断剂等，均对帕金森病有治疗作用。

舞蹈病患者主要表现出头部和上肢不自主的舞蹈样动作，肌张力降低。其病变部位在双侧新纹状体，其中胆碱能神经元和 GABA 能神经元的功能减退，而黑质多巴胺能神经元功能相对亢进，从而出现舞蹈病症状。因此，临床上用利血平消耗掉多巴胺，可以缓解舞蹈病患者的症状。

五、大脑皮质对躯体运动的调节

大脑皮质是调节躯体运动的最高级中枢。其信息经下行通路最后抵达位于脊髓前角和脑干的运动神经元来控制躯体运动。

（一）大脑皮质的运动区

大脑皮质是调节躯体运动的最高级中枢，大脑皮质中与躯体运动有密切关系的区域，称为大脑皮质运动区。人类的大脑皮质运动区主要在中央前回和中央旁小叶前部，它对躯体运动的控制具有下列特征。

1. 交叉支配 皮质运动区对躯体运动的支配是交叉的，即一侧皮质运动区支配对侧躯体的骨骼肌，但在头面部，只有面神经支配的眼裂以下表情肌和舌下神经支配的舌肌主要受对侧皮质控制，其余的肌肉受双侧皮质控制。所以，当一侧内囊损伤时，只有对侧眼裂以下表情肌与舌肌发生麻痹，但头部大多数肌肉的活动基本正常。

2. 功能定位精细，呈倒置排列 一定的皮质运动区支配一定部位的肌肉，且其定位排列与体表感觉区相似，为倒置的人体投影分布，但头面部代表区内部呈正立排列。

3. 功能代表区的大小与运动的精细复杂程度有关 运动愈精细、愈复杂的部位，在皮质运动区内所占的范围愈大。如手掌、五指以及发声部位所占皮质面积很大，而躯干所占面积则很小（图 10 – 16）。

（二）大脑皮质下行通路及其功能

1. 锥体系及其功能 锥体系是指由大脑皮质运动区发出，控制躯体运动的下行系统，包括皮质脊髓束和皮质核束。皮质脊髓束是由皮质发出，经内囊、脑干下行到脊髓前角运动神经元的传导束。皮质脊髓束中约 80% 的纤维在延髓锥体交叉到对侧，为皮质脊髓侧束，此束与脊髓前角外侧部的运动神经元构成突触联系，控制四肢远端肌肉，与精细的、技巧性的运动有关。皮质脊髓束其余约 20% 的纤维不交叉，在同侧脊髓前索下行，为皮质脊髓前束，该束纤维的大部分交叉至对侧，支配躯干肌和四肢近端的肌肉。有小部分纤维终止于同侧前角运动神经元。主要控制躯干以及四肢近端的肌肉，与姿势的维持和粗大运动有关。

皮质核束是由皮质发出，经内囊到达脑干内各躯体运动核的神经元的传导束。其

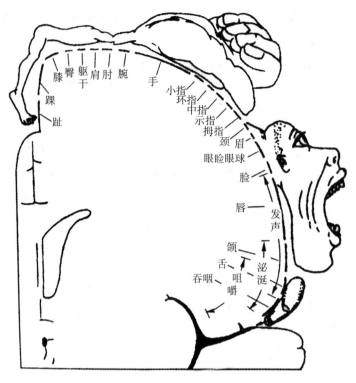

图 10 – 16　大脑皮质运动区

中大多数接受双侧皮质支配，仅面神经核下部（支配眼裂以下面肌）和舌下神经核（支配舌肌）只接受对侧支配。

锥体系的功能是发动随意运动，完成肢体远端的精细活动。锥体系任何部位损伤都可引起支配区的随意运动消失，即瘫痪。锥体系的神经元一般分为上运动神经元和下运动神经元。前者的含义与锥体系基本相同，后者则为脊髓前角和脑干内躯体运动核的神经元。上运动神经元损伤被认为就是皮质运动区或锥体束损伤，表现为"硬瘫"，范围较广泛、骨骼肌张力增加、腱反射亢进、巴宾斯基征（Babinski sign）阳性、早期无肌肉萎缩等。但现在已了解到，上述锥体束综合征实际上往往合并有锥体外系的损伤，出现硬瘫可能由于姿势调节通路受损所致，因为单纯锥体系损伤可能仅出现软瘫。至于下运动神经元损伤，即脊髓前角或脑干躯体运动神经损伤，引起肌肉麻痹的范围较为局限，骨骼肌张力降低，为软瘫，腱反射减弱或消失，肌肉因失去神经的营养性作用而早期即出现明显萎缩。

2. 锥体外系及其功能　锥体外系则指除锥体系以外所有控制脊髓前角运动神经元活动的下行通路。既包括直接起源于皮质下核团如尾状核、苍白球、黑质、红核等控制的下行通路，也包括从大脑皮质下行和锥体束侧支进入皮质下核团转而控制脊髓运动神经元的传导系统。该系统经多次接替后主要经顶盖脊髓束、网状脊髓束、前庭脊髓束以及红核脊髓束等下达脊髓。

锥体外系对肌肉运动的控制为双侧性，主要功能是调节肌紧张和协调肌群的运动。

第五节　神经系统对内脏活动的调节

调节内脏活动的是内脏神经，因其调节内脏活动时不受意识控制，故称为自主神经系统（autonomic nervous system）。实际上，自主神经系统的活动也受大脑皮质和皮质下各级中枢的调节，所谓"自主"，是与明显受意识控制的躯体运动相对而言。

一、自主神经系统的结构和功能特征

（一）自主神经系统的结构

自主神经系统的神经纤维广泛分布于全身各内脏器官（图10-17），所支配的效应器为平滑肌、心肌和腺体（消化腺、汗腺、部分汗腺）。自主神经系统按结构和功能的不同，分为交感神经系统和副交感神经系统两大部分。两者在形态结构上又各有特点，其主要区别如下。

交感神经系统起源于脊髓胸腰段（胸1~腰3）灰质侧角；副交感神经系统起源于脑干内Ⅲ、Ⅶ、Ⅸ、Ⅹ对脑神经核和脊髓骶段第2~4节灰质侧角。

自主神经由中枢到达效应器之前，需进入外周神经节内换元，因此自主神经有节前纤维与节后纤维之分（但肾上腺髓质直接接受交感神经节前纤维的支配）。交感神经换元的部位在椎旁神经节和椎前神经节，故其节前纤维短，节后纤维长；而副交感神经换元的部位在器官旁神经节和壁内神经节，其节前纤维长，节后纤维短。

一根交感节前纤维与许多个节后神经元联系，故刺激交感节前纤维，引起的反应比较弥散；而副交感神经则不同，节前纤维与较少的节后神经元联系，因此引起的反应比较局限。

（二）自主神经系统的功能特征

1. 紧张性支配　自主神经对所支配的器官持续发放低频率神经冲动，使效应器经常维持一定的活动状态，这种作用称为紧张性作用。各种功能调节都是在紧张性活动的基础上进行的。动物实验中发现，如切断心交感神经，交感紧张性作用消失，心率减慢；反之，如切断心迷走神经，心率便加快。一般认为，自主神经的紧张性来源于中枢，而中枢的紧张性则来源于反射性和体液因素等多种原因。

2. 双重支配　人体多数器官都接受交感神经和副交感神经双重支配，但交感神经分布更广泛，几乎全身所有内脏器官都受其支配，副交感神经分布相对较局限。某些内脏器官，如肾上腺髓质、汗腺、竖毛肌、体内绝大多数的血管等，只接受交感神经支配。

3. 功能相互拮抗　交感神经和副交感神经对同一器官的作用往往相互拮抗。而这种相互拮抗作用是既对立又统一的，使该器官的功能活动能适应不同条件下的需要。例如，在机体安静时，迷走神经作用占优势，能抑制心脏的活动，有利于心脏的休整；而在活动时，交感神经作用占优势，兴奋心脏，有利于机体对血流量增加的需要。

但有时两者对某一器官的作用也有一致的方面，交感神经和副交感神经均可引起

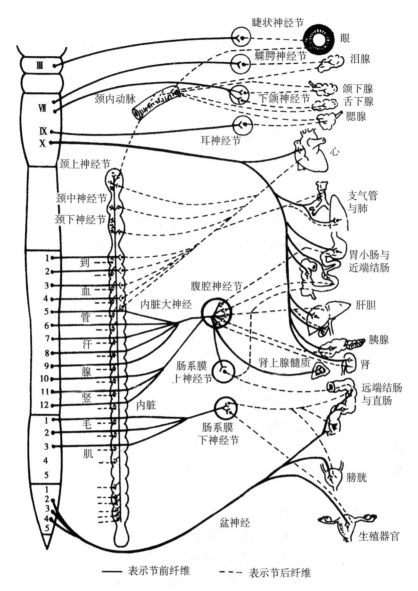

—— 表示节前纤维   - - - 表示节后纤维

图 10 - 17   人体自主神经的分布

唾液腺的分泌，只是交感神经兴奋时促进分泌少量黏稠的唾液，副交感神经兴奋时引起分泌大量稀薄的唾液。另外两者的作用还受效应器功能状态影响，例如，刺激交感神经对有孕子宫，增强其运动；而对无孕子宫则抑制其运动。

4. 作用的生理意义不同   交感神经系统的活动常伴有肾上腺髓质分泌，故称交感－肾上腺髓质系统。其生理意义是动员机体潜在能力，应付环境的急骤变化。当人体遭遇紧急情况时，如剧痛、失血、窒息、寒冷、恐惧等，交感神经系统将被立即调动起来，表现出一系列交感－肾上腺髓质系统亢进的现象，称为应急反应（emergency reaction）。这一反应包括：呼吸加快，通气量增大；心率加快，心肌收缩力增强，心输出量增多，血压升高；内脏血管收缩，肌肉血流量增多，血液重新分配；代谢活动加强，为肌肉收缩提供充分的能量等。

副交感神经系统的作用相对比较局限，整个系统活动的主要生理意义在于保护机体、促进休整恢复、促进消化吸收、积蓄能量以及加强排泄和生殖功能等，保证机体安静时基本生命活动的正常进行。

二、自主神经系统的主要功能

交感神经和副交感神经在体内分布广泛，对许多器官都有一定的作用。现将自主神经的主要功能按人体系统、器官的分类列表综述如下（表10－3）。

表10－3　自主神经的主要功能

器官	交感神经	副交感神经
循环器官	心跳加强加快，皮肤、内脏等处血管收缩，骨骼肌血管可收缩或舒张	心跳减慢，心房肌收缩力减弱，部分血管（脑膜、消化腺、外生殖器等处）舒张
呼吸器官	支气管舒张	支气管收缩，腺体分泌
消化器官	分泌黏稠唾液，抑制胃肠道运动，抑制腺体分泌（唾液腺除外）促进括约肌收缩	分泌稀薄唾液，促进胃肠道运动促进腺体分泌，使括约肌舒张
泌尿生殖器官	膀胱逼尿肌舒张，括约肌收缩。促进子宫收缩（有孕）或舒张（无孕）	膀胱逼尿肌收缩，括约肌舒张
眼	瞳孔扩大，睫状肌松弛	瞳孔缩小，睫状肌收缩，促进泪腺分泌
皮肤	竖毛肌收缩，汗腺分泌（胆碱能）	
代谢与内分泌	促进糖原分解、脂肪动员，促进肾上腺髓质激素、肾素分泌	促进胰岛素、胃肠激素分泌

三、自主神经的递质和受体

自主神经对内脏器官的作用是通过神经末梢释放神经递质而实现的，主要为乙酰胆碱和去甲肾上腺素。递质必须与相应的受体结合才能发挥其生理效应。受体是指位于细胞膜上或细胞内能与某些化学物质特异性结合并产生特定生物学效应的特殊生物分子。学习有关受体的理论，对于进一步理解某些药物的作用及临床治疗工作有一定的意义。例如，某些药物能与受体结合并产生与递质类似的生理效应，称为受体激动剂（或递质拟似剂）；而有些药物也可与受体结合但不能产生递质的效应，从而使递质不能发挥作用，称为受体阻断剂（或递质拮抗剂）。

（一）自主神经末梢的递质

1. 乙酰胆碱　乙酰胆碱（acetylcholine，ACh）是外周神经末梢释放的一类重要递质。凡以乙酰胆碱作为递质的神经纤维称为胆碱能纤维。自主神经中的胆碱能纤维包括全部交感和副交感神经的节前纤维、大多数副交感神经节后纤维（除少数释放肽类物质的纤维外）、少数（指支配汗腺和骨骼肌血管）交感神经节后纤维以及躯体运动神经纤维。

2. 去甲肾上腺素　去甲肾上腺素（norepinephrine，NE）是外周神经末梢释放的另一类重要递质。凡以去甲肾上腺素作为递质的神经纤维称为肾上腺素能纤维。大部分交感神经节后纤维（除上述少数交感神经胆碱能节后纤维外）都属于肾上腺素能纤维。

除上述两类主要的外周神经递质外，还发现有嘌呤类和肽类递质。在胃肠道的自主神经系统中已发现多种肽类物质，例如，引起胃产生胃容受性舒张的迷走神经纤维的递质可能就是一种称为血管活性肠肽的肽类物质。

（二）自主神经的受体

1. 胆碱能受体 胆碱能受体（cholinergic receptor）是指存在于突触后膜或效应器细胞膜上、能与乙酰胆碱结合而产生生理效应的特殊蛋白质。根据其药理特性，胆碱能受体可分为毒蕈碱（muscarinic receptor，M 受体）和烟碱（nicotinic receptor，N 受体）两种类型，它们因分别能与天然植物中的毒蕈碱和烟碱这两种生物碱相结合并产生两类不同生物效应而得名。

（1）毒蕈碱型受体 这类受体主要分布于大多数副交感神经节后纤维和少数交感神经节后纤维（胆碱能）所支配的效应器细胞膜上。乙酰胆碱与 M 受体结合后，可产生一系列自主神经节后胆碱能纤维兴奋的效应，如心脏活动抑制，支气管、消化管平滑肌和膀胱逼尿肌收缩，消化腺分泌增加，瞳孔缩小、汗腺分泌增多、骨骼肌血管舒张等反应，因此，将这些效应称为毒蕈碱样作用或 M 样作用。阿托品是毒蕈碱型受体的阻断剂。临床上使用阿托品，可解除胃肠平滑肌痉挛，缓解疼痛，但也可引起心跳加快、唾液和汗液分泌减少等反应。

（2）烟碱型受体 这类受体存在于交感和副交感神经节神经元的突触后膜和神经-骨骼肌接头处的终板膜上。N 受体又分为两种亚型：位于神经节突触后膜上的受体为 N_1 受体（又称为神经元型烟碱受体）；存在于骨骼肌运动终板膜上的受体为 N_2 受体（又称为肌肉型烟碱受体）。乙酰胆碱与 N_1 受体结合后，可引起自主神经节的节后神经元兴奋；如与 N_2 受体结合，则引起终板电位，导致骨骼肌的兴奋。这些作用称为烟碱样作用或 N 样作用。两种 N 受体都是化学门控通道。六烃季铵主要阻断 N_1 受体的功能，十烃季铵主要阻断 N_2 受体的功能，筒箭毒碱既可阻断 N_1 受体，也可阻断 N_2 受体的功能。

2. 肾上腺素能受体 肾上腺素能受体（adrenergic receptor）是指人体内能与去甲肾上腺素和肾上腺素相结合的受体，分布于交感神经节后纤维末梢支配的效应器细胞膜上。可分为 α 型肾上腺素能受体和 β 型肾上腺素能受体两类。

（1）α 型肾上腺素能受体 简称 α 受体，它又分为 α_1 和 α_2 两种亚型。儿茶酚胺与 α 受体结合后所产生的平滑肌效应主要是兴奋性的，如血管收缩、子宫收缩、瞳孔开大肌收缩等，但对小肠为抑制性效应，使小肠的平滑肌舒张。酚妥拉明为 α 受体阻断剂。

（2）β 型肾上腺素能受体 简称 β 受体。β 受体主要有 β_1、β_2、β_3 三种亚型。β_1 受体分布于心脏组织中，如窦房结、房室传导系统、心肌等处，其作用是兴奋性的，促使心率加快、心内兴奋传导速度加快、心收缩力量加强。β_2 受体分布于支气管、胃、肠、子宫及许多血管平滑肌细胞上，作用是抑制性的，即促使这些平滑肌舒张。β_3 受体主要分布于脂肪组织，与脂肪的分解有关。普萘洛尔对 β_1 和 β_2 两种受体都有阻断作用。阿替洛尔能阻断 β_1 受体，丁氧胺则主要阻断 β_2 受体。

现将自主神经递质的受体分布及其效应综合列于表 10-4。

表 10-4　自主神经系统胆碱能受体和肾上腺素能受体的分布及其效应

效应器	胆碱受体	效应	肾上腺素受体	效应
心				
窦房结	M	心率减慢	β_1	心率加快
房室传导系统	M	传导减慢	β_1	传导加快
心肌	M	收缩力减弱	β_1	收缩力增强
血管				
脑血管	M	舒张	α_1	收缩
冠状血管			α_1	收缩
			β_2	舒张（为主）
皮肤黏膜血管			α_1	收缩
腹腔内脏血管			α_1	收缩（为主）
			β_2	舒张
骨骼肌血管	M	舒张	α_1	收缩
			β_2	舒张（为主）
呼吸器官				
支气管平滑肌	M	收缩	β_2	舒张
支气管腺体	M	促进分泌	α_1	抑制分泌
			β_2	促进分泌
消化器官				
胃平滑肌	M	收缩	β_2	舒张
小肠平滑肌	M	收缩	α_2	舒张
括约肌	M	舒张	α_1	收缩
腺体	M	促进分泌	α_2	抑制分泌
唾液腺	M	分泌大量稀薄唾液	α_1	分泌少量黏稠唾液
泌尿生殖器官				
膀胱逼尿肌	M	收缩	β_2	舒张
内括约肌	M	舒张	α_1	收缩
子宫平滑肌	M	可变（受雌激素、孕激素、妊娠和其他因素而变）	α_1	收缩（有孕）
			β_2	舒张（无孕）
眼				
瞳孔括约肌	M	收缩（缩瞳）		
瞳孔开大肌			α_1	收缩（扩瞳）
睫状肌	M	收缩（视近物）	β_2	舒张（视远物）
皮肤				

续表

效应器	胆碱受体	效应	肾上腺素受体	效应
竖毛肌			α_1	收缩
汗腺	M	促进温热性发汗	α_1	促进精神性发汗
代谢				
糖酵解			β_2	加强
脂肪分解代谢			β_3	加强

四、中枢对内脏活动的调节

（一）脊髓

脊髓是某些内脏反射活动如血管张力反射、排尿反射、排便反射、发汗反射和勃起反射等的初级中枢，但平时这些反射活动受高位中枢的控制。临床上观察到，脊髓损伤的病人，在脊休克期过去以后，上述内脏反射可以逐渐恢复，说明脊髓对内脏活动的确具有一定的调节能力，但由于失去了高位脑中枢的控制，这些反射远不能适应正常生理需要。例如，脊髓离断的病人在脊休克过后，由卧位转为直立位时常感头晕，因为此时血管张力反射活动不能及时发生适应性改变。还有基本的排尿反射虽可进行，但不能受意识控制，而且排尿经常不完全。

（二）脑干

脑干是许多重要内脏活动的中枢。延髓具有特别重要的作用，因为心血管、呼吸、消化等活动的基本反射中枢都位于延髓。动物实验或临床实践中观察到，如延髓被压迫或受损，可迅速引起呼吸、心跳等生命活动停止，造成死亡。因此，延髓有"生命中枢"之称。此外，脑桥是呼吸调整中枢，中脑还有瞳孔对光反射中枢，也都有重要的临床意义。

（三）下丘脑

下丘脑内有许多神经核团，在内脏活动的调节中起重要作用。下丘脑与边缘前脑和脑干网状结构具有密切的功能联系。现在发现，下丘脑不仅能把内脏活动与机体的其他生理过程联系起来，而且与躯体运动及情绪反应等都有密切的关系。因此，下丘脑是调节内脏活动的较高级中枢，下丘脑的主要功能如下。

1. 对摄食行为的调节　动物实验中证实，下丘脑内有摄食中枢（feeding center）和饱中枢（satiety center）。如果毁坏动物下丘脑外侧区，导致动物拒食；用电流刺激此区时，引起动物多食，因此，认为该区域内存在摄食中枢。如果刺激下丘脑腹内侧核可引起动物拒食；毁坏腹内侧核，则动物饮食量增大，逐渐肥胖，提示该区中存在饱中枢。动物在饥饿时，摄食中枢放电频率较高，而饱中枢放电频率较低；静脉注射葡萄糖后，则前者放电频率减少而后者放电频率增多。说明摄食中枢与饱中枢之间具有交互抑制的关系。

2. 对水平衡的调节　水平衡的调节包括摄水与排水两个方面，毁损下丘脑可导致动物烦渴与多尿，说明下丘脑能调节水的摄入和排出。下丘脑控制排水的功能是通过改变抗利尿激素的分泌来实现的。通过渗透压感受器，按血浆渗透压的变化来调节抗利尿激素的分泌。

3. 对体温的调节　下丘脑不仅有大量对温度变化敏感的神经元，而且体温调节的基本中枢即位于下丘脑。因此，对于维持体温的相对恒定，下丘脑有着十分重要的作用（见第七章）。

4. 对情绪反应的影响　动物实验证明，下丘脑有和情绪反应密切相关的神经结构，在间脑水平以上切除大脑的猫，只要给予轻微刺激，就能激发强烈的防御反应，如张牙舞爪、毛发竖起、心跳加速、呼吸加快、瞳孔扩大、血压升高等，这一现象称为"假怒"。在平时，下丘脑的这种活动，由于受到大脑皮质的抑制，不易表现出来。切除大脑后，抑制被解除，轻微的刺激也可引发"假怒"。研究表明，在下丘脑近中线两旁的腹内侧区存在"防御反应区"。刺激该区，可表现出防御性行为。此外，电刺激下丘脑外侧区也可引起动物出现攻击行为，电刺激下丘脑背侧区则出现逃避行为。在人类下丘脑发生疾病，也常常出现不正常的情绪反应。

5. 对腺垂体及其他内分泌功能的调节　下丘脑内有些神经元，可合成多种调节腺垂体功能的肽类物质，对人体的内分泌功能调节有十分重要的作用（详见第十一章）。

6. 对生物节律的控制　机体的许多活动能按一定时间顺序呈现周期性变化，称为生物节律（biorhythm）。根据周期的长短可划分为日节律、月节律、年节律等。其中日节律最为重要，例如体温、血细胞数、促肾上腺皮质激素分泌、动脉血压等。据研究，这种日节律的控制中心可能在下丘脑的视交叉上核。将动物双侧视交叉上核损毁后，机体的正常昼夜节律就消失。视交叉上核通过视网膜－视交叉上核束与视觉感受装置发生联系，因而能随昼夜光照变化而改变其活动，使体内一些重要的功能活动周期与昼夜交替的周期同步化。如人为改变昼夜的光照变化，可使一些功能的日周期发生位相的移动。

（四）大脑皮质

大脑皮质对内脏活动的调节，目前了解不多。与内脏活动关系密切的皮质结构，是边缘系统和新皮质的某些区域。

1. 边缘系统　边缘系统包括边缘叶以及与其有密切关系的皮质和皮质下结构。边缘叶是指大脑半球内侧面皮质下围绕在脑干顶端和胼胝体周围的一些环周结构，如海马、穹窿、海马回、扣带回、胼胝体回等，它们与岛叶、颞极、眶回以及皮质下的杏仁核、隔区、下丘脑和丘脑前核等，在结构和功能上有密切的关系，都属于边缘系统。

边缘系统是调节内脏活动的重要中枢，它可调节呼吸、胃肠、瞳孔、膀胱等的活动，还与情绪、食欲、性欲、生殖和防御等活动有密切关系。边缘系统与学习和记忆功能也有关。动物实验与临床观察均证明，海马、穹窿、乳头体以及乳头体丘脑束等与近期记忆能力有关，如这些部位受到损伤，会导致近期记忆能力丧失。

2. 新皮质　新皮质中的某些区域也与内脏活动密切相关。例如，用电流刺激皮质运动区及其周围区域，除产生不同部位的躯体运动以外，还可分别引起血管舒缩、汗腺分泌、呼吸运动、直肠和膀胱活动等的改变。这些结果表明，新皮质与内脏活动有关系，而且区域分布和躯体运动代表区的分布有一致的地方。

第六节　脑的高级功能

人的大脑皮质高度发达，它除了在产生感觉、调节躯体运动和内脏活动中发挥重要作用以外，还有许多更为复杂的功能，如学习、记忆、思维、语言等，这些功能统称为脑的高级功能。它们与条件反射有着密切的联系。

一、条件反射

条件反射（conditioned reflex）是在非条件反射的基础上，在个体后天生活过程中，于一定条件下建立起来的一类反射。

（一）条件反射的形成

在实验中，给狗喂食会引起唾液分泌，这是非条件反射，食物称为非条件刺激。在平时，铃声不会使狗分泌唾液，铃声称为无关刺激。但是，如果喂食前先施以铃声刺激，然后再给食物，经多次重复后，当铃声出现，即使不给狗食物，狗也会分泌唾液，这样铃声刺激引起狗唾液分泌的条件反射就建立起来了。这时，铃声不再是唾液分泌的无关刺激，而是成为进食的信号，即变成了条件刺激。在日常生活中，任何无关刺激只要多次与非条件刺激结合，都可能转变成条件刺激而引起条件反射。如灯光、食物的形状、颜色、气味、进食的环境、喂食的人等，由于经常与食物伴随出现，都可能成为条件刺激而引起唾液分泌。由此可见，条件反射形成的基本条件，是无关刺激与非条件刺激在时间上的结合，这个结合过程称为强化（reinforcement）。

有些条件反射比较复杂，动物必须通过自己完成一定的动作或操作，才能得到非条件刺激的强化，这样建立起来的条件反射称为操作式条件反射。例如，将大白鼠放在实验箱内，只要它在走动中偶然踩在内设的杠杆上，即给予食物，经多次重复，大白鼠即学会了为获得食物而主动去踩杠杆。

（二）条件反射的泛化、分化和消退

当一种条件反射建立后，给予和条件刺激相近似的刺激，也能同样获得条件反射的效果，这种现象称为条件反射的泛化。如果以后只对原来的条件刺激给予强化，而对与它近似的刺激不予强化，经多次重复后，与它近似的刺激就不再引起条件反射，这种现象称为条件反射的分化。分化的形成是由于近似刺激得不到强化，使皮质产生了抑制过程，这种抑制称为分化抑制。分化抑制的出现对大脑皮质完成分析功能具有重要的意义。

条件反射建立以后，如果反复用条件刺激而不给予非条件刺激的强化，该条件反射的效应就会逐渐减弱，最后完全消失，这种现象称为条件反射的消退。条件反射的消退并不是条件反射的简单丧失，而是中枢把原先引起兴奋性效应的信号转变为产生抑制性效应的信号。

（三）条件反射的意义

条件反射与非条件反射具有不同的特点，它们的主要区别见表 10 – 5。

表 10 – 5　非条件反射和条件反射的基本区别

非条件反射	条件反射
先天遗传，种族共有	后天获得，有个体差异
数量相对有限	数量上无限
反射弧比较固定	反射弧有较大的可变性，可以新建、消退、分化和改造
适应性有限	具有精确而完整的高度适应性

条件反射具有重要的生物学意义。机体通过条件反射的建立，可对数量无限的各种环境变化的刺激产生精确而完善的、具有高度适应意义的反应，从而大大增强机体活动的预见性、灵活性和精确性，使机体对环境具有更加广泛和完善的适应能力。

二、人类大脑皮质活动的特征

（一）两种信号系统

研究动物条件反射的方法，同样可以在人类建立条件反射。但人类由于从事社会性的生活与生产实践，促进了大脑皮质的高度发展，因此，人类的条件反射也就具有动物所不具有的特点。

1. 第一信号系统　现实的具体信号称为第一信号。如灯光、铃声、食物的形状、气味等。对第一信号发生反应的大脑皮质功能系统，称为第一信号系统（first signal system），是人类和动物所共有的。

2. 第二信号系统　抽象信号称为第二信号。即语言和文字等。对第二信号发生反应的大脑皮质功能系统，称为第二信号系统（second signal system），这是人类所特有的，也是人类区别于动物的主要特征。

第二信号系统是在第一信号系统活动的基础上建立的，是个体在后天发育过程中逐渐形成的。人类由于有了第二信号系统活动，条件反射更加高级、复杂，可以借助于语言和文字来表达思维，并进行抽象思维，从而不仅能更好地适应环境，而且能进一步改造环境。

（二）大脑皮质的语言中枢

人类大脑皮质一定区域的损伤可引起具有不同特点的语言功能障碍，可见，人类大脑皮质的语言功能具有一定的分区（图 10 – 18）。例如①运动性失语症，是由于中央前回底部前

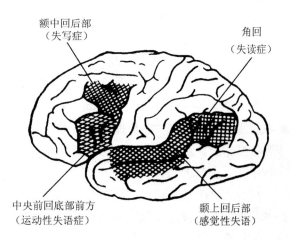

图 10 – 18　大脑皮质语言功能区域

方受损，也称布罗卡区受损，该病人不会讲话（并非与发音有关的结构受损），不能用语言来口头表达自己的思想，但能看懂文字，也能听懂别人的讲话。②感觉性失语，由于颞上回后部损伤，病人能讲话、书写、看懂文字，也能听见别人的发音，但听不懂别人讲话的内容含义。③失写症，因损伤额中回后部接近中央前回手部代表区的部位所致。病人能听懂别人说话和看懂文字，也会说话，手的功能也正常，但却丧失了书写文字的功能。④失读症，由角回损伤引起，病人看不懂文字的含义，但视觉和其他语言功能正常。以上所述各区在语言功能上虽然有不同的侧重面，但各区的活动却是紧密关联的。正常情况下，它们协调活动，得以完成复杂的语言功能。

（三）大脑皮质语言功能的优势半球

语言活动的中枢主要集中在一侧大脑半球，此称为语言中枢的优势半球（dominant hemisphere）。临床实践证明，习惯用右手的人，其优势半球在左侧，因此左侧颞叶受损可发生感觉性失语症，而右侧颞叶受损不会发生此病。这种一侧优势的现象仅为人类特有，它的出现虽与一定的遗传因素有关，但主要是在后天生活实践中逐渐形成的，与人类习惯运用右手进行劳动有密切关系。人类的左侧优势自 10～12 岁起逐步建立。如在成年后左侧半球受损，就很难在右侧皮质再建语言中枢。

一侧优势的现象充分说明人类两侧大脑半球的功能是不对称的。左侧半球在语言活动功能上占优势，而右侧半球则在非语词性认识功能上占优势，例如，对空间的辨认，对深度知觉和触觉的认识以及音乐欣赏等。但是这种优势也是相对的，左侧半球有一定的非语词性认识功能，右侧半球也有一定的简单的语词活动功能。

三、学习与记忆

学习与记忆是两个有着密切联系的神经活动过程。学习（learning）是指人或动物接受外界信息获得新的行为习惯（即经验）以适应环境的神经活动过程。记忆（memory）则是将学习中获得的信息在脑内贮存和"读出"的神经活动过程。

（一）学习的形式

学习的分类方法有多种，按学习的形式通常分为非联合型学习和联合型学习两大类。

非联合型学习（nonassociative learning）：在刺激与反应之间不需要建立某种明确的联系。例如人们对有规律出现的强噪音会逐渐减弱反应，即出现习惯化；相反，在强的伤害性刺激之后，对弱刺激的反应会加强，即出现敏感化。

联合型学习（associative learning）：指在时间上很接近的两种不同刺激重复发生，脑在刺激与反应之间建立某种确定的联系。上述经典条件反射和操作式条件反射都属于联合型学习，从这个意义上说，学习的过程实际上就是建立条件反射的过程。

（二）记忆的过程

1. 记忆的分类   进入人脑的信息量是非常巨大的，但并非都能被记忆。实际上它们的绝大部分会被遗忘掉，只有很少部分（估计约占能意识到的信息总量的1%）才能被较长期地记忆。

记忆的分类方法很多，常用的方法是按记忆的时程长短来分类，可分为短时程记忆、中时程记忆和长时程记忆。短时程记忆的保留时间只有几秒到几分钟。中时程记忆保留时间可由几分钟到几天，是短时程记忆向长时程记忆转化的中间环节，短时程记忆能否转化为长时程记忆受多种因素的影响。长时程记忆保留时间则自几天到数年，甚至终身保留。

根据记忆的贮存和回忆方式，记忆可分为陈述性记忆和非陈述性记忆。陈述性记忆中一种是记忆一件具体事物或一个场景，另一种是记忆语言和文字等，与觉知和意识有关，依赖于记忆在海马、内侧颞叶及其他脑区内的滞留时间。非陈述性记忆与觉知和意识无关，也不涉及到在海马等的滞留时间，如某些技巧性动作、习惯性的行为和条件反射等。这两种记忆形式可以转化。

2. 人类的记忆过程 记忆过程可分为四个阶段，即感觉性记忆、第一级记忆、第二级记忆和第三级记忆。前两个阶段属于短时性记忆，后两个阶段属于长时程记忆。感觉性记忆指人体获得信息后在脑内感觉区贮存的阶段，时间极短，一般不超过1s。这些信息的绝大部分因未经注意和处理很快就被遗忘。感觉性记忆得来的信息，经过加工处理，整合成新的连续印象，则可转入第一级记忆。第一级记忆的时间也很短，平均约几秒钟。这种转移一般有两条途径，一是将感觉性记忆资料变成能口头表达的符号，如语言符号，这是最常见的；二是非口头表达性途径，机制尚不清楚，但它是幼儿学习所必须采取的途径。

第一级记忆中贮存的信息经反复运用，即在第一级记忆中多次循环，则可转入第二级记忆。第二级记忆是一个大而持久的贮存系统。发生在第二级记忆内的遗忘似乎是由于被先前或后来的信息干扰所致。有些特殊的记忆痕迹，如自己的名字或每天都在进行的操作手艺等。通过多年的反复运用，几乎是不会被遗忘的，它贮存在第三级记忆中。

（三）遗忘

遗忘（loss of memory）是伴随学习和记忆的一种正常生理现象，指部分或全部丧失回忆和再认识的能力。前面已经提到，进入人脑的信息量非常巨大，但只有很少部分才能被较长期地记忆，不能进入记忆的信息也就被遗忘。感觉性记忆的信息除少量进入第一级记忆外，全都立即被遗忘，进入第一级记忆的信息若没有进入第二级记忆，也会被迅速遗忘。遗忘并不意味着记忆痕迹的完全消失，因为复习已遗忘的信息或知识总比学习新的信息或知识容易。

正常的生理性遗忘实际上具有适应性保护作用，有利于脑内贮存更有用的信息。临床医学所指遗忘症则是由于疾病所致的记忆功能障碍。

人类的学习和记忆能力是进行思维活动的基本环节，是组成智力结构的重要成分。它对人类意识的产生、知识的积累、智慧的形成以及科学文化的发展，都起着至关重要的作用。学习和记忆功能发生障碍，如发病率较高的老年性痴呆以及多种疾病引起的记忆功能障碍，都将会导致智力减退，进而产生精神和人格的变异，严重地影响人类的生活质量。因此，人类更进一步探索自身学习和记忆功能的奥秘是十分必要的。

四、大脑皮质的电活动

大脑皮质的脑电活动有两种不同形式：一种是在无明显外来刺激的情况下，大脑皮质经常性自发产生节律性的电位变化，此称为自发脑电活动；另一种是在外加刺激引起的感觉传入冲动激发下，大脑皮质的某一局限区域产生的电位变化，称为皮质诱发电位。临床上使用脑电图机在头皮表面记录到的脑细胞群自发性电位变化的波形，称为脑电图（electroencephalogram，EEG）。如果将颅骨打开，直接在皮质表面记录到的脑电波称为皮质电图。

（一）正常脑电图的波形

正常脑电图的波形不规则，一般主要依据频率的不同，分为四种基本波形（图10-19，表10-5）。

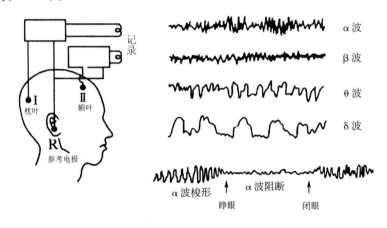

图10-19 脑电图描计和正常脑电图波形

表10-5 正常人脑电图的几种基本波形

波形名称	频率（Hz）	波幅（μV）	常见部位	出现条件
α波	8~13	20~100	枕叶	成人清醒、安静、闭目时
β波	14~30	5~20	额叶、颞叶	皮质紧张活动时（如睁眼、兴奋、集中思考）
θ波	4~7	100~150	颞叶、顶叶	成人困倦时
δ波	1~3	20~200	颞叶、枕叶	成人熟睡时或婴幼儿正常脑电

人的α波的波幅常由小变大，再由大变小，接着又由小变大，如此反复，形成α波梭形。每一梭形持续约1~2s。睁开眼睛或接受其他刺激时，α波立即消失转而出现β波，这一现象称为α波阻断。如果被试者又安静闭目，则α波又重现。儿童脑电波一般频率较低。在婴儿的枕叶常可见0.5~2Hz的慢波；在幼儿，一般常见到θ样波形，青春期开始时才出现成人型α波。

脑电波往往随大脑皮质不同的生理情况而变化。当有许多皮质神经元的电活动趋于一致时，就会出现低频率高振幅的波形，称为同步化；当皮质神经元的电活动不一致时，就出现高频率低振幅的波形，称为去同步化。α、θ、δ波为慢波，是一种同步化现象；β 波为快波，是去同步化现象。一般地，脑电波由高振幅的慢波转化为低振幅的快波时，表示皮质兴奋；反之，由低振幅的快波转化为高振幅的慢波时，则表示皮质抑制。

（二）脑电波形成的机制

研究表明，皮质表面的电位变化主要是由皮质大量神经元同步性产生突触后电位所形成的。而大量神经元同步性电活动则依赖于皮质与丘脑之间的交互作用。正常情况下，由丘脑上传的非特异投射的节律性兴奋，到达大脑皮质，可引起皮质细胞自发的脑电活动。例如，给丘脑非特异投射系统 8 ~ 12/s 次的电刺激，从大脑皮质可引导出同样频率的脑电波变化，类似于 α 波；如果切断与丘脑的联系，则这种脑电活动将大大减弱。

临床上，脑电图对某些疾病，如癫痫、颅内占位性病变等，有一定的诊断意义，尤其是癫痫。癫痫患者脑电图可出现异常的高频高振幅脑电波或在高频高幅波后跟随一个慢波的综合波，即使在发作间歇期，亦有异常脑电活动出现。

五、觉醒与睡眠

昼夜交替进行的觉醒与睡眠是人体正常的生理过程。睡眠对机体具有重要的保护意义，只有通过良好的睡眠才能使机体的体力和精力得到恢复。若睡眠功能障碍，将导致中枢神经系统尤其是大脑皮质的活动失常。一般情况下，成年人每天需要睡眠 7 ~ 9h，老年人需 5 ~ 7 h，儿童需 10 ~ 12 h，新生儿需 18 ~ 20 h。

（一）觉醒状态的维持

如前所述，脑干网状结构上行激活系统对觉醒状态的维持发挥着重要作用。行为觉醒指动物出现觉醒时的各种行为表现；脑电觉醒状态指脑电图波形呈现去同步化快波的状态，而行为上不一定呈觉醒状态。进一步研究发现，脑电觉醒状态与行为觉醒状态的维持存在着不同的机制。黑质的多巴胺递质系统可能参与行为觉醒状态的维持，蓝斑上部的去甲肾上腺素递质系统和脑干网状结构胆碱递质系统可能参与脑电觉醒状态的维持。

（二）睡眠的时相

睡眠可分为慢波睡眠和快波睡眠两个时相。

1. 慢波睡眠 慢波睡眠（slow wave sleep，SWS）期间脑电波表现为同步化慢波，人体的视、听、嗅、触等感觉功能减退，骨骼肌反射活动（包括肌紧张）减弱，伴有瞳孔缩小、心率减慢、血压下降、代谢率降低、体温下降、呼吸变慢、尿量减少、胃液分泌增多、唾液分泌减少、发汗功能增强等一系列自主神经功能的改变，机体能量消耗减少，而生长激素的分泌明显增多，有利于促进儿童生长发育和体力恢复。

2. 快波睡眠 快波睡眠（fast wave sleep，FWS）表现为睡眠加深，而此期脑电波却表现为去同步化快波（β 波），故也称为异相睡眠。人体的各种感觉功能进一步减退，以致唤醒阈升高，骨骼肌反射活动（包括肌紧张）进一步减弱，肌肉几乎完全松弛，还可能有间断的阵发性表现，例如，部分肢体抽动、血压升高、心率加快、呼吸快而不规则，特别是可出现眼球快速运动，所以又称为快速眼球运动睡眠（rapid eye movement sleep，REMS）。此外，做梦也是异相睡眠的特征之一。异相睡眠期间，脑血流量增多，脑内蛋白质合成加快，因此认为异相睡眠与幼儿神经系统的成熟有关，并有利于建立新的突触联系，而促进学习记忆和精力恢复。但异相睡眠期间也会出现一些阵发性的表现，这可能与某些疾病易于在夜间突然发作有关。例如心绞痛、哮喘、阻塞性肺气肿的缺氧发作等。

在整个睡眠过程中，慢波睡眠与异相睡眠互相交替出现。成年人睡眠时，一般先进入慢波睡眠，持续 80～120min 后转入异相睡眠，后者持续 20～30min，又转入慢波睡眠。在整个睡眠期间，如此反复交替 4～5 次，越接近睡眠后期，异相睡眠持续时间越长。

（三）睡眠的发生机制

睡眠的产生机制目前仍不清楚，研究表明，睡眠不是脑的活动的简单抑制，而是一个主动过程。已发现脑内有几个区域与睡眠密切相关，它们是位于下丘脑后部、丘脑髓板内核群邻旁区和丘脑前核的间脑区域，还有脑干尾端的网状结构的上行抑制系统等与慢波睡眠的发生有关。而异相睡眠的产生，可能与起自脑桥被盖外侧区胆碱能神经元，并在脑桥网状结构、外侧膝状体和视皮质记录到的一种脑桥 - 外侧膝状体 - 枕叶锋电位有关。在脑内，还发现了多种递质与睡眠有关，其中 5 - 羟色胺递质有密切关系。总之，睡眠的产生机制很复杂，有待进一步的研究和认识。

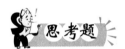

思考题

1. 比较神经纤维传导与突触传递的不同特点。

2. 试述突触的传递过程。

3. 皮肤痛觉与内脏痛比较有何特点？

4. 何谓牵涉痛？举例说明？有何临床意义？

5. 比较交感神经和副交感神经的功能和生理意义。

6. 用生理所学知识解释有机磷中毒时出现的瞳孔缩小、腹痛、流涎、骨骼肌震颤等临床表现。

第十一章 | 内分泌系统

第一节 概 述

一、内分泌系统与激素

内分泌系统是由内分泌腺和散在于各组织器官中的内分泌细胞组成。内分泌腺是结构上独立的内分泌器官，主要有脑垂体、甲状腺、肾上腺、胰岛和性腺等。散在于组织器官中的内分泌细胞分布较广泛，如消化道黏膜、心、肾、胎盘、下丘脑等组织器官内的某些细胞也具有内分泌功能。内分泌系统与神经系统密切联系，互相配合，共同调节体内的各种功能活动。

由内分泌腺或散在的内分泌细胞分泌的高效能生物活性物质，称为激素。激素不通过导管而直接进入血液，经血液循环输送到靶组织或靶器官发挥调节作用。

激素是细胞与细胞之间传递信息的化学信号物质。大多数激素经血液运输至远距离的靶组织而发挥作用，这种方式称为远距分泌；某些激素可不经血液运输，仅由组织液扩散而作用于邻近细胞，这种方式称为旁分泌；如果内分泌细胞所分泌的激素在局部扩散又返回作用于该内分泌细胞而发挥反馈作用，这种方式称为自分泌。另外，下丘脑有许多具有内分泌功能的神经细胞，这类细胞既能产生和传导神经冲动，又能合成和释放激素，故称神经内分泌细胞，它们产生的激素称为神经激素。神经激素可沿神经细胞轴突借轴浆流动运送至末梢而释放入体液，这种方式称为神经分泌。激素通过上述方式，对机体的新陈代谢、生长发育、生殖的调节以及维持内环境稳态等方面发挥调节作用。

二、激素的分类

激素的种类繁多，来源复杂，按其化学性质可分为含氮激素和类固醇激素。

（一）含氮激素

1. 蛋白质激素　主要有胰岛素、甲状旁腺激素、生长素等。

2. 肽类激素　包括下丘脑调节肽、神经垂体激素、降钙素等。

3. 胺类激素　主要有肾上腺素、去甲肾上腺素、甲状腺激素等。

含氮激素除甲状腺激素外，均易被消化液中的消化酶破坏，故临床应用时不宜口服。

（二）类固醇（甾体）激素

此类激素是由肾上腺皮质和性腺分泌。包括皮质醇、醛固酮、雌激素、孕激素和雄激素等。类固醇激素不易被消化酶破坏，一般临床应用可口服，也可注射给药。

三、激素作用的一般特征

（一）信息传递作用

激素是一种化学信使，其作用方式犹如信使传递信息，将某种信息以化学方式传递给靶细胞，从而调节其代谢过程和功能活动，使之加强或减弱。它既不能引起新的功能活动，也不为功能活动提供额外能量，只是作为细胞间的信息传递者，起着信使的作用。

（二）激素作用的特异性

激素随体液分布至全身各处，与组织细胞虽有广泛接触，但它只是选择性地作用于某些器官、组织或细胞，这称为激素作用的特异性。激素所能作用的器官、组织或细胞称为靶器官、靶组织或靶细胞。各种激素作用的靶细胞数量和范围有很大差异，有些激素作用比较局限，如垂体分泌的促甲状腺激素，只作用于甲状腺；有的激素作用比较广泛，如生长素、甲状腺激素、胰岛素等，几乎对全身的组织细胞都发生作用。

（三）高效能生物放大作用

生理状态下，血液中激素的浓度很低，多为纳摩尔（nmol/L），甚至皮摩尔（pmol/L）水平，但可起显著作用，这是由于激素与受体结合后，在细胞内发生一系列酶促反应，逐级放大，形成一个高效能的生物放大系统。激素浓度必须保持相对稳定，才能保证机体功能的正常进行，若某内分泌腺分泌的激素过多或不足，便可引起机体的代谢或功能明显的异常，分别称为该内分泌腺功能亢进或功能减退。如甲状腺功能亢进、肾上腺皮质功能减退等。

（四）激素间的相互作用

1. 协同作用　指不同的激素对某项生理活动的调节结果类似。例如，生长素、肾上腺素、糖皮质激素等，虽然作用于代谢的不同环节，但都可使血糖升高，在升高血糖上起协同作用。

2. 拮抗作用　指不同激素间的调节结果相对抗。例如，胰岛素能降低血糖，与胰高血糖素升高血糖的作用相拮抗。

3. 允许作用　某激素对某一生理反应并不起直接作用，但它创造了为另一种激素发挥作用的条件，称为激素的允许作用。如糖皮质激素本身并没有缩血管效应，但只有它存在时，去甲肾上腺素才能更有效地发挥其缩血管效应。某些低血压患者单独应用去甲肾上腺素升压，效果欠佳，但同时给予少量的糖皮质激素，升压效果明显增强。

四、激素的作用机制

（一）含氮激素作用机制——第二信使学说

含氮激素随血液循环运输到达靶器官或靶细胞，与靶细胞膜上的特异性受体结合后，可激活细胞膜上的鸟苷酸结合蛋白（G 蛋白），继而激活细胞膜内侧面的腺苷酸环化酶（AC），在 Mg^{2+} 的参与下，促使细胞内的三磷酸腺苷（ATP）转变为环磷酸腺苷（cAMP）。cAMP 作为第二信使，激活细胞内无活性的蛋白激酶系统（PK），再由活化的蛋白激酶催化细胞内多种蛋白质发生磷酸化反应，从而引起靶细胞内各种生理生化反应。cAMP 不容易透出细胞膜，当其发挥作用后，可被细胞内磷酸二酯酶水解为$5'-$AMP 而失去活性（图 11 – 1）。

上述作用有两次信息传递过程。激素作为第一信使，将调节信息从内分泌细胞传递到靶细胞膜；cAMP 为第二信使，由它再将信息传递到细胞内引起生理效应，现在已明确，除 cAMP 外，Ca^{2+}、环磷酸鸟苷（cGMP）、三磷酸肌醇（IP_3）等也是第二信使。

（二）类固醇激素作用机制——基因表达学说

类固醇激素分子量小，脂溶性高，到达靶细胞后，可透过细胞膜进入胞浆，与胞浆内的特异受体结合，形成激素 – 胞浆受体复合物。复合物发生变构，从而获得透过核膜的能力，进入核内与核内受体结合，转变为激素 – 核受体复合物，进而启动或抑制基因 DNA 的转录过程，促进或抑制信息核糖核酸（mRNA）的形成，从而诱导或减少新的蛋白质生成，引起细胞发生相应的功能改变。这类激素靠启动基因而发挥作用，故称为基因表达学说（图 11 – 2）。

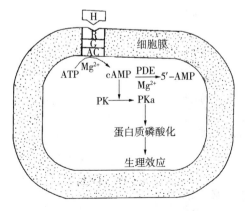

图 11 – 1　含氮类激素作用机制

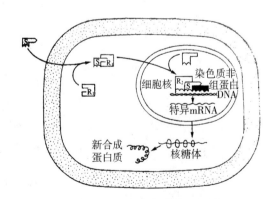

图 11 – 2　类固醇激素作用机制

此外，有些激素作用机制还不太清楚，如胰岛素并不通过 cAMP 发挥作用；甲状腺激素虽是含氮类激素，但可与细胞内特异受体结合，发挥生理效应；糖皮质激素进入靶细胞后，可不通过基因而直接稳定溶酶体膜，使溶酶体不易破裂，蛋白水解酶也不易释放，可减少组织破坏，大剂量糖皮质激素具有抗炎作用的机制可能就在于此。综上所述，某些激素可能还有其他作用方式，有待进一步研究。

第二节 下丘脑与垂体

下丘脑的一些神经元能分泌激素，具有内分泌功能。垂体分为腺垂体和神经垂体两部分，在形态与功能上，下丘脑与垂体的联系非常密切，可将它们看作一个功能单位。

一、下丘脑与垂体内分泌功能的联系

下丘脑有两组神经内分泌细胞，均属肽能神经元，分泌肽类激素。一组集中在下丘脑内侧基底部，构成下丘脑"促垂体区"，其分泌的下丘脑调节性多肽，经垂体门脉系统运送至腺垂体，调节腺垂体功能，构成了下丘脑 - 腺垂体系统；另一组在下丘脑前部，主要由视上核和室旁核组成，其轴突延伸终止于神经垂体，形成下丘脑 - 垂体束，构成下丘脑 - 神经垂体系统（图 11 - 3）。

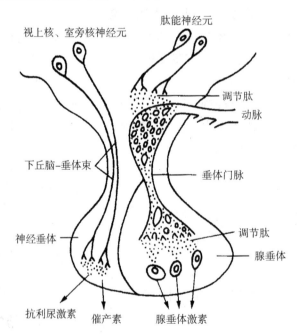

图 11 - 3 下丘脑与垂体分泌功能的联系

（一）下丘脑 - 腺垂体系统

在下丘脑基底部"促垂体区"能合成多种具有生物活性的多肽，通过垂体门脉系统到达腺垂体，调节腺垂体的内分泌活动，目前已明确的有9种，见表11-1。

表11-1 下丘脑分泌的调节性多肽

调节性多肽名称	缩写	化学结构	对垂体的作用
促甲状腺激素释放激素	TRH	三肽	促进甲状腺素和催乳素分泌
促性腺释放激素	GnRH	十肽	促进黄体生成素和促卵泡激素分泌
生长抑素	GHRIH	十四肽	抑制黄体生成素和促卵泡激素分泌
生长素释放激素	GHRH	四十四肽	促进生长素分泌
促肾上腺皮质素释放激素	CRH	四十一肽	促进肾上腺皮质激素分泌
催乳素释放因子	PRF	未定	促进催乳素分泌
催乳素释放抑制因子	PIF	未定	抑制催乳素分泌
促黑激素释放因子	MRF	未定	促进促黑激素分泌
促黑激素释放抑制因子	MIF	未定	抑制促黑激素分泌

（二）下丘脑－神经垂体系统

下丘脑视上核主要合成血管升压素，室旁核则主要合成催产素，通过轴浆运输至神经垂体贮存。人升压素第8位氨基酸残基为精氨酸，故称精氨酸升压素，它与催产素的分子结构基本相似，均为9肽激素，因而两者在生理作用上亦有交叉，但作用的强度有所差别。

二、腺垂体

腺垂体分泌7种不同的激素，它们分别作用于靶腺或靶细胞产生不同的生理作用。

（一）生长素

1. 生长素的生理作用

（1）促进生长发育　机体生长发育受多种因素的影响，而生长素（growth hormone，GH）是起关键作用的因素。生长素能促进细胞体积增大，促进细胞的有丝分裂而增加细胞数量，从而促进生长发育。生长素使肝生成生长素介质，该物质能促进氨基酸进入软骨组织，加速蛋白质合成，增加胶原组织，从而促进软骨生长。人类于青春期前若生长素分泌过多，机体各部分将普遍过度生长，成为巨人症。若成年后生长素分泌过多，由于长骨不能生长，故身材不再长高，而肢端骨呈失比例地增长，出现手足粗大、鼻大唇厚、下颌突出，称为肢端肥大症。相反，若在幼年时期缺乏生长素，其躯体发育生长停滞致身材矮小，而智力正常，称为侏儒症。

（2）对物质代谢的作用　①促进蛋白质合成，促进氨基酸，特别是甘氨酸、亮氨酸进入细胞，加强DNA合成，刺激RNA形成，从而促进蛋白质合成；②促进脂肪分解，使组织脂肪减少，特别是肢体中脂肪减少，游离脂肪酸增加，脂肪酸经肝氧化提供能量；③加强葡萄糖的利用，生理水平的生长素可刺激胰岛B细胞，引起胰岛素分泌，加强葡萄糖的利用。生长素分泌过量则抑制葡萄糖的利用，减少葡萄糖的消耗从而升高血糖，生长素分泌过多，可引起"垂体性糖尿病"。

2. 生长素分泌的调节 生长素的合成与分泌受下丘脑所分泌的生长素释放激素（GHRH）和生长抑素（GHRIH）的双重控制。前者促进生长素分泌，后者则抑制生长素分泌。在正常情况下，GHRH 的作用占优势。有些因素如饥饿、低血糖、能量供应缺乏及应激性刺激等均可引起生长素分泌，以低血糖的刺激最强。蛋白质饮食或静脉注射氨基酸，亦可引起生长素分泌，加速蛋白质合成。

生长素的分泌还受运动和睡眠的影响。熟睡后 1h 左右生长素可出现分泌高峰，与慢波睡眠时相一致，此时葡萄糖消耗减少，蛋白质合成增加，有利于机体生长发育。

生长素分泌增多可负反馈抑制下丘脑 GHRH 的分泌，使生长素分泌减少。甲状腺激素对生长素有允许作用，在甲状腺激素协同下，生长素才能发挥作用。此外，雌激素及睾酮能促进生长素分泌，而孕激素则抑制其分泌。

（二）催乳素

1. 催乳素的生理作用

（1）对乳腺的作用 催乳素（prolactin，PRL）能促进乳腺发育，并引起和维持泌乳。女性青春期乳腺发育主要受雌激素的影响，但生长素、孕激素、糖皮质激素及甲状腺激素也起协同作用。妊娠期间，催乳素、雌激素和孕激素等促进乳腺组织进一步发育，使乳腺具有分泌乳汁的能力，但并不泌乳，因妊娠期血液中的雌激素和孕激素浓度过高，与催乳素竞争乳腺细胞受体，故催乳素不能发挥泌乳作用。分娩后雌激素与孕激素水平大大降低，催乳素才能发挥作用，启动和维持泌乳。

（2）对性腺的作用 催乳素有刺激卵泡黄体生成素受体生成的作用，小剂量对孕酮的合成起允许作用，大剂量则抑制其合成。

（3）在应激反应中的作用 在应激情况下，如麻醉、剧烈运动、外科手术以及电休克时，血液中催乳素的浓度有不同程度增加，直至刺激停止数小时后才逐渐恢复正常水平。

2. 催乳素分泌的调节 催乳素的分泌受下丘脑催乳素释放因子（PRF）和催乳素释放抑制因子（PIF）的双重调节。前者促进其分泌，后者抑制其分泌。平时以 PIF 的抑制性影响为主。通过神经内分泌反射，吸吮乳头或触摸乳房可反射性地引起催乳素分泌。

（三）促黑激素

在人类，促黑激素（melanophore stimulating hormone，MSH）与促肾上腺皮质激素可能是由腺垂体同一种细胞分泌的。人类的促黑激素属多肽激素。促黑激素作用于皮肤真皮与表皮之间的黑色细胞，使其合成黑色素增加，肤色变深。

促黑激素的分泌受下丘脑促黑（素细胞）激素释放因子和促黑（素细胞）激素释放抑制因子的双重调节。前者促进促黑激素的分泌，后者抑制其分泌。人体内促黑激素和促肾上腺皮质激素同受血中肾上腺皮质激素的负反馈影响。

（四）促激素

1. 主要生理作用 各种促激素分别作用于各自靶腺，刺激靶组织增生、发育，并促进其激素的合成与分泌，其主要作用详见表 11-2。

表 11 - 2　几种促激素的主要作用

促激素名称	主要作用
促甲状腺激素（TSH）	1. 增加甲状腺激素分泌（加速甲状腺球蛋白水解，增加甲状腺激素的释放速率和合成率等） 2. 刺激甲状腺增生（细胞增大，数量增多）
促肾上腺皮质激素 （ACTH）	1. 刺激肾上腺糖皮质激素的分泌（促进类固醇的合成和糖皮质激素的释放） 2. 促进皮质细胞的增生，维持肾上腺皮质的正常活动和反应性
卵泡刺激素（FSH） （精子生成素）	1. 刺激卵巢卵泡发育和卵子成熟 2. 刺激曲细精管上皮发育和精子的发育与成熟
黄体生成素（LH） （间质细胞刺激素）	1. 促进卵泡的最后成熟 2. 促进卵泡排卵 3. 促进黄体的形成 4. 刺激卵巢雌激素与孕激素的分泌 5. 刺激睾丸间质细胞分泌雄激素

2. 促激素分泌的调节　促甲状腺激素、促肾上腺皮质激素、促性腺激素这三种促激素都有各自的靶腺（图 11 - 4）。因此，在下丘脑、腺垂体与靶腺之间形成三个功能轴：下丘脑 - 腺垂体 - 甲状腺轴、下丘脑 - 腺垂体 - 肾上腺轴、下丘脑 - 腺垂体 - 性腺轴。这三个功能轴对分泌功能的调节有相似的规律，内、外环境的变化可通过高级中枢影响功能轴的活动。将在以后相应内容中详细叙述。

三、神经垂体

神经垂体可释放血管升压素（VP）和催产素（OXT）。

（一）血管升压素

血液中的血管升压素能增加肾远曲小管和

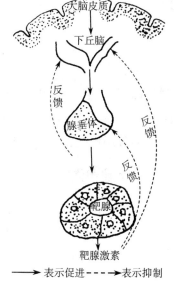

图 11 - 4　腺垂体功能调节

集合管对水的通透性，促进水分重吸收，使尿量减少，故又叫抗利尿激素。如果该激素的合成、运输或释放发生障碍时，可致尿量明显增多，甚至多达数升，引起尿崩症。在应激状态下，血管升压素分泌释放增加，可引起小动脉收缩，导致血压升高。临床上可作为肺出血、食管出血等小血管出血时的止血药。

血管升压素的抗利尿作用及其释放的调节已在第八章中详述。

（二）催产素

催产素也是一种含有 9 个氨基酸的多肽，其化学结构与血管升压素极为相似，因此这两种激素的生理作用有交叉现象。

1. 主要生理作用　催产素具有促进乳汁排出和刺激子宫收缩的作用，以前者为主。

（1）对乳腺的作用　催产素可使乳腺周围肌上皮细胞收缩，使具有泌乳功能的乳腺排乳。如静脉注射 $1\mu g$ 的催产素在 $20\sim30min$ 就可以引起乳汁排放。此外，还有维持哺乳期乳腺不致萎缩的作用。

（2）对子宫的作用　催产素促进子宫收缩，但与子宫的功能状态有关，对非孕子宫作用较弱，对妊娠子宫作用较强，使之强烈收缩。雌激素增加子宫对催产素的敏感性，而孕激素的作用则相反。

2. 分泌调节

（1）射乳反射　吸吮乳头反射性引起下丘脑－神经垂体系统催产素的分泌与释放，催产素作用于乳腺中的肌上皮细胞，使其收缩导致乳汁排出，称为射乳反射。射乳反射是一种典型的神经内分泌反射，可建立条件反射。焦虑、烦恼、恐惧、不安等都可抑制排乳。

（2）在临产或分娩时，子宫和阴道受到压迫和牵拉可反射性引起催产素的分泌与释放。

临床上应用催产素主要是诱导分娩（催产）或防止产后出血。

第三节　甲　状　腺

甲状腺是人体内最大的内分泌腺，主要由大量的卵圆形腺泡组成。腺泡是甲状腺的分泌单位，主要分泌四碘甲腺原氨酸（也称甲状腺素，T_4）和少量的三碘甲腺原氨酸（T_3）。T_3 分泌量虽然少，但 T_3 的生物活性比 T_4 要大五倍。

一、甲状腺激素的合成与运输

合成甲状腺激素的主要原料是甲状腺球蛋白（TG）和碘。甲状腺球蛋白是由腺泡细胞合成，碘由饮食供给。正常人每天从饮食中摄取的碘通过吸收入血后，再通过甲状腺腺细胞上的"碘泵"将碘离子（I^-）转运到甲状腺腺泡内，在腺细胞内的过氧化酶的作用下转变为活化碘。活化碘与甲状腺球蛋白的酪氨酸结合，再经过一系列变化分别形成 T_3 和 T_4，贮存于腺泡的胶质中。碘的活化、酪氨酸碘化及偶联都是在过氧化酶的催化下完成。由于硫脲类药物能够抑制过氧化酶的活性，从而抑制 T_3 和 T_4 合成。临床常用来治疗甲状腺功能亢进。

T_3、T_4 释放入血后，99% 以与蛋白质结合的形式存在，仅 1% 以游离形式存在，且主要为 T_3。只有游离型的甲状腺激素才能进入组织，发挥生理效应。血中游离的和结合的甲状腺激素保持动态平衡。

血浆中 T_3 半衰期为 1.5 天，T_4 半衰期为 7 天，T_3 和 T_4 的 20% 在肝与葡萄糖醛酸或硫酸盐结合后，经胆汁排入小肠，进一步分解后随粪便排出。80% 首先在外周组织脱碘，所脱下的碘可由甲状腺再摄取或由肾排出。临床上常根据甲状腺摄取和浓缩碘的能力来诊断和治疗甲状腺疾病。

二、甲状腺激素的生理作用

甲状腺激素主要调节物质代谢和促进生长发育，其作用广泛、缓慢而持久。

（一）对代谢的影响

1. 对能量代谢的影响　甲状腺激素能促进体内绝大多数组织细胞内的物质氧化，增加耗氧量和产热量，使基础代谢率（BMR）升高。据估计，1mg 甲状腺激素可使组织提高基础代谢率 28%。正因为甲状腺激素具有产热效应，故临床上甲状腺功能亢进患者出现喜凉怕热，多汗、食欲增加、体温偏高等表现；而甲状腺功能低下患者则相反，出现基础代谢率降低，喜热畏寒，体温偏低。

2. 对糖、脂肪和蛋白质代谢的影响

（1）糖代谢　甲状腺激素对糖代谢的作用呈双向性。它促进小肠对糖的吸收，增强糖原分解，抑制糖原合成，加强肾上腺素、胰高血糖素、皮质醇和生长素升高血糖的作用，使血糖升高；同时又加速外周组织对糖的利用，从而降低血糖。但是前一作用大于后者，故甲亢患者可出现血糖升高，甚至糖尿。

（2）脂肪代谢　甲状腺激素可促进脂肪的合成和分解，但分解速度大于合成速度。还能促进胆固醇在肝中降解为胆酸，从胆汁排出，使血浆胆固醇降低。因此，甲状腺功能亢进者血浆胆固醇低于正常，而甲状腺功能减退者则胆固醇明显升高，易引起动脉粥样硬化。

（3）蛋白质代谢　生理剂量的甲状腺激素可促进蛋白质合成，肌肉、肝、肾等器官蛋白质合成尤其明显，有利于机体的生长发育；甲状腺激素分泌过多时，则加速蛋白质分解。所以甲状腺功能亢进者骨骼肌蛋白质分解增强，可致肌肉消瘦无力。甲状腺功能减退者，蛋白质合成减少，皮下组织细胞间隙的黏液蛋白增加，可结合大量正离子和水分子，引起"黏液性水肿"。

（二）对机体生长发育的影响

甲状腺激素是维持正常生长发育不可缺少的激素，特别是对脑和长骨的发育影响最大。神经细胞树突与轴突的形成，髓鞘与胶质细胞生长，神经系统功能的发生发育，脑的血液供应以及骨骼生长发育均有赖于适量的甲状腺激素。若幼儿时期缺乏甲状腺激素，则生长明显受影响，脑的发育障碍，长骨生长迟缓，表现为智力低下，身材矮小，称呆小症。甲状腺激素对中枢神经系统的发育的影响，在出生后的 3~4 个月内最为重要。

（三）对神经系统的影响

甲状腺激素能提高中枢神经系统的兴奋性。所以，成人甲状腺激素分泌过多时，常有烦躁不安、易激动、失眠、肌肉震颤及注意力不集中等中枢神经系统兴奋性增高的现象。甲状腺功能减退时则相反，出现记忆力减退，言语与行动迟缓，表情淡漠和嗜睡等中枢神经系统兴奋性降低的表现。

（四）对心血管系统的作用

甲状腺激素可直接作用于心肌，使心率加快，心肌收缩力加强，心输出量增多，故动脉收缩压增高,脉压增大。甲状腺功能亢进患者常感心悸,由于心肌收缩力增强,心输出量增加,往往引起心肌肥厚,甚至出现充血性心力衰竭。

（五）其他作用

甲状腺激素通过促进代谢使消耗过盛而间接促进消化。故甲亢患者食欲亢进,食量明显超过正常人,但仍感饥饿,且明显消瘦。甲状腺激素对正常月经周期、排卵、受精以及维持妊娠均有一定影响。

三、甲状腺功能的调节

甲状腺功能主要受下丘脑、腺垂体的调节,也受血浆中甲状腺激素水平的负反馈调节。

（一）下丘脑-腺垂体-甲状腺轴的调节

1. 下丘脑对腺垂体促甲状腺激素分泌的调节　下丘脑某些神经元生成促甲状腺激素释放激素（TRH）,通过下丘脑-垂体门脉系统运送到腺垂体,促进腺垂体合成和分泌促甲状腺激素（TSH）。下丘脑还可分泌生长抑素抑制促甲状腺激素的分泌。

促甲状腺激素释放激素神经元接受中枢神经系统其他部分的控制,所以环境因素可通过中枢神经系统作用于TRH神经元,调整其功能。如寒冷刺激可明显促进促甲状腺激素释放激素分泌,从而促进TSH及甲状腺激素分泌。情绪反应也可影响促甲状腺激素释放激素及促甲状腺激素分泌。

2. 腺垂体促甲状腺激素对甲状腺分泌的调节　促甲状腺激素是调节甲状腺功能的主要激素,其具体作用是:一是加强碘泵活动,促进甲状腺细胞合成甲状腺激素的每个环节,如聚碘,酪氨酸碘化,促进T_3、T_4的释放等;二是刺激甲状腺细胞内核酸和蛋白质合成,使腺细胞增生、腺体增大。

3. 甲状腺激素的负反馈调节　负反馈调节在维持血中甲状腺激素浓度相对稳定中起重要作用。当血中甲状腺激素浓度升高时,负反馈作用于腺垂体,抑制TSH的分泌,从而使血中甲状腺激素浓度降至正常水平。反之亦然。地方性甲状腺肿主要是由于食物及饮水中缺碘,使甲状腺激素合成和分泌减少,以致对腺垂体负反馈作用减弱,因而TRH对腺垂体发挥更大作用,引起TSH分泌增多,使甲状腺代偿性肿大。青春期、妊娠及哺乳期的妇女,有时甲状腺生理性肿大,其机制与此相似,但此时血中甲状腺激素水平稍低是由于机体消耗甲状腺激素增加所致（图11-5）。

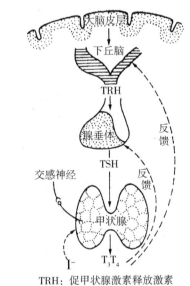

TRH:促甲状腺激素释放激素
TSH:促甲状腺激素
──→ 表示促进　- - -→ 表示抑制

图11-5　甲状腺分泌功能的调节

（二）自身调节

甲状腺在 TSH 浓度不变或缺乏情况下，其本身对碘供应变化的内在调节能力，称为自身调节。腺泡内碘的含量会使腺泡细胞对碘的摄取和对 TSH 的敏感性受到影响。当食物碘供应减少时，腺泡的碘泵能力增强；而碘供应过多时，则碘泵活动受抑制。腺泡上皮细胞内碘含量增多可减弱甲状腺对 TSH 的反应，从而使甲状腺激素分泌减少；若碘含量减少，则反应增强，分泌增多。通过这种自身调节，甲状腺的分泌活动不致因碘供应量的变化而呈现大的波动。利用过量碘对甲状腺功能产生的抑制效应，临床上常用大剂量碘作为甲状腺手术的术前准备。

（三）自主神经系统的调节

交感神经兴奋，甲状腺激素合成和分泌增加，血浆蛋白质结合碘浓度显著上升；副交感神经可抑制甲状腺激素的分泌。此外，雌激素、生长素和糖皮质激素均可反馈作用于下丘脑、腺垂体而影响甲状腺激素的分泌。

第四节　肾上腺

肾上腺由中央部的髓质和周围部的皮质组成，两者的形态、发生、结构和功能均不相同。

一、肾上腺皮质激素

肾上腺皮质由外向内分别由球状带、束状带和网状带组成。球状带细胞分泌盐皮质激素，如醛固酮；束状带细胞分泌糖皮质激素，主要是皮质醇（氢化可的松）；网状带细胞分泌性激素，如雌二醇、脱氢异雄酮（将在十二章生殖中介绍）。肾上腺皮质分泌的激素属类固醇激素。

（一）糖皮质激素

1. 糖皮质激素的生理作用　糖皮质激素对糖代谢作用较强，故以此命名，实际上它还有极重要的与代谢无关的生理作用。

（1）对物质代谢的作用　①糖代谢，糖皮质激素促进糖异生，升高血糖。这是因为一方面它能促进蛋白质分解，释放氨基酸入血，并抑制外周组织对氨基酸的利用，使糖异生原料增多；第二方面，诱导肝中糖异生酶的合成，增强其活性；第三方面，糖皮质激素可降低外周组织对胰岛素的降糖作用，故糖尿病患者慎用此类药物。②蛋白质代谢，糖皮质激素抑制肝外组织蛋白质的合成并加速其分解，若糖皮质激素分泌过多可出现肌肉萎缩、骨质疏松、皮肤变薄，伤口不易愈合等现象。③脂肪代谢，糖皮质激素促进脂肪分解，但全身不同部位的脂肪组织对糖皮质激素的敏感性不同，四肢敏感性较高，面部、肩、颈、躯干部位敏感性较低。因此，若肾上腺皮质功能亢进或过量使用糖皮质激素可使患者体内脂肪重新分布，面部和肩颈部脂肪增多，呈现"满月脸"、"水牛背"，四肢脂肪相对减少，消瘦，形成特殊的体型，称为向心性肥胖。④水盐代谢，糖皮质激素有类似醛固酮的保钠排钾的作用，但较弱。此外，糖皮质激素能增加肾小球滤过率，且能拮抗抗利尿激素的作用，使水排出增加。肾上腺皮质功能低下的病人，水代谢可发生明显障碍，甚至出现"水中毒"，补充适量的糖皮质激素即可缓解。

（2）对各器官组织的作用 目前在多种组织细胞中发现糖皮质激素受体，表明许多组织细胞的功能可受糖皮质激素的调节和影响。①对血细胞的作用，糖皮质激素可增加骨髓造血功能，使红细胞、血小板数量增多；同时使附着在血管壁边缘的中性粒细胞进入血液循环，故中性粒细胞数量增多。糖皮质激素使淋巴细胞 DNA 合成过程减弱，破坏加速，大量糖皮质激素还可使胸腺及淋巴组织溶解，以致淋巴细胞减少。此外，糖皮质激素可加强网状内皮细胞吞噬和分解嗜酸粒细胞，故血中嗜酸粒细胞数减少。因此，临床上可用来治疗再生障碍性贫血、血小板减少性紫癜、中性粒细胞减少症、淋巴细胞性白血病或淋巴肉瘤等。②对心血管的作用，糖皮质激素对血管没有直接的收缩效应，但它能提高血管平滑肌对去甲肾上腺素的敏感性（允许作用），有利于维持血管正常的紧张性和血压。另外，糖皮质激素能降低毛细血管壁的通透性，减少血浆渗出以维持血容量。肾上腺皮质功能减退时，小血管舒张，毛细血管壁通透性增大，血压降低，严重时可导致血液循环障碍。补充糖皮质激素可使血管反应性恢复。③对消化系统的作用，糖皮质激素能增加胃酸分泌和胃蛋白酶的生成，提高胃腺细胞对迷走神经和促胃液素的反应，因而有加剧或诱发溃疡病的可能。因此，胃溃疡病人对糖皮质激素应慎用。④其他作用，糖皮质激素还有提高大脑皮质兴奋性、维持中枢神经系统的正常功能的作用，所以肾上腺皮质功能亢进的患者，常出现烦躁不安、失眠、注意力不集中等症状。

（3）在应激反应中的作用 机体所处的环境中各种伤害刺激如感染、中毒、创伤、缺氧、疼痛、饥饿、寒冷、手术以及强烈的情绪变化等常引起机体发生一种非特异性的全身反应，称为应激反应。此时，血中促肾上腺皮质激素浓度增加，糖皮质激素也相应增加，以增强机体对这些伤害刺激的耐受力，这对于维持生命和生命活动具有十分重要的意义。肾上腺皮质功能不全患者，应激能力减弱，抗伤害、抗感染能力大为降低，严重时可危及生命。动物实验表明：切除肾上腺皮质后，虽给予正常维持量的糖皮质激素，但在相同的伤害刺激条件下，往往比正常动物更易死亡。因此，糖皮质激素除了提高机体抗伤害能力外，还有防止机体对不良刺激作出过度反应，从而提高耐受性，对机体起积极的保护作用。

（4）药理作用 药理剂量的糖皮质激素有抗炎、抗过敏、抗中毒、抗休克的作用。

2. 糖皮质激素分泌的调节 糖皮质激素的分泌主要受下丘脑－腺垂体－肾上腺皮质轴的调节，与前述甲状腺调节相似。下丘脑分泌的促肾上腺皮质激素释放激素（CRH），作用于腺垂体使其产生促肾上腺皮质激素（ACTH），促肾上腺皮质激素再作用于肾上腺皮质，使其组织细胞增生，分泌增强。当血中糖皮质激素浓度升高时，可经负反馈机制抑制下丘脑、腺垂体的活动，促肾上腺皮质激素释放激素、促肾上腺皮质激素水平下降。反之，血中糖皮质激素水平降低时，这种负反馈抑制减弱，促肾上腺皮质激素释放激素、促肾上腺皮质激素分泌增加，肾上腺皮质分泌量加大，以保持血液糖皮质激素水平的相对稳定（图11-6）。

糖皮质激素对 CRH 和 ACTH 均有负反馈作用，故临床上长期大量应用糖皮质激素的病人，由于血中外源性糖皮质激素浓度的升高，可抑制下丘脑 CRH 和腺垂体 ACTH 的分泌，使肾上腺皮质逐渐萎缩，分泌功能降低。若突然停药，可出现肾上腺皮质功能不足的表现；因此，若停止使用，应逐渐减量，不宜骤停。在治疗过程中最好是糖皮质激素与 ACTH 交替使用，以促进肾上腺皮质功能的恢复，防止其萎缩而引发的严重后果。

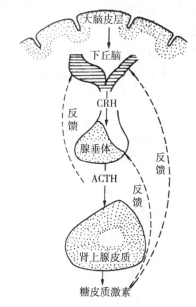

CRH：促肾上腺皮质激素释放激素
ACTH：促肾上腺皮质激素
⟶ 表示促进　----▶ 表示抑制

图 11-6　糖皮质激素分泌功能的调节

（二）盐皮质激素

1. 盐皮质激素的作用　主要为醛固酮，它的主要作用是调节水盐代谢。醛固酮能促进肾远曲小管和集合管上皮细胞对 Na^+ 的重吸收，水被动重吸收，同时增加 K^+ 的排泄，故有保钠保水排钾的作用。因此，醛固酮对维持体内 Na^+ 含量的相对稳定及维持细胞外液量和循环血量的相对稳定有十分重要的作用。

2. 盐皮质激素分泌的调节　肾素-血管紧张素系统是调节醛固酮分泌的主要途径，血管紧张素能促进肾上腺皮质球状带合成与分泌醛固酮（详见循环系统及排泄中有关内容）。另外，Na^+、K^+ 可直接作用于球状带，改变醛固酮的分泌水平。当血 K^+ 浓度增高，血 Na^+ 浓度降低时，醛固酮分泌增加，促进远曲小管与集合管摄 Na^+ 排 K^+；而血 K^+ 浓度减少，血 Na^+ 浓度增高时则相反。

对醛固酮分泌的调节在人体并不明显，但在应激状态下，促肾上腺皮质激素亦能促进醛固酮的分泌。

二、肾上腺髓质激素

肾上腺髓质分泌的激素主要有肾上腺素（epinephrine，E）和去甲肾上腺素（norepinephrine，NE），二者都是以酪氨酸为原料合成的儿茶酚胺类化合物。肾上腺髓质合成、分泌肾上腺素和去甲肾上腺素的比例约为 4∶1。血液中的肾上腺素主要来自肾上腺髓质，而去甲肾上腺素除来自肾上腺髓质外，肾上腺素能神经纤维末梢也能释放一部分。

（一）肾上腺髓质激素的生理作用

1. 对心血管的作用　两者对于心血管的作用既相似又有所不同。肾上腺素主要是加快心率，增强心肌收缩力，明显提高心输出量，收缩皮肤、内脏血管，但使冠状血管和肌肉血管舒张，使全身动脉血压有所升高。临床上肾上腺素常作为"强心剂"被用于抢救心脏骤停病人。去甲肾上腺素则通过体内减压反射减慢心率，稍增强心肌收缩力，除冠状动脉外，强烈收缩全身血管，因此具有显著升高血压的作用，当低血压病人在补足血容量后血压仍不见升高时，可用去甲肾上腺素作为"升压药"。详见表11-3。

表11-3　肾上腺素与去甲肾上腺素的主要作用及比较

比较项目	肾上腺素	去甲肾上腺素
心率	加快	减慢
心输出量	增加	不定
冠状动脉血流量	增加	增加
皮肤小动脉	收缩	收缩
肌肉小动脉	舒张	收缩
血压	升高（心输出量增加）	明显升高（外周阻力增大）
支气管平滑肌	舒张	稍舒张
妊娠子宫平滑肌	舒张	收缩
代谢	增强	稍增强

2. 在应急反应中的作用　肾上腺髓质接受交感神经的支配和控制，两者关系密切，交感神经系统和肾上腺髓质构成交感-肾上腺髓质系统。当机体内外环境急剧变化时，如剧烈运动、低血压、创伤、寒冷、恐惧等紧急情况，这一系统立即调动起来，肾上腺素与去甲肾上腺素分泌大大增加。这些激素作用于中枢神经系统，提高其兴奋性，使机体反应灵敏；同时心率加快，心肌收缩力加强，心输出量增加；呼吸频率增加，每分肺通气量增加；促进肝糖原与脂肪分解，使糖与脂肪酸增加；为骨骼肌、心肌等活动提供更多的能源。这种在紧急情况下，通过交感肾上腺髓质系统活动加强所产生的适应性反应，称为应急反应。应急反应有利于机体随时调整各种功能，以应付环境急变。

"应急"与"应激"是两个不同的概念，两者既有区别又有联系。引起应急反应的刺激实际上也是引起应激反应的刺激。但应急反应是交感-肾上腺髓质系统活动增强，使血液中肾上腺髓质激素浓度明显升高，从而充分调动人体的贮备能力，克服环境变化对人体造成的困难；应激反应是下丘脑-腺垂体-肾上腺皮质系统活动增强，使血液中促肾上腺皮质激素和糖皮质激素浓度明显升高，以增加人体对有害刺激的耐受能力。两者相辅相成，共同提高人体抵抗病害的能力，使机体适应能力更加完善。

（二）肾上腺髓质激素分泌调节

1. 交感神经　肾上腺髓质直接受交感神经节前纤维的支配，交感神经兴奋时，节前纤维末梢释放乙酰胆碱，作用于髓质嗜铬细胞上的 N 型受体，使肾上腺素和去甲肾上腺素分泌增加。

2. 促肾上腺皮质激素　促肾上腺皮质激素主要通过糖皮质激素间接促进肾上腺髓

质激素的合成与分泌，也可直接促进肾上腺髓质激素的分泌。

3. 反馈作用 当细胞内合成的去甲肾上腺素达一定量时，可抑制酪氨酸羟化酶，使去甲肾上腺素合成减少；相反，当肾上腺素和去甲肾上腺素从细胞内释放入血后，胞浆内含量减少，解除了上述的负反馈机制，肾上腺髓质激素合成增加。

第五节 胰 岛

胰岛是存在于胰腺中的内分泌组织，人胰腺中含 100 万 ~ 200 万个胰岛。根据组织学特征，人胰岛细胞至少可分五种功能不同的细胞，A 细胞（20%）分泌胰高血糖素；B 细胞（60% ~ 70%）位于胰岛中心部，分泌胰岛素；D 细胞（10%）分泌生长抑素；PP 细胞（也称 F 细胞）分泌胰多肽；D_1 细胞可能分泌血管活性肠肽。本节只介绍胰岛素和胰高血糖素。

一、胰岛素

胰岛素是由 51 个氨基酸残基组成的蛋白质激素，1965 年我国科技工作者首先成功合成了高生物活性的结晶胰岛素，成为人类历史上人工合成生命物质的新创举。胰岛素在血液中的半衰期是 5min，主要在肝内灭活。

（一）胰岛素的生理作用

胰岛素是促进合成代谢的激素。胰岛素对糖、脂肪、蛋白质代谢都有重要调节作用。

1. 对糖代谢 胰岛素能促进全身各种组织对葡萄糖的摄取和利用。尤其是促进肝糖原和肌糖原的合成与贮存，促进葡萄糖转变为脂肪，使血糖的去路增加；同时抑制糖原的分解和糖异生，使血糖的来源减少，从而导致血糖浓度降低。

当胰岛素缺乏时，血糖浓度明显升高，如超过肾糖阈，则糖从尿中排出，引起糖尿病。

2. 对脂肪代谢 胰岛素促进脂肪合成与贮存，抑制脂肪的分解，降低血中脂肪酸的浓度。

当胰岛素缺乏时，糖分解利用受阻，血糖升高，脂肪分解增加，大量的脂肪酸在肝内氧化，以致生成大量酮体，可引起酮血症和酸中毒。由于大量脂肪酸氧化，产生乙酰辅酶 A，为胆固醇合成提供了原料，加以肝脏利用胆固醇能力降低，故糖尿病患者常伴有胆固醇血症，易发生动脉硬化及心血管系统疾病。

3. 对蛋白质代谢 胰岛素能促进蛋白质合成与贮存，从而有利于机体生长。促进蛋白质合成主要通过以下几个环节：①促进氨基酸进入细胞的主动转运过程；②直接作用于核糖体，加速翻译过程，使转录和复制过程加快，增加 DNA 与 RNA 的生成；③抑制肝脏的糖异生，使血中的氨基酸不用于糖的异生而用于蛋白质合成；④抑制蛋白质分解。并且，在胰岛素的共同作用下，生长激素才能发挥其合成蛋白质，促进生长发育的作用。

此外，胰岛素还能促进 K^+ 进入细胞内，使血钾浓度降低。临床使用胰岛素时，应注意给病人补钾。

（二）胰岛素分泌的调节

1. 血糖浓度 胰岛素分泌主要受血糖浓度的影响。血糖浓度升高，胰岛素分泌明显增加；当血糖浓度降低时，胰岛素分泌减少。从而使血糖浓度维持相对稳定。

2. 激素作用 胃肠道激素、胰高血糖素、生长素、糖皮质激素、甲状腺激素等可通过升高血糖间接引起胰岛素的分泌。肾上腺素则抑制其分泌。

3. 神经调节 迷走神经兴奋，促进胰岛素分泌；交感神经兴奋，抑制胰岛素分泌。

4. 氨基酸和脂肪酸的作用 血中赖氨酸、精氨酸和亮氨酸促进胰岛素分泌；血中脂肪酸和酮体增多时，也可促进胰岛素的分泌。

二、胰高血糖素

（一）胰高血糖素的生理作用

胰高血糖素是促进分解代谢的激素。它对肝糖原分解和糖异生有强烈的促进作用，使血糖明显升高；还能促进脂肪分解，使酮体生成增多；使氨基酸加速进入肝细胞，为糖异生作用提供原料。

大剂量的胰高血糖素，能使心率加快，心肌收缩力加强，冠状血流量增多，临床已试用于治疗某些心脏疾病。

（二）胰高血糖素分泌的调节

血糖浓度是调节胰高血糖素分泌最主要的因素。血糖降低，胰高血糖素分泌增加；血糖升高，分泌减少。此外，还受胰岛素的调节。胰岛素可通过降低血糖而间接刺激胰高血糖素的分泌，也可通过旁分泌，直接作用于 A 细胞抑制其分泌。交感神经促进胰高血糖素的分泌，而迷走神经则抑制其分泌。

第六节 甲状旁腺激素、降钙素和维生素 D_3

甲状旁腺分泌甲状旁腺激素，甲状腺 C 细胞分泌降钙素，皮肤合成维生素 D_3。甲状旁腺激素、降钙素、维生素 D_3 均通过对骨、肾和肠三种靶组织的作用，维持血钙浓度的相对恒定。

一、甲状旁腺激素

甲状旁腺激素（PTH）是甲状旁腺主细胞合成、分泌的。

（一）甲状旁腺激素的生理作用

甲状旁腺激素的生理作用主要是升高血钙。动物的甲状旁腺摘除后，其血钙水平逐渐下降，出现低钙抽搐、死亡；血磷水平则往往呈相反变化，逐渐升高。

1. 对骨的作用 甲状旁腺激素动员骨钙入血，使血 Ca^{2+} 升高。其作用分为两个时相。

（1）快速效应　在甲状旁腺激素作用几分钟即可出现。这是通过破骨细胞上的钙泵，将骨液中的钙转运至细胞外液中，当钙泵活动增强时，骨液中的钙浓度下降，骨盐溶解增加。甲状旁腺激素可提高这些细胞的细胞膜对钙的通透性，使骨液中钙进入细胞内，促进钙泵活动，将钙转运至细胞外液中，使血钙升高。

（2）延续效应　在甲状旁腺激素作用 12～24h 后才能表现出来，经数天甚至数周才达高峰。这一效应是通过激活破骨细胞的活动而实现的。甲状旁腺激素使骨钙溶解加速、钙大量入血，血钙长时间升高。

甲状旁腺激素的上述两种效应相互配合，既能对血钙的急切需要做出迅速反应，又能保证有较长时间的持续效应。

2. 对肾的作用　甲状旁腺激素抑制近曲小管对磷酸盐的重吸收，增加尿磷排出，使血磷降低；同时又可促进远曲小管和集合管对钙的重吸收，减少尿钙排出，使血钙升高。

3. 对肠道的作用　甲状旁腺激素能促进肠道吸收钙，升高血钙。由于甲状旁腺激素能增加肾内 - 羟化酶的活性，从而促进 $1,25$ - 二羟维生素 D_3 的生成，后者促使细胞合成一种与钙有高度亲和力的钙结合蛋白参与钙的转运，促进肠道吸收钙。因此，甲状旁腺激素促进肠道吸收钙的作用是间接的。

通过上述三方面的作用，甲状旁腺激素使血钙升高，血磷降低，从而控制血浆钙磷水平。

（二）甲状旁腺激素分泌的调节

血浆钙浓度是调节甲状旁腺激素分泌的最重要的因素，它是以负反馈形式调节甲状旁腺激素分泌的。当血钙升高时，甲状旁腺活动减弱，甲状旁腺激素分泌减少；当血钙浓度降低时，甲状旁腺激素分泌增多。此外，血磷升高也可引起甲状旁腺激素的分泌，这是由于血磷升高可使血钙降低，间接地引起了甲状旁腺激素的释放。降钙素也能促进甲状旁腺激素的分泌。

二、降钙素

降钙素（CT）主要由甲状腺滤泡旁细胞（C 细胞）合成和分泌，胸腺也能分泌少量降钙素。

（一）降钙素的生理作用

降钙素主要作用是降低血钙和血磷浓度。

1. 对骨的作用　降钙素抑制破骨细胞活动，增强成骨细胞活动。由于溶骨细胞活动减弱和成骨细胞活动加速，骨盐沉积，使血钙、血磷浓度降低。

2. 对肾的作用　抑制肾小管对钙、磷等的重吸收，增加它们的排出量，使血钙、血磷浓度降低。此外，降钙素还可抑制小肠吸收钙。

（二）降钙素分泌的调节

降钙素的分泌主要受血钙浓度的调节，血钙浓度增加时分泌增加，反之分泌减少。此外，胰高血糖素和某些胃肠道激素，如促胃液素、缩胆囊素也可以促进降钙素分泌。

三、维生素 D_3

维生素 D_3 又名胆钙化醇，它可由食物摄取，食物中以肝、乳、鱼肝油等含量丰富。在体内维生素 D_3 主要由皮肤合成，经肝、肾羟化后成为活性较高的 1，25 – 二羟维生素 D_3，调节钙磷代谢。

维生素 D_3 的生理作用：一是促进小肠黏膜上皮细胞对钙的吸收。二是对骨钙动员和骨盐沉积发生作用，一方面维生素 D_3 促进钙、磷的吸收，增加血浆钙、磷含量，增加成骨细胞的活动，促进骨盐沉积；另一方面当血钙下降时，提高破骨细胞的活性，动员骨钙入血，升高血钙。三是促进近曲小管对钙、磷的重吸收，升高血钙。如果维生素 D_3 缺乏，将影响钙的吸收，将会导致成人骨质疏松症和儿童佝偻病。

维生素 D_3 的生成受甲状旁腺激素和降钙素调节。甲状旁腺激素可促进 1，25 – 二羟维生素 D_3 生成，降钙素则抑制其生成。

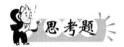

思考题

1. 腺垂体分泌哪些激素？各有何作用？
2. 用甲状腺激素的生理作用，解释甲亢病人的下列症状：
   ①怕热多汗；②消瘦无力；③烦躁易激动；④心悸。
3. 解释单纯甲状腺肿的发病原因。
4. 长期、大量应用糖皮质激素的患者，为何不能突然停药？
5. 用生理所学知识解释胰岛素缺乏可能引起临床哪些表现。

第十二章 | 生　殖

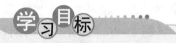

1. 掌握雄激素、雌激素和孕激素的生理作用；月经周期及其形成机制。
2. 熟悉睾丸和卵巢功能的调节；胎盘的内分泌功能。
3. 了解妊娠与分娩。

生殖（reproduction）是生物体生长发育到一定阶段后，能够产生与自身相似的子代个体，这种功能称为生殖。任何生物个体的寿命都是有限的，必然要衰老、死亡。一切生物都是通过产生新个体来延续种系的，所以生殖是生物绵延和繁殖种系的重要生命活动。高等动物的生殖由两性器官活动来实现，包括两性生殖细胞（精子和卵子）的形成、受精、着床、胚胎发育和分娩等环节。人类的生殖活动比较复杂，不仅是一个生物学问题，而且还涉及政治、经济、伦理等一系列社会问题。本章只讨论男女两性的生殖功能以及生殖的基本过程。

第一节　男性生殖

在高等动物的生殖系统中，能产生生殖细胞的性器官为主性器官，男性的主性器官是睾丸，附性器官有附睾、输精管、前列腺、精囊、阴茎等。

一、睾丸的功能

睾丸具有产生精子和内分泌的功能。

（一）睾丸的生精功能

睾丸主要由曲细精管和间质细胞组成。曲细精管是精子发生和发育成熟的场所。曲细精管上皮又由生精细胞和支持细胞构成。原始的生精细胞为精原细胞，紧贴于曲细精管的基膜上。到了青春期后，精原细胞分阶段发育形成精子。精子生成过程为：精原细胞→初级精母细胞→次级精母细胞→精子细胞→精子。整个生精过程大约历时两个半月。

支持细胞为各级生殖细胞提供营养，并起着保护与支持作用，为生精细胞的分化发育提供合适的微环境。支持细胞形成的血睾屏障防止生精细胞的抗原物质进入血液循环而引起免疫反应。

精子生成需要适宜的温度，阴囊内温度比腹腔内温度低 $1 \sim 8℃$，适合于精子的生成。如睾丸由于胚胎发育障碍而停留在腹腔或腹股沟内，不能下降到阴囊，称为隐睾症，由于腹腔内的温度较高，会影响精子的生成过程，是男性不育症的原因之一。此外，X 线的过度照射也能破坏睾丸的生精功能。

（二）睾丸的内分泌功能

睾丸的内分泌功能是由间质细胞和曲细精管的支持细胞完成的，间质细胞分泌的雄激素主要为睾酮（testosterone）。支持细胞能分泌抑制素。除睾丸外，肾上腺皮质和卵巢也可分泌少量睾酮。正常男子的睾丸每天分泌睾酮 $4 \sim 9mg$，有昼夜周期性波动。早晨醒来时最高，傍晚最低，但波动范围较小。绝大部分睾酮在血液中与蛋白质结合，仅有 2% 处于游离状态。结合状态的睾酮可以转变为游离状态，只有游离的睾酮才有生物活性。睾酮主要在肝中被灭活，其产物大部分由尿排出。睾酮的主要生理作用：

（1）刺激生殖器官的生长发育，促进男性副性征出现并维持其正常状态。

（2）维持生精作用，睾酮自间质细胞分泌后，可经支持细胞进入曲细精管与生精细胞相应的受体结合，促进精子的生成过程。

（3）维持正常的性欲。

（4）促进蛋白质合成，特别是肌肉和生殖器官的蛋白质合成，同时还能促进骨骼生长与钙磷沉积和红细胞生成等。

二、睾丸功能的调节

睾丸曲细精管的生精功能和间质细胞的内分泌功能均受下丘脑 - 腺垂体的调节。下丘脑、腺垂体、睾丸在功能上密切联系，互相影响，构成下丘脑 - 腺垂体 - 睾丸轴调节系统。下丘脑分泌的促性腺激素释放激素（GnRH）经垂体门脉系统到达腺垂体，促进腺垂体合成和分泌促性腺激素，包括促卵泡激素（FSH）和黄体生成素（LH）。在男性，黄体生成素主要作用于睾丸的间质细胞，调节睾酮分泌；促卵泡激素主要作用于曲细精管，包括各级生精细胞和支持细胞，调节生精过程。

1. 睾丸内分泌功能的调节　睾丸的内分泌功能直接受 LH 的调节。腺垂体分泌的 LH 经血液运输到达睾丸后，可促进间质细胞分泌睾酮。血液中睾酮的浓度反过来对下丘脑和腺垂体产生负反馈作用，抑制 GnRH 和 LH 的分泌，从而使血液中睾酮的浓度保持在一个相对稳定的水平。

2. 睾丸生精功能的调节　睾丸的生精功能既受 FSH 的调节，又受 LH 的调节，两者对生精功能都有促进作用，只是 LH 的作用是通过睾酮实现的。因此，生精过程不是只靠 FSH 所能完成的，必须有 LH 和雄激素的协同作用。另外，在 FSH 的作用下，睾丸还可产生抑制素。抑制素可通过负反馈作用抑制腺垂体分泌 FSH，从而使 FSH 的分泌稳定在一定水平（图 12 - 1），保证睾丸生精功能的正常进行。

睾丸的功能除受体内的激素调节外，还受一些其他因素的影响。如前所述，睾丸的温度可影响精子的生成过程。对于某些动物来说，光照对睾丸的功能也具有一定的调节作用。

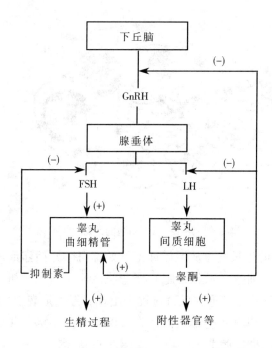

图 12 - 1　下丘脑 - 腺垂体 - 睾丸激素系统的功能及睾酮负反馈作用

+ 表示促进　　- 表示抑制

第二节　女性生殖

女性的主要性器官卵巢,附性器官有输卵管、子宫、阴道、外阴等。卵巢的功能是产生卵子和内分泌功能。

一、卵巢的功能

女性从青春期开始,下丘脑 - 腺垂体 - 卵巢轴调控系统建立,使卵巢和子宫内膜呈现周期性变化,卵巢的周期性变化是月经周期形成的基础。

(一) 卵巢的生卵功能

卵子是由卵巢内的原始卵泡逐渐发育而成的。虽然女性在出生时卵巢内即含约 200 万个原始卵泡,但到青春期时卵巢所含有的原始卵泡数降至 30 万 ~ 40 万个,但女性一生中仅有约 400 个卵泡可在生育期成熟排卵。卵泡在青春期以前处于静止状态。从青春期开始,在腺垂体促性腺激素的影响下,部分静止的原始卵泡开始发育,在每个月经周期中,起初有 15 ~ 20 个原始卵泡同时发育,但一般只有一个卵泡能发育成熟并排卵,其余的则先后退化形成闭锁卵泡 (图 12 - 2)。每个卵巢周期中,卵泡的发育过程又可以进一步分为两个阶段:①卵泡期,是卵泡开始发育到成熟的阶段,又称为排卵前期;②黄体期,是排卵后卵泡塌陷转化为黄体的阶段,又称为排卵后期。

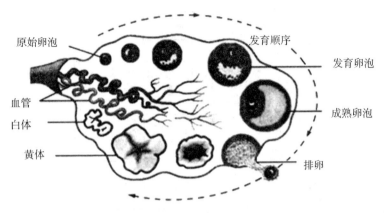

图 12 – 2　卵泡的发育

1. 卵泡期　卵泡的生长发育从原始卵泡开始，每个原始卵泡内含有一个初级卵母细胞，周围被一层卵泡细胞（颗粒细胞）所包绕。原始卵泡经初级卵泡期与次级卵泡期，最后发育为成熟卵泡。卵泡在发育过程中出现一系列形态上的变化，卵细胞变大，并在周围出现透明带；卵泡周边的颗粒细胞由单层变为多层，并形成卵丘和卵细胞周围的放射冠；卵泡中的卵泡腔变大；卵泡周围的基底膜外的间质细胞分化为内膜细胞等。在 FSH 的作用下，颗粒细胞大量合成和分泌雌激素。

卵泡在成熟过程中逐渐移向卵巢表面。卵泡成熟后破裂，卵细胞和它周围的放射冠等一起排入腹腔的过程，称为排卵（ovulation）。排出的卵子随即被输卵管伞摄取，并送入输卵管中。

2. 黄体期　排卵后卵巢破裂口被纤维蛋白封闭，卵泡壁内陷，血液填充卵泡腔并凝固，形成血体（corpus hemorrhagicum）。同时残存的卵泡组织继续演化发育，卵泡的内膜细胞和颗粒细胞迅速增殖，并取代血体中的血液而转化为黄体（corpus luteum），卵巢周期由此进入黄体期，此称为月经黄体。排卵后的 7 ~ 8 天，黄体发育到顶峰，若排出的卵未受精，黄体则在排卵后第 10 天开始退化，最后细胞被结缔组织所代替，成为白体（corpus albicans）（图 12 – 3）。月经黄体的寿命一般为 14 天。若排出的卵受精，在人绒毛膜促性腺激素的作用下，黄体继续长大并维持一定时间，以适应妊娠的需要，此称为妊娠黄体。

（二）卵巢的内分泌功能

卵巢是一个重要的内分泌腺，它可以分泌多种激素，其中主要有雌激素（estrogen，E）、孕激素（progestogens，P）和少量雄激素。

1. 雌激素　体内的雌激素主要由卵巢分泌（包括卵泡和黄体），在妊娠期，胎盘也可分泌雌激素。人体内分泌的雌激素有三种：雌二醇（estradiol，E_2）、雌酮（estrone）和雌三醇（estriol），均属于类固醇激素，其中雌二醇的分泌量最大，活性也最强，雌酮和雌三醇的活性较弱。雌激素的主要生理作用如下。

（1）促进女性附性器官的生长发育　雌激素对女性生殖器官的作用是多方面的，其中以对子宫的作用较明显：①促进子宫肌的增生，提高子宫平滑肌对催产素的敏感性；②促使子宫内膜发生增殖期的变化，内膜逐渐增厚，血管和腺体增生，但不分泌；③使子宫颈口松弛，分泌大量清亮、稀薄的黏液，有利于精子的通过；④促进输卵管平滑肌的蠕动，有助于精子和卵子的运输；⑤促进阴道上皮细胞增生、角化并合成大量糖原。阴道上皮脱落后，其中的糖原被阴道内的乳酸杆菌分解成乳酸，增加阴道的酸性（pH 4～5），增强阴道抗菌的能力，从而维持阴道的自净作用。

（2）对乳腺的作用 雌激素促进乳腺导管和结缔组织增生，是青春期促进乳腺发育的主要激素。

（3）对副性征的影响 女性于青春期开始出现女性特征（副性征），如音调较高、骨盆宽大、脂肪在乳房和臀部堆积等。这主要是雌激素作用的结果，同时也有女性体内雄激素水平较低的原因。但与男性一样，女性体毛的生长也是雄激素作用的结果。女性体内少量的雄激素主要来源于肾上腺皮质，少量来源于卵巢。

（4）对代谢的影响 雌激素对人体新陈代谢有多方面的影响，主要有：①促进骨骼的生长和钙盐的沉积，促进骨骺的闭合。女性在绝经后易患骨质疏松症；②降低血液的胆固醇水平，抑制动脉粥样硬化的形成。这与女性在绝经前心、脑血管疾病发病率较低有关；③促进醛固酮分泌，增加肾小管对 ADH 的敏感性，促进对水和钠的重吸收，增加细胞外液量。这与女性月经前的水、钠潴留和体重增加密切相关；④促进肌肉蛋白质的合成，对青春期的生长和发育发挥重要作用。

2. 孕激素 卵巢黄体细胞分泌的孕激素主要是孕酮（progesterone），也称为黄体酮。肾上腺皮质和胎盘也可产生。

孕激素的主要作用是在雌激素作用的基础上才能发挥以下作用，主要靶器官为子宫、乳腺。

（1）对子宫的作用 ①孕激素使子宫内膜在增殖期的基础上出现分泌期的改变，进一步使子宫内膜增生变厚，且有腺体分泌，为胚泡的着床提供良好的条件；②使子宫平滑肌的兴奋性降低，并降低子宫对催产素的敏感性从而减少子宫平滑肌的活动，抑制母体的排斥反应，保证了胚胎有一个适宜的生长发育环境；③孕激素还可减少子宫颈黏液的分泌量，使黏液变稠，不利于精子穿透；④减弱输卵管节律性收缩。总之，孕激素对子宫的综合作用是保证妊娠过程能安全顺利的进行。在临床上可以见到，如果孕激素缺乏，有早期流产的危险。

（2）对乳腺的作用 促进乳腺腺小叶和腺泡的发育，在雌激素作用的基础上，孕激素进一步促进乳腺导管的分化，为分娩后分泌乳汁创造有利条件。

（3）产热作用 孕激素可促进机体产热，使基础体温升高。在月经周期中，排卵后基础体温升高 0.5℃ 左右，这与其对体温调节中枢的作用有关。临床上利用测定基础体温，作为监测排卵、指导避孕的方法之一。

二、卵巢功能的调节

卵巢功能的调节和睾丸类似，既受下丘脑也受腺垂体的调节，靶腺（卵巢）激素对下丘脑和腺垂体也有负反馈作用。不同的是，当血中雌激素的水平升高时，对垂体 LH 的分泌也有正反馈效应。三者功能上的相互影响构成下丘脑－腺垂体－卵巢轴，从而保持卵巢内分泌功能正常及稳定。

腺垂体分泌的 FSH 刺激卵泡的早期发育，而卵泡最终的成熟则受 FSH 和 LH 的双重调控。卵泡排卵和黄体的形成则是腺垂体 LH 分泌高峰作用的结果。

在正常情况下，下丘脑 GnRH 的分泌呈脉冲式释放，并导致腺垂体 FSH 和 LH 分泌的波动性，进而导致卵巢性激素分泌和排卵的周期性。雌激素可以增加下丘脑 GnRH 脉冲式释放的频率，而孕激素的作用与雌激素相反，因此，在卵泡发育期，随着卵泡雌激素的分泌增加，下丘脑 GnRH 分泌频率逐渐增加，逐渐增加的 GnRH 导致腺垂体出现 LH 分泌高峰，此高峰进一步导致卵泡的排卵和黄体的形成。黄体形成后，随着孕激素的分泌增加，使下丘脑 GnRH 的分泌频率逐渐减少、腺垂体 LH 分泌也相应减少、随之黄体萎缩和孕激素分泌的减少，下丘脑 GnRH 脉冲式分泌频率逐渐得到恢复，这样又进入一个新的卵巢周期和子宫周期，如此周而复始。

除了 FSH 和 LH 对卵巢功能的调控外，卵巢分泌的激素如雌激素、孕激素对下丘脑和腺垂体的功能还具有反馈性调控。一般认为，孕激素对下丘脑和腺垂体功能的调节为负反馈调节。雌激素对下丘脑和腺垂体的反馈调节比较复杂，既有负反馈调节，也有正反馈调节。一般认为，在黄体期，当血液雌激素处于中等水平时，雌激素主要以负反馈的方式抑制腺垂体 LH 的分泌，但在卵泡期，当血液雌激素处于高水平时，雌激素则以正反馈的方式促进下丘脑 GnRH 和腺垂体 LH 的分泌。

三、月经周期及其形成机制

（一）月经周期的概念

女性从青春期开始，在整个生育期内（除妊娠和哺乳期外）生殖系统的活动呈规律性的月周期变化，称为生殖周期（或性周期）。正常女性在生育期，子宫内膜发生周期性脱落，伴有阴道流血，称为月经。女性的生殖周期称为月经周期（menstrual cycle）。

月经周期的长短因人而异，平均为 28 天，范围为 20～40 天，但每个女性自身的月经周期相对稳定。我国女性成长到 12～14 岁左右出现第一次月经，称为初潮，初潮后的一段时间内，月经周期可能不规律，约一年左右逐渐规律起来，到 50 岁左右，月经周期停止，称为绝经。

（二）月经周期中卵巢和子宫内膜的变化

在月经周期中，子宫内膜会出现一系列形态和功能的变化，根据子宫内膜的变化可将月经周期分为三期：即子宫内膜剥落出血的月经期，历时约 3～5 天；子宫内膜修复增生的增殖期，历时约 10 天；子宫内膜血管充血、腺体分泌的分泌期，历时约 14 天。下面分别加以叙述。

1. 增殖期 从月经停止到排卵为止，即月经周期的第 5～14 天，这段时间称为增殖期，也称排卵前期。本期的主要特点是子宫内膜显著增殖。在此期内，卵巢中的卵泡处于发育和成熟阶段，并不断分泌雌激素。雌激素促使子宫内膜迅速增生变厚，其中的血管、腺体增生但腺体尚不分泌。此期末卵泡发育成熟并排卵（图 12-2）。

2. 分泌期 从排卵日起到月经到来之日止，相当于月经周期的第 15～28 天，这段时间称为分泌期，也称排卵后期。本期的主要特点是子宫内膜的腺体出现分泌现象。在此期内，排卵后的残留卵泡细胞形成黄体，继续分泌雌激素和大量孕激素，特别是孕激素促使子宫内膜进一步增生变厚，其中的血管扩张充血，腺体迂曲并分泌。这样，子宫内膜变得松软并富含营养物质，子宫平滑肌相对较静止，为胚泡着床和发育准备好条件。

3. 月经期 从月经开始至出血停止，相当于月经周期的第1~4天，称为月经期。本期的主要特点是子宫内膜脱落、阴道流血。在此期内，由于排出的卵子未受精，黄体开始退化、萎缩，分泌的孕激素、雌激素迅速减少。子宫内膜由于突然失去这两种激素的支持，使子宫内膜血管痉挛，导致内膜缺血、坏死，脱落和出血，即月经来潮，月经期一般持续3~5天，出血量约为50~100ml，剥脱的子宫内膜混于月经血中。月经期内，子宫内膜脱落形成的创面易感染，应注意保持外阴清洁和避免剧烈运动。

如果排出的卵子受精，黄体则生长发育形成妊娠黄体，继续分泌孕激素和雌激素，从而使子宫内膜不但不脱落，而且继续增厚形成蜕膜，故妊娠期间不来月经。

月经周期的意义，在于每个月经周期皆由卵巢提供成熟的卵子，子宫内膜不失时机地创造适应胚泡着床的环境。因此，月经周期是为受精、着床、妊娠作周期性准备的生理过程。

（三）月经周期形成的机制

月经周期的形成主要是下丘脑－腺垂体－卵巢轴活动的结果（图12－3）。

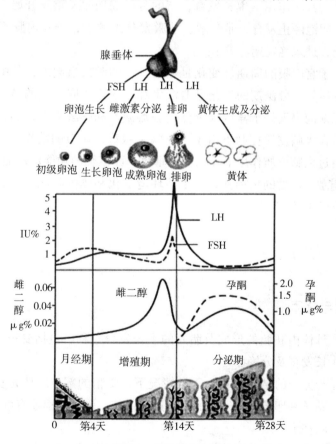

图12－3 月经周期的形成

1. 增殖期的形成　青春期前，下丘脑－腺垂体发育尚未成熟，促性腺激素释放激素分泌很少，使腺垂体的 FSH、LH 分泌极少，不能引起卵巢和子宫内膜的周期性变化。随着青春期的到来，下丘脑发育成熟，下丘脑分泌的 GnRH 增多，使腺垂体分泌 FSH 和 LH 也增多，FSH 促使卵泡生长发育成熟，并与 LH 配合，使卵泡分泌雌激素。在雌激素的作用下，子宫内膜发生增殖期的变化。在增殖期末，也就是相当于排卵前一天左右，雌激素在血中的浓度达到最高水平，通过正反馈作用使 GnRH 分泌进一步增加，进而 FSH 特别是 LH 增加，在高浓度的 LH 作用下，已发育成熟的卵泡破裂排卵。

2. 分泌期和月经期的形成　卵泡排卵后，在 LH 的作用下，其残余部分形成黄体，继续分泌雌激素和孕激素。这两种激素，特别是孕激素，使子宫内膜发生分泌期的变化。随着黄体的不断增长，雌激素和孕激素的分泌也不断增加。到排卵后的第 8~10 天，它们在血中的浓度达到高水平，通过负反馈作用使下丘脑和腺垂体受到抑制，使 GnRH、FSH 和 LH 分泌减少。由于 LH 的减少，黄体开始退化、萎缩，因而雌激素和孕激素的分泌突然减少，使它们在血中浓度迅速下降到最低水平。子宫内膜由于突然失去雌、孕激素的支持作用，脱落出血，形成月经。

随着血中雌激素、孕激素浓度的降低，对下丘脑、腺垂体的抑制作用解除，卵泡又在 FSH 和 LH 的共同作用下生长发育，新的月经周期便又重新开始。到 50 岁左右，卵巢功能退化，卵泡停止发育，雌激素、孕激素分泌减少，子宫内膜不再呈现周期性变化，月经停止，进入绝经期。

由此可见，子宫内膜的周期性变化是卵巢分泌的激素引起的，其中增殖期的变化是雌激素的作用所致，分泌期的变化是雌激素和孕激素共同作用的结果，尤以孕激素作用明显，月经期的出现是子宫内膜突然失去雌激素和孕激素支持的结果。卵巢的周期性变化，则是在大脑皮质控制下由于下丘脑－腺垂体调节的结果。因此，内外环境变化的刺激可通过大脑皮质作用下丘脑－腺垂体－卵巢轴的功能活动而影响月经周期。故强烈的精神刺激，过度的精神紧张、生活环境变化和体内其他系统的严重疾病等因素，均可引起月经失调。

第三节　妊　娠

一、受精与着床

妊娠是指在母体内胚胎的形成及胎儿的生长发育过程。包括受精、着床、妊娠的维持、胎儿的生长发育及分娩。

受精是精子与卵子的结合过程。正常情况下，受精的部位一般是在输卵管的壶腹部。因此，只有精子和卵子都能适时的到达这一部位，受精过程才有可能顺利实现。

（一）精子的运行

精子在女性生殖道内运行的过程较为复杂，需要穿过子宫颈管和子宫腔，并沿输卵管运行相当长的一段距离，才能到达受精部位。精子运行的动力一方面依靠其自身尾部鞭毛的摆动，另一方面借助子宫舒张造成宫腔负压的吸入以及女性生殖平滑肌的运动和输卵管纤毛的摆动。一次射出的精液中一般含有亿个精子，但能到达部位的只有 15～20 个。这是因为精子在向受精部位运行的过程中，要受到多种因素的影响。如宫颈黏液的黏度、阴道内的酸性液体（pH 为 4）等都对精子的运动有一定影响，精子从阴道运行到受精部位大约需要 30～90min。

（二）精子的获得

精子在女性生殖道内停留一段时间后，获得使卵子受精的能力，这一过程称为精子的获能。精子在附睾内虽然已经发育成熟，但尚不具备使卵子受精的能力，因为男性的生殖管内可产生某种物质，对精子的受精能力有抑制作用，女性生殖道内，尤其是子宫，其次是输卵管内，含有解除这种抑制作用的物质，使精子表面被卵子识别的部位暴露。因此，在正常情况下，精子只有进入女性生殖道以后，才能获得受精的能力。

（三）受精过程

卵子由卵泡排出后，很快便进入输卵管的伞端，依靠输卵管平滑肌的运动和上皮细胞纤毛的摆动将卵子运送到受精部位。精子与卵子在女性生殖道中保持受精能力的时间很短，精子约为 1～2 天，卵子仅为 6～24h。受精过程是一个复杂的生物学变化过程。当精子与卵子相遇时，精子的顶体会释放出多种酶，这一反应称为顶体反应。在顶体反应中释放出的酶，可协助精子进入卵细胞。当精子进入卵细胞后，卵细胞表面的性质即发生变化，如产生某些物质，封锁透明带，使其他的精子难以进入。因此，到达受精部位的精子虽然有数十个，但一般只有一个精子能与卵子结合（图 12-4）。

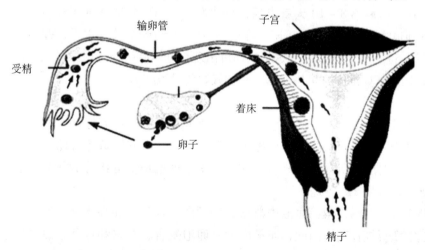

图 12-4 排卵、受精与着床

（四）着床

受精卵在运行至子宫腔的途中，继续进行细胞分裂。大约在排卵后的第 4 天抵达子宫腔，此时，受精卵已经形成胚泡。进入宫腔后，开始时处于游离状态，大约在排卵后的第 8 天，胚泡吸附在子宫内膜上，并通过与子宫内膜的相互作用而逐渐进入子宫内膜，于排卵后 10 ~ 13 天，胚泡被完全进入子宫内膜中。胚泡植入子宫内膜的过程，称为着床（implantation），也称植入。胚泡与子宫内膜的同步发育是成功着床的关键。

二、胎盘的内分泌功能

胚胎着床后，其最外层的一部分细胞发育为滋养层，其他大部分则发育成胎儿。滋养层细胞发育很快，不久就形成绒毛膜，其绒毛突起可吸收母体血液中的营养成分以供给胎儿。与此同时子宫内膜也增生为蜕膜。这样，属于母体的蜕膜和属于子体的绒毛膜相结合而成为胎盘。通过胎盘，既可以实现母体与胎儿之间的物质交换，又可以起到屏障作用，同时，胎盘还可提供维持妊娠所必需的一些激素。因此，虽然正常妊娠的维持是由多种因素共同完成的，但胎盘在其中起着极重要的作用。下面仅就胎盘的内分泌功能加以讨论。

人类胎盘可以产生多种激素。主要是有人绒毛膜促性腺激素（hCG）、雌激素、孕激素和人绒毛膜生长素（hCS）等。因此，胎盘是妊娠期间一个重要的内分泌器官，对维持正常妊娠起着关键性的作用。

（一）人绒毛膜促性腺激素

hCG 是一种糖蛋白，其生理作用主要有：①与黄体生成素的作用相似，在妊娠早期刺激母体的月经黄体转变为妊娠黄体，并使其继续分泌大量雌激素和孕激素，以维持妊娠过程的顺利进行；②可以抑制淋巴细胞的活力，防止母体产生对胎儿的排斥反应，具有"安胎"效应。

hCG 在受精后第 8 ~ 10 天就出现在母体血中，随后其浓度迅速升高，至妊娠 2 个月左右达到顶峰，然后又迅速下降，在妊娠 20 周左右降至较低水平，并一直维持至分娩（图 12 - 5）。由于 hCG 在妊娠早期即可出现在母体血中，并由尿排出，因此，测定血中或尿中的 hCG 浓度，可用作诊断早期妊娠的最敏感方法之一。

（二）雌激素和孕激素

胎盘和卵巢的黄体一样，能够分泌雌激素和孕激素。在妊娠两个月左右，hCG 的分泌达到高峰，此后开始减少，妊娠黄体逐渐萎缩，由妊娠黄体分泌的雌激素和孕激素也减少。此时胎盘所分泌的雌激素和孕激素逐渐增加，可接替黄体的功能以维持妊娠，直到分娩（图 12 - 5）。

在整个妊娠期内，孕妇血液中雌激素和孕激素都保持在高水平，对下丘脑 - 腺垂体系统起着负反馈作用，因此，卵巢内没有卵泡发育、成熟和排卵，故妊娠期不来月经。胎盘所分泌的雌激素中，主要是雌三醇。雌三醇是胎儿和胎盘共同参与合成的，如果在妊娠期间胎儿死于子宫内，孕妇的血液和尿中雌三醇会突然减少，因此检验孕妇血液和尿中雌三醇的水平，有助于判断是否发生死胎。

（三）人绒毛膜生长素

hCS 也是一种糖蛋白，它的化学结构、生理作用、生物活性以及免疫特性与生长素相似，故被称为人绒毛膜生长素（hCS）。hCS 的主要作用是：①促进胎儿的生长，但作用远小于生长素；②调节母体与胎儿的物质代谢过程，包括糖、脂肪和蛋白质的代谢，促进蛋白质合成；降低母体对胰岛素的敏感性，抑制葡萄糖的利用，为胎儿提供大量葡萄糖。妊娠第 6 周母体血中可测出 hCS，以后稳步增多，到第 3 个月开始维持在高水平，直至分娩。它的分泌量与胎盘的重量成正比，可作为监测胎盘功能的指标。

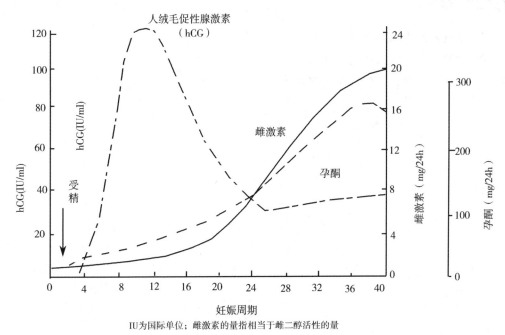

IU为国际单位；雌激素的量指相当于雌二醇活性的量

图 12-5 妊娠期人绒毛膜促性腺激素、雌激素和孕激素分泌的变化

三、分娩与哺乳

分娩（parturition）是指成熟胎儿及其附属物从母体子宫自然产出的过程。人类的孕期约为 280 天，妊娠末期，子宫平滑肌的兴奋性渐渐提高，最后发生强烈而有节律的收缩，它是分娩的动力，驱使胎儿离开母体。分娩过程是一个正反馈过程，分娩时，胎儿机械刺激子宫颈及阴道可反射性地引起催产素的释放，催产素可加强子宫肌的收缩。使宫颈受到更强的刺激。这种正反馈过程不断加强，直至胎儿娩出为止。膈肌和腹肌的收缩可以增加腹压，有助于胎儿娩出。至于为什么胎儿发育成熟后就会自然发生分娩，其机制至今尚未完全弄清。

妊娠后，由于催乳素、雌激素、孕激素分泌增加，使乳腺导管进一步增生分支，并促进腺泡增生发育，但尚不泌乳，因为此时血中雌激素、孕激素浓度过高，能抑制催乳素的泌乳作用（见内分泌章）。分娩后，由于胎盘的娩出，雌激素和孕激素的浓度大大降低，对催乳素的抑制作用解除，于是，乳腺开始泌乳。在哺乳过程中，婴儿吸吮乳头的刺激，可反射性引起催乳素和催产素分泌增多，从而有利于泌乳。

由哺乳引起的高浓度催乳素，对促性腺激素的分泌具有抑制作用。因此，在哺乳期间可出现月经暂停，一般为 4~6 个月，它能起到自然调节生育间隔的作用。但其中也有部分妇女，以上抑制作用较弱，在相应激素作用下，卵泡又开始发育并排卵，此时也可能不出现月经，但仍有受孕的可能。这种现象在计划生育工作中应予注意。

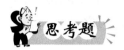 **思考题**

1. 雄激素的生理作用是什么？
2. 雌激素和孕激素的生理作用是什么？
3. 月经周期中，子宫内膜有哪些变化？这些变化的产生机制如何？

第十三章 | 老年生理

1. 掌握衰老的概念及主要临床表现。
2. 熟悉延缓衰老的方法与途径。
3. 了解老化的因素及生物学机制。

生、老、病、死是生命活动中不可避免的客观规律。每个人都会经历童年、青年、中年和老年。在不同的年龄阶段，人体将会发生一系列的生理和心理变化，特别是老年人机体各器官、组织结构、生理功能和心理行为等均会发生不同程度的改变，因此，揭示老年人生命活动的规律，为防治老年疾病、增进老年人健康、延长人类寿命，以及提高老年人的生活质量等，已成为老龄化社会的重要课题。

第一节 概 述

一、寿命、衰老、老年的概念

一个人从出生经过生长发育成熟直到死亡的整个生存时间称为寿命（life）。以年龄（岁）为度量单位。衡量人类寿命有两大指标：一个是平均寿命又称平均期望寿命，是指一个国家或一个地区人口的平均存活年龄；另一个是最大年龄（又称寿限），是指不受外界因素干扰的条件下，从遗传学而言，人类可能存活的最大年龄。据科学家推测，人类的寿限可达百岁以上。有资料表明我国人均寿命已由 1949 年前的 41 岁增长到 2007 年的 72.5 岁，尽管与发达国家水平（日本男性平均寿命为 76.11 岁，女性平均寿命为 82.11 岁）比较还有一定的距离，但增长趋势是显而易见的。目前，国内外报道的百岁老人并不罕见，截至 2011 年 7 月统计我国现有百岁寿星已达 48 921 人。

机体各器官功能随年龄增长而逐渐的、全面的降低过程称为衰老，又称老化（age-ing）。衰老是生物体在其生命后期缓慢发生的、全身性的、多方面的、十分复杂的、循序渐进的退化过程。这种退化过程导致机体适应能力和储备能力日趋下降。这是生命发展的规律，属于生理衰老，如果患有疾病或其他因素加速了衰老过程，则称为病理性衰老。

"老年"只能是个概括的含义，很难准确界定个体进入老年的时间。世界卫生组织（WHO）对老年人的划分有两个标准：发达国家将 65 岁以上的人群称为老人；而亚太地区等发展中国家则将 60 岁以上的人群称为老人。60 ~ 74 岁称为年轻老人，75 ~ 89 岁称为老年人，90 岁以上称为长寿老人。

二、老化因素

机体为什么会老化？目前回答这一问题还比较困难。但人类平均寿命普遍延长，人口老化日益明显。老化的根本原因可分为遗传因素和非遗传因素两类。

（一）遗传因素

遗传因素学说认为，人的寿命是由遗传因素决定的。其主要表现在家系与性别两个方面。长寿家族其子女一般长寿。据调查，双亲在 60 岁前死亡的子代，比双亲在 75 岁以上死亡的子代死亡率高。女性的寿命长于男性 2 ~ 6 岁。这些均与遗传密切相关。按照遗传因素学说，老化是机体固有的，随着年龄增长而发生的退变过程，即机体的生长、发育、成熟、老化和死亡都是按照早就拟定好的遗传程序进行的必然结果。有些学者认为，人体细胞核染色体 DNA 链上有一种特殊遗传信息称为"衰老基因"，是老化发生的物质基础。所以，有人提出了衰老的差错学说，根据分子生物学中心法则，认为是在生物信息的复制、转录、翻译过程出现了差错，合成了有缺陷的蛋白质，从而导致了细胞的老化和死亡。

（二）非遗传因素

1. 生理因素　神经系统、内分泌系统、免疫系统随年龄增加，其结构和功能将产生退行性改变，从而导致机体整体功能下降而出现衰老。

2. 疾病　疾病是人类死亡的直接原因。当今老年人主要死因是循环系统疾病、肿瘤、呼吸系统疾病；死亡率最高的年龄是 60 岁以后。专家们认为，如能控制这三类疾病，人的平均寿命可望增加 12 年。此外，由于老年人听、视等感觉功能减退或消失，反应迟钝，动作迟缓，易招致意外事故而死亡。

3. 心理因素　动物实验表明，不良心理刺激可使大脑皮质处于过度兴奋状态，加速大脑皮质萎缩，使神经系统不能有效地发挥对机体的调节控制功能，导致疾病的产生，加速衰老。心情舒畅者健康长寿，而情绪波动、抑郁者则易患各种心身疾病，加速衰老进程。

4. 环境因素　世界五个著名的长寿地区（我国新疆和广西巴马，前苏联高加索和达斯格多，厄尔多瓜的伟尔卡班巴，巴基斯坦的丰苲）均处于山区或边缘地带，这些地方自然条件优越，良好的水土资源、宜人的气候、新鲜的空气、优雅的环境，加上长年素食和较多的体力活动，有助于延缓衰老和长寿。

5. 社会因素　经济状况、家庭生活、社会制度、职业类型、宗教信仰、人际关系等社会因素直接和间接影响着衰老的进程。

6. 行为因素　起居无常、饮食无节、挑食厌食、吸烟酗酒等不良生活行为，均易导致代谢紊乱，加速衰老的进程。而良好的生活行为则有益于长寿和延缓老化过程。

三、老化过程的生物学机制

(一) 自由基学说

1956 年 Harman 发现射线照射动物时，体内产生一类性质极为活泼的自由基，如超氧离子自由基、氢自由基、有机自由基、脂质自由基等，同时发现实验动物寿命缩短。假如预先给实验动物使用抗氧化剂（自由基消除剂），减少自由基的产生，对射线具有防护作用。另外给实验动物饲料中增添抗氧化剂，可使其寿命延长。由此提出老化是由于代谢过程中自由基产物有害作用结果的自由基学说。自由基可使类脂质发生过氧化，破坏生物膜并形成脂褐素，从而导致细胞老化和死亡；自由基还可使蛋白质发生羟基化和巯基化丢失，从而使蛋白质分解，导致酶的失活；此外，自由基可使 DNA 碱基变化，单链断裂，导致老化。

(二) 差错灾难学说

这一学说认为，老化是从 DNA 复制到最终生成蛋白质的遗传信息传递过程中的错误累计造成的。在 DNA 转录复制过程中，如果错误的核苷酸进入 DNA 或 mRNA，就会产生错误的 DNA 或 mRNA，从而导致合成错误或有缺陷的蛋白质；此外，在 mRNA 翻译蛋白质时，若有错误的氨基酸进入，也会产生错误的蛋白质。非正常的蛋白质逐渐增多，就会导致细胞生理功能的破坏，给机体带来灾难。

(三) 基因程控学说

这一学说认为老化过程是受精卵的基因程控的。它可以较满意解答为什么同一物种具有较恒定的年龄范围，这是因为同一物种的基因大致相同，其中控制老化的基因也大致相同；而不同种的动物基因差别较大，与老化有关的基因也有很大差异，从而老化速度不同，其寿命也就不同。

(四) 体细胞突变学说

这一学说认为体细胞可因物理的（射线等）、化学的（药物等）乃至生物的因素引起突变，这种突变意味着细胞内功能基因的减少和变异，结果引起细胞正常生理活动破坏，从而加速了老化的进程。

第二节 老年人的生理变化

一、内脏器官的变化

人进入老年后，机体各器官的生理功能普遍减退，对外界环境的适应能力以及对有害因素的抵抗力均明显降低。主要表现在内脏器官的生理变化和调节系统的功能变化。

(一) 心血管的老化

老年人心肌组织脂肪成分增加，肌纤维相对减少，心肌收缩力不同程度下降，因此老年人心脏每搏输出量减少，心输出量仅为年轻人的 70% 左右。当机体活动增强、代谢增加时，主要依赖加快心率以提高心输出量来满足机体代谢的需要。因此，老年人在劳累、发热、贫血、输液等心脏负荷加大时极易出现心力衰竭。老年人动脉管壁纤维化、钙化，管壁增厚，弹性降低，因此收缩压升高；若伴小动脉硬化，舒张压也会升高。老年人静脉血流缓慢，静脉回流差，加上管壁弹性减退，易发生静脉淤血。老年人颈动脉窦、主动脉弓压力感受器的敏感性降低，使血压保持稳定的调节能力较差，故血压易受体位改变和环境温度的影响而波动。

（二）呼吸系统的老化

随年龄增长，胸廓逐渐趋于桶状，呼吸肌收缩力减弱，呼吸幅度变小；同时，老年人肺的回缩力减少，小支气管萎缩，通气时呼吸道阻力增加。此外，老年人的肺气肿变化，使肺泡腔变大，肺泡壁变薄，弹性下降，生理无效腔增大，肺活量减少，功能余气量增加，导致换气量减少，特别是肺泡壁的融合和肺毛细血管数目下降，导致通气/血流比值失调，换气效率降低。因此，老年人从事强体力劳动和体育活动时，容易出现呼吸困难。老年人气管、支气管纤毛运动减弱，肺泡壁上的尘细胞吞噬功能下降，呼吸道自卫能力降低，所以老年人容易患慢性支气管炎、肺炎和肺癌等呼吸系统疾病。

（三）消化系统的老化

牙齿脱落是衰老征象之一，是食物在口腔内的咀嚼受限。同时消化腺分泌的消化酶减少，消化道平滑肌运动功能减退，导致机体消化、吸收功能整体下降，容易继发营养不良、缺铁性贫血和骨质疏松症。由于胃肠道蠕动的减慢、变弱，所以老年人容易出现便秘。老年人肝细胞萎缩、结缔组织增生，酶的活性下降，导致肝脏的合成、解毒等功能下降，为此，老年人的临床用药剂量应适当减少。老年人胆囊变小而增厚，弹性降低，胆囊胆汁浓缩，胆固醇沉积可形成结石，并易患胆囊炎。

（四）肾脏的老化

肾实质特别是皮质明显萎缩，肾单位数目相应减少，肾血管退化变性弹性降低，小动脉紧张性增强，肾血流阻力增大，血流量减少，导致肾小球滤过率下降，肾小管、集合管的重吸收和分泌功能减弱，肾小管和集合管上皮细胞对抗利尿激素的敏感性降低，尿的浓缩功能下降，故老年人容易出现多尿和夜尿。男性老年人还常有前列腺增生、肥大，引起排尿困难。

二、生殖与感觉器官的变化

（一）生殖器官

老年人睾丸和卵巢萎缩，功能退化，生殖功能减退或停止。男性精子生成减少，精子活力降低。女性卵巢排卵不规则，月经不调，直至排卵停止，闭经，失去生育能力。由于老年人下丘脑-腺垂体-性腺功能活动减弱，血中性激素水平逐渐下降，从而导致生殖功能减退，女性于45～50岁之间因雌激素水平逐渐下降而月经紊乱，直至绝经，称为更年期。此期因内分泌功能失调伴有面部潮红、焦虑失眠、记忆力减退、出汗、畏寒、骨质疏松、发胖等更年期综合征表现。

（二）感觉器官

随着感觉器官的结构萎缩退变，感觉功能减退。眼的老化主要表现为晶状体弹性降低、视近物时调节能力减弱，出现老视，同时视野缩小，暗适应延长。角膜边缘类脂质沉着形成白色的老年环。老年人中耳鼓膜、听骨链僵硬，可使听力降低，甚至引起老年性耳聋。鼻腔嗅黏膜萎缩，嗅神经纤维减少，嗅觉减退甚至丧失。

三、调节系统的变化

（一）神经系统的老化

随着年龄的增加，神经细胞的结构和功能发生退行性变化，老年人的脑组织日趋萎缩，脑内递质合成与释放量减少，神经元之间突触联系减退，从而导致神经元之间信息联系削弱，造成脑的高级神经功能障碍。所以，老年人随年龄增加可逐渐出现记忆力减退、反应迟钝、运动不够精确等功能改变。脑血管的增龄性硬化，可引起脑组织缺血缺氧，造成老年人神经精神功能紊乱症状的出现。

（二）内分泌系统的老化

内分泌系统的结构和功能随年龄增加而出现逐渐的退化，如甲状腺功能随年龄增加有逐渐降低趋势，因此老年人代谢水平呈现增龄性下降，导致怕冷、皮肤干燥、心率减慢、容易疲倦等甲减表现。老年人肾上腺皮质功能的下降，可导致老年人对创伤、感染、饥寒等有害刺激的应激能力降低。随年龄增加，胰岛分泌胰岛素逐渐减少，导致老年人糖尿病发病率较年轻人为高。

第三节 老年人的生物化学变化

随着老化的进行，机体可发生一系列复杂的生物化学变化，这些生物化学变化导致了各种各样的老化现象的发生。

一、代谢的改变

（一）物质代谢的改变

蛋白质是机体主要组成成分，是生命活动的主要物质基础，随年龄增加蛋白质合成减少，蛋白质的种类也发生变化，表现为机体含氮量呈现增龄性下降（表 13 - 1）。

表 13 - 1 不同时期机体含氮量情况

	体氮总量	每千克体重含氮量
足月新生儿	66	19
儿童	615	19
成人	1320	18
老年人	1070	15

老年人组织中，蛋白质的总含量无明显的改变，但氨基酸的种类有所增减。研究

发现，老年人血清中丝氨酸、羟丁氨酸、组氨酸、鸟氨酸和赖氨酸含量减少，而酪氨酸、胱氨酸和苯丙氨酸含量增加。这说明老年人所需氨基酸与中青年不同。因此，对老年人而言，蛋白质的氨基酸种类比蛋白质含量更重要，优质蛋白质更有利于老年人机体内的代谢需要。

（二）脂类代谢的改变

机体对脂类的消化、吸收随年龄增加而下降，与老年人酯酶和胆酸活性降低及肠黏膜摄取脂肪和酯化能力增龄性下降有关。血中总胆固醇、甘油三酯及低密度脂蛋白含量均呈现增龄性增加，从而加大动脉硬化发生的可能性。

（三）糖代谢的改变

葡萄糖是机体主要供能物质，正常情况下，机体通过神经、内分泌的调节、保持血中葡萄糖浓度的相对恒定。老年人随神经、内分泌功能的下降和肝、肾功能老化而引起糖代谢紊乱，血糖浓度升高，糖耐受量下降、糖尿病发病率增加。

二、能量代谢的改变

随年龄增长，老年人逐渐出现基础代谢率（BMR）的下降。研究表明，维持老年人生理活动所必需的基础代谢率呈现增龄性下降趋势，可能与老年人活动减少、交感神经和甲状腺功能减退有关。

三、酶的改变

有研究资料表明，在性成熟之后，体内 $Na^+ - K^+ - ATP$ 酶、胆碱乙酰化酶、乙酰胆碱酯酶、超氧化物歧化酶以及单胺氧化酶等酶的活性呈现增龄性下降趋势。

第四节　延缓衰老

人类要延长寿命必须防止意外死亡、病死和老死，尤其以防止老死最为重要。因为个体即使不生病，不发生意外，大多数到了85岁左右就因器官功能明显下降而难以继续生存。延缓老年生理变化和增进老年健康的途径，归纳起来大致有以下几个方面。

一、良好的情绪和心理状态

情绪是一种心理活动，心情则是情绪的反映。情绪活动常伴有一系列的生理变化，包括自主神经功能、躯体运动功能、内分泌功能以及心理活动的改变，并影响人的行为。例如，愉快、喜悦的情绪，办事效率高；悲哀、愤怒的情绪，常使人消沉或丧失理智，并损害健康。研究表明，人精神愉快、从容温和、乐观开朗、能促进机体分泌有益于健康的激素、酶和乙酰胆碱等，可调节组织血流量、增强神经细胞的兴奋过程，使机体处于良好的功能状态。相反，不愉快的情绪使大脑功能紊乱，内脏活动失调，机体稳态破坏，从而导致各种疾病。例如，在发怒时，交感－肾上腺髓质系统活动增强，可使心跳加快、血压急剧上升、血糖升高等，常引起冠状动脉闭塞或发生脑血管意外，这是老年人的主要致死原因之一。

老年人生理的变化带来了不同程度的心理变化，如记忆力下降、适应能力下降、产生衰老感、担心死亡等，对自然环境和社会环境的适应性降低，加之机体的免疫功能衰退、抗体减少，容易遭受病原体的侵袭而引起疾病，加速衰老。因此，老年人应力求保持良好的心理环境。首先，要避免情绪剧烈起伏，做到遇喜不狂，遇悲节哀；第二，要心胸开阔、坦荡，保持乐观、舒畅的心情；第三，要充满自信，相信自身的抵抗力和生命的潜力，要充满朝气，积极创造生活的乐趣；第四，要有追求，有精神寄托和生活目标，做到"活到老、学到老、做到老"，使生活充实而有意义。

二、适当的劳动和运动

科学合理的运动和劳动是祛病延年、健康长寿的重要因素。调查表明，80%的长寿老人都是坚持劳动者，有的从事体力劳动达60～70年之久。坚持科学适量的劳动和运动，经常使机体承受一定的体力负荷，可改善新陈代谢过程，增强各器官、系统的生理功能及其对体力负荷的适应性，减轻老年人退行性改变的程度，延缓衰老的进程。经常的劳动和运动还可以控制发胖或减轻体重，从而减轻心脏负担，避免动脉粥样硬化和脑血管意外等。

各种体力劳动的躯体肌肉活动都有局限性，而体育运动则可使全身关节、肌肉等都得到锻炼，所以体力劳动者也应该进行必要的体育锻炼。至于脑力劳动者，则更应坚持体育锻炼，以增强体质，并使中枢神经系统得到休整。实践证明，平时无锻炼习惯的老人，在进入晚年后开始锻炼，为时并不晚。不过老人的运动要做到科学、适量，量力而为，循序渐进，坚持不懈，合理安排，注意安全。

三、合理的休息和睡眠

休息和睡眠可以解除疲劳，促进精力、体力和疾病的恢复。

合理休息的方法有很多，从范围来说，有局部休息和全身休息。从性质来说。有消极休息和积极休息。所谓消极休息，就是在疲劳后坐一坐或睡一觉。积极休息是指在日常活动中按时更换活动内容。例如工作或劳动两三小时后，该做另一种不同性质的事情，如读书、看报或进行某种有兴趣的文娱活动等。这样可使大脑皮质各部分的兴奋和抑制过程不断轮换，保持动态平衡，促使大脑得到积极休息，从而加速疲劳的解除，减少疲劳对身体的损害。实践证明，从事有兴趣的劳动，不仅工作效率高，而且不易感到疲劳。

但是，积极休息不能完全代替睡眠。睡眠使机体维持正常生命活动所必需的生理过程。睡眠能使大脑皮质和皮质下中枢受到广泛的抑制，使机体的代谢和各种生理功能普遍降低，使骨骼肌松弛，整个机体均处于休息和恢复状态。因此，睡眠是一种全面的休息。长期失眠将会导致中枢神经系统尤其是大脑皮质活动失常。

四、科学的饮食调养

在影响寿命的许多因素中，饮食占极重要的地位。科学的饮食调养能为老年人的健康提供可靠的保证。老年人各种器官的生理功能减退，消化吸收能力减弱，特别需要富有营养并易于消化的平衡膳食。所谓平衡膳食，就是根据机体代谢特点进行营养选择和饮食调配。老年人的平衡膳食的主要特点如下。

(一) 热量

老年人活动少，代谢缓慢，耗热量小。因此热量的供应一般应比正常成人低 10% ~20%。由于机体热量主要由糖类供应，因此如果食糖过多，多余的糖可转变为脂肪贮存，使体重增加，心脏负担加重，并可导致高血压、脑血栓和肾病等。

(二) 蛋白质

老年人的物质代谢分解过程大于合成过程，呈现负氮平衡，需要较丰富的完全蛋白质来补偿组织蛋白的消耗。完全蛋白质在瘦肉、乳类、蛋类、鱼、虾和豆类中含量丰富，其中鱼和豆制品含不饱和脂肪酸较多，最适于老年人。老年人每日蛋白质的需要量为每公斤体重 1~1.5g。

(三) 脂肪

老年人食用过多的脂肪可引起消化不良，并对心血管和肝脏产生不良影响。老年人一般脂肪的摄入量为每日每公斤体重 1g。应该选择含不饱和脂肪酸多的菜籽油、豆油和花生油等。

(四) 无机盐

老年人缺钙、易发生骨骼脱钙及骨质疏松，所以钙的摄入量不能低于正常成人水平。老年人循环功能减退，器官血流量减少，需要较多的铁质，以增加血红蛋白的合成。老年人每日食盐摄入量不能超过 10g。食物过咸，钠离子过多，可导致钠、水潴留，增加心、肾负担。

(五) 维生素

维生素 E 能抑制氧化物的生成；维生素 A 和 C 有一定抗衰老作用；维生素 D 可以促进钙的吸收。其他 B 族维生素也是维持老年人正常新陈代谢所不可缺少的。所以，老人应多吃蔬菜、水果，以保证足够的维生素供应。

(六) 水和纤维素

老年人结肠、直肠萎缩、收缩力降低，黏液分泌减少，易发生便秘，故应多饮水，多吃汤羹。多吃富含纤维素的蔬菜，以避免大便秘结，减少直肠癌的发生。

此外，老人应一日三餐，定时定量；早不空腹，晚不过饱；忌暴饮暴食，要细嚼慢咽；食物要松软；味要清淡可口；不吃烤熏食物；饮食不要过冷、过热或过于辛辣；应忌烟，可少量饮酒，饮茶要淡。

五、积极防治疾病

影响人寿命的个体因素中，最重要的是疾病。一般学者认为生理死亡应在 100 岁以后；大多数老年人的死亡多属于病理性的。某些疾病，如心脑血管疾病、癌症、炎症等，侵袭机体某一器官或系统，影响其主要功能时，就可能夺走人的生命。老年人由于抵抗力降低，一些对青壮年人来说能治愈的疾病，在老年人却难以治愈。因此，老年人应该按时进行健康检查，使疾病能早期发现，早期治疗，做到无病防病，有病早治。

六、创造良好的社会环境

社会环境对人的健康和寿命有重要影响。因此，必须创造良好的社会环境，大力提倡尊老爱幼的社会风尚，使全社会都关心老年人。要建立健全老年福利、医药、卫生、保健和文化娱乐等机构，如敬老院、休养所、老年医院、老年大学和老年俱乐部等，使他们能老有所养、老有所为、老有所学、老有所乐。

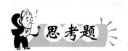

思考题

1. 试述衰老及衰老的临床表现。
2. 延缓衰老的方法与途径。

实验指导

实验总论

一、人体功能学实验目的

人体功能学是医学教育课程中的一门实验性很强的基础学科。在教学过程中，实验课和理论课是相辅相成的。实验教学要求学生做到以下几点。

（1）通过实验使学生初步掌握人体功能学实验的一些基本操作技能及人体功能活动的一些测试方法。

（2）验证人体功能学的基础理论，能运用所学理论知识，分析实验结果，书写实验报告，培养学生理论联系实际的能力和严格细致的科学作风，提高学生对实验过程进行客观地观察、比较、分析综合的能力以及独立思考解决问题的能力。

（3）在实验过程中，逐步养成实事求是、严肃认真、积极思考和仔细分析的态度以及团结协作的良好作风。

二、人体功能学实验的基本要求

（1）实验前，仔细阅读实验指导，明确本次实验的目的、原理、方法、步骤及注意事项，并复习有关的理论内容，力求做到心中有数。

（2）实验时，按实验指导认真操作，仔细观察，及时、准确记录实验结果。

（3）实验过程中，必须爱护实验器材、标本和模型，节省实验用品，保持室内安静，相互协作，在老师的带领下，共同完成本次实验。

（4）实验结束前，应整理好实验器材、标本和用具，并搞好实验台和实验室的卫生，将东西放回原处。

（5）实验结束后，根据实验结果，认真书写实验报告。

三、实验报告书写

除写明姓名、班级、实验日期等外，一般还应包括下述内容。

（1）实验题目。

（2）目的。

（3）原理。

（4）对象　以人为实验对象时，应注明姓名、性别、年龄等；以动物为实验对象时，应注明动物品种、体重等。

（5）步骤　可扼要叙述，有的也可省略。

（6）结果　根据实验情况如实记录实验结果，剪贴或描绘实验记录曲线。数字要准确，并注明单位。必要时也可绘图或制表，以求简单明了。但结果应客观、真实。

（7）分析　根据实验结果，结合有关理论逐项进行分析。对不正确的结果也应加以分析，以找出失败的原因。

（8）结论　根据实验结果及分析，归纳出概括性的、合乎逻辑的结论。但应注意简明扼要。

四、人体功能学常用实验器材简介

人体功能学实验使用的器材种类繁多，而且在不断地改进、更新、换代，我们在此仅介绍其中最基本的几种。

（一）记录仪器

1. 记纹鼓　分单鼓和双记纹鼓，可记录肌肉收缩、心脏节律性活动、血压及呼吸运动等，但结构庞大不便操作，现多已被淘汰。

2. 记录仪　能通过各种换能器将非电能转变为电讯号并记录，以便于对生物信号进行监视、放大和分析。可记录肌肉收缩、呼吸运动、心脏活动、小肠蠕动、血压测定等。其灵敏度、精确度指标很高，已代替记纹鼓。按描笔的多少分为：二道、三道、四道等类型。目前比较先进的有美国产的 3400s/DASA 型四道生理记录仪，它可同时记录四项生理指标，在与 IBM－PC/AT 计算机合用时，可同步记录八项生理指标。

3. 示波器　本仪器能显示生物电波形，便于观察、照相、监听等分析研究用。时基扫描范围广，适合快慢变化的生物电讯号，有内外触发，且有校正电压，可做信号显示、时间测量、电压测量，配合前置放大器等仪器，应用广泛，可分为中短余辉示波器（如 SBR－1 型）和超低频示波器（如 SR－54 型、SBD－6 型）。

4. 换能器　也称传感器，是将能量的一种形式转换成电流、电压等电量讯号，然后输入示波器或记录仪，以便观察、照相和分析用。换能器分两类：一类是机械－电换能器，另一类是压力－电换能器（血压换能器）。

机械－电换能器：常用于测量骨骼肌、平滑肌、呼吸运动等。

血压－电换能器：常用于动脉血压调节实验和尿生成的影响因素等实验。

5. 电子刺激器　本仪器利用电刺激的强度、频率和波宽的作用，使活组织受到刺激而发生变化，使组织产生兴奋。现在常用的刺激器有"生理实验多用仪"，它除了电子刺激外，还配有记时器和记滴器。还有 PST－2 型双脉冲电子刺激器，两者在实验中的各参数相同。

6. 医用生物前置放大器　本仪器通过增益可将生物电信号先放大后输入到示波器，并能提高为后极放大用的输入阻抗。应用范围：降压神经放电、呼吸运动调节等实验。

7. 生物电监听器　本仪器为监听生物电的信号频率，可连接在医用生物电前置放大器与示波器之间。

（二）常用实验器械

1. 蛙类解剖器材

（1）剪刀　包括粗剪刀（用于剪毛皮和骨骼等粗硬组织）、手术剪和眼科剪刀（用于剪神经和血管等细软组织）。

（2）镊子　包括眼科镊子（用于夹持和分离精细组织）、无齿镊子（用来分离组织、夹持血管、肌肉和内脏）和有齿镊子（用来夹持切口的皮肤、筋膜，以防组织滑脱）。

（3）探针　用来破坏蛙或蟾蜍的脑、脊髓。

（4）玻璃分针　用于分离神经、血管、肌肉等组织。

（5）蛙板　固定蛙类，以便解剖。

（6）蛙钉　固定蛙的四肢于蛙板上。

（7）蛙心夹　用来钳夹蛙心尖，末端可接线至机械换能器。

2. 哺乳类动物解剖器材

（1）剪刀　同蛙类器材。

（2）镊子　同蛙类器材。

（3）止血钳　除用于止血外，有齿的用于提起皮肤，无齿的分离皮下组织。较细小的蚊式血管钳用于分离小血管和神经周围的结缔组织。

（4）手术刀　用来切开皮肤和器官。

（5）动脉夹　用来阻断动脉血流。

（6）气管插管　是玻璃 Y 型管，急性动物实验时插入气管，以保证动物麻醉后呼吸通畅。

（7）动脉插管　急性动物实验时使用。动脉插管细端插入动脉，另一端连接水银检压计或换能器，以检测或记录血压。静脉插管一端插入静脉后固定，另一端连接三通管或输液器，以便实验中随时输入溶液与药物。

（8）解剖台　用于固定狗、兔等动物，以便实验操作。

（三）常用人体功能学实验溶液的配制

1. 麻醉药物　20％氨基甲酸乙酯（乌拉坦）：20 克氨基甲酸乙酯加入 100ml 蒸馏水配制而成。使用剂量：狗、兔，每公斤体重 5ml。

2. 抗凝剂　3.8％柠檬酸钠（抗凝血用），0.5％的肝素液（注入动脉插管用）。用肝素全身抗凝时，一般剂量如下：大白鼠：3 ～ 25mg/200 ～ 300g 体重；兔：10mg/kg 体重；狗：5 ～ 10mg/kg 体重。

3. 生理盐溶液

常用生理盐溶液常见实验表 1。

实验表 1　常用生理盐溶液的配制

药品名称	任氏溶液 (两栖类)	乐氏溶液 (哺乳类)	台氏溶液 (哺乳类：小肠)	生理盐水 (哺乳类)	生理盐水 (两栖类)
氯化钠	6.50g	9.00g	8.00g	9.0g	6.5g
氯化钾	0.14g	0.42g	0.20g	–	–
氯化钙	0.12g	0.24g	0.20g	–	–
碳酸氢钠	0.20g	0.1~0.3g	1.00g	–	–
磷酸二氢钠	0.01g	–	0.05g	–	–
氯化镁	–	–	0.10g	–	–
葡萄糖	2g（可不加）	1.0~2.5g	1.00g	–	–
蒸馏水	加至1000ml	加至1000ml	加至1000ml	加至1000ml	加至1000ml

备注：配制液体时要将氯化钙基础液单独稀释后再加入到其他基础液中，要缓慢地搅拌。葡萄糖应在临用时加入。

实 验 各 论

实验一　刺激与反应

【目的】学会坐骨神经－腓肠肌标本的制备、神经肌肉实验的电刺激方法，观察刺激强度与反应之间的关系。理解阈刺激、阈下刺激和阈上刺激的概念。

【原理】刺激是引起反应的原因，反应是刺激的结果。通过坐骨神经－腓肠肌标本，可了解刺激与反应之间的关系。

【对象】蟾蜍或蛙。

【用品】蛙板、蛙类解剖器械、探针、玻璃分针、蛙钉、滴管、锌铜弓、培养皿、肌动器、记录仪（或记纹鼓）、电子刺激器、电磁标、铁支架、双凹夹、任氏液、食盐结晶、大头针、酒精灯等。

【步骤】

1. 坐骨神经－腓肠肌标本的制备

（1）破坏脑和脊髓　蟾蜍一只，用纱布包住蛙身，左手握蛙，并以示指压其头部前端，拇指按压背部，使头前俯。右手持探针经枕骨大孔（由头前端沿正中线向尾方划去，触及凹陷处即枕骨大孔）垂直刺入，再向头方刺入颅腔，左右捣毁脑组织。然后将探针退出，向后转向尾端刺入椎管，破坏脊髓。此时蟾蜍四肢松软，表示脑脊髓已完全破坏。

（2）剪除躯干上部及内脏　在蛙骶髂关节水平上0.5~1cm处，用粗剪刀剪断脊柱，然后提起断端下部脊柱骨块，在耻骨联合水平前剪除内脏、头、躯干和前肢，仅留一段脊柱、后肢及坐骨神经。

（3）剥皮　左手捏住脊柱断端，右手捏住断端皮肤边缘，向下用力剥掉全部后肢皮肤，然后将标本浸于盛有任氏液的培养皿中，再洗净手和器械。

（4）分离两腿　用镊子夹住脊柱，将标本提起，然后用粗剪沿着正中线将脊柱分为两半，从耻骨联合中央剪开两腿，完全分离两腿，再分别浸于有任氏液的培养皿中。

（5）游离坐骨神经　将标本背侧向上放于玻璃板或蛙板上，并用蛙钉固定于蛙板上。用玻璃针沿脊柱侧方游离坐骨神经，再在下肢股部背侧股二头肌及半膜肌之间的裂缝找出腿部坐骨神经，小心分离，并于近脊柱外穿线结扎（切不可用金属器械或手指直接接触分离神经）。用粗剪刀剪下一小段与神经相连的脊柱，再用镊子夹住脊柱，将神经轻轻提起，剪断坐骨神经的所有分支，分离神经直达膝关节处为止。

（6）分离坐骨神经小腿标本　用玻璃针将腓肠肌跟腱分离然后穿线、结扎，再剪断跟腱，在膝关节周围剪掉全部大腿肌肉，然后在股骨上中1/3处，剪除上段股骨，只保留腓肠肌的起始端与骨的联系，即制成了坐骨神经－小腿标本（实验图1）。

（7）游离坐骨神经－腓肠肌标本　游离腓肠肌至膝关节处，然后沿膝关节至小腿其余部分全部剪掉，即成为一个坐骨神经－腓肠肌标本（实验图2）。

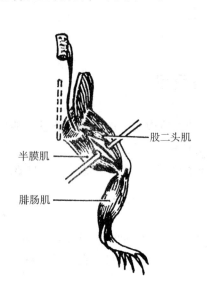
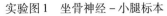

股二头肌

半膜肌

腓肠肌

实验图1　坐骨神经－小腿标本

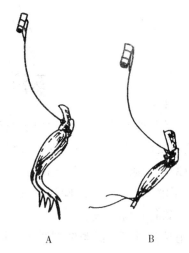

A　　　B

实验图2　记录神经－肌肉标本和坐骨神经－
腓肠肌标本收缩反应的实验装置

（8）用锌铜弓检查标本兴奋性　用浸有任氏液的锌铜弓轻触坐骨神经，如腓肠肌发生明显收缩，则标本兴奋性良好，置任氏液中备用。

2. 固定标本　将坐骨神经－腓肠肌标本的股骨端插入肌动器电极旁的小孔内，再旋紧螺丝固定，然后把腓肠肌跟腱结扎线缚接在肌动器传动杠杆上，如用记录仪则将结扎线连接张力换能器（见实验图2）。

3. 实验观察

（1）电刺激　用电子刺激器给坐骨神经单个刺激，刺激强度由弱到强，直到引起肌肉发生收缩。然后再改用连续刺激，频率由低到高，观察肌肉收缩有何变化？

（2）机械刺激　用镊子夹持坐骨神经，观察肌肉有何变化。多次重复夹同一部位，肌肉收缩又有何改变？

（3）温度刺激　用镊子夹持一烧热的大头针迅速接触神经，观察肌肉有何变化？

（4）化学刺激　用食盐结晶少许，置于神经或肌肉上，观察肌肉有何变化？

【注意事项】

（1）制备坐骨神经－腓肠肌标本时，注意勿损伤神经。

（2）将神经－肌肉标本装置于肌动器上时，不要拉长，尽可能保持其自然长度。

（3）每次刺激之后，要使肌肉有相同的休息时间（0.5～1分），并用任氏液湿润标本。

（4）记录引起肌肉收缩反应的最小刺激强度（阈强度），以利分清阈下刺激、阈刺激和阈上刺激。

实验二　反射弧的分析

【目的】分析反射弧的组成部分，说明反射弧的完整性与反射活动的关系。

【原理】反射活动的结构基础是反射弧，包括感受器、传入神经、反射中枢、传出神经和效应器五个环节。反射弧的结构和功能的完整是实现反射活动的必要条件，任何一个部分的破坏，都将导致反射活动不能进行。

【对象】蛙或蟾蜍

【用品】蛙解剖器械、铁支架、双凹夹、肌夹、小烧杯、滤纸片、药棉、0.5%与1%硫酸溶液等。

【准备】脊蛙的制备有两种方法。

1. 去脑法　左手紧握蛙体，右手将粗剪刀横插入蛙口，剪去蛙头部，保留下颌和脊髓，即制成脊蛙。此法较易操作，但出血较多。

2. 破坏脑髓　左手握住蛙体与前肢，用示指压蛙头前端，将头前俯，右手持探针沿正中线向尾端触划，触及凹陷处即枕骨大孔。将探针由枕骨大孔垂直刺入。然后向前刺入颅内，将针左右搅动，捣毁脑组织。制备好脊蛙后用肌夹将蛙下颌夹住挂在铁支架上（实验图3）。

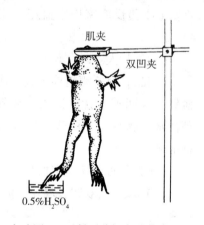

实验图3　反射弧分析实验装置

【步骤】

1. 检查屈肌反射　将悬挂的蛙右足趾浸入装有0.5%硫酸液的小烧杯中，观察蛙右趾有无屈肌反射？

2. 剥去一侧足趾皮肤　剥去右下肢皮肤，重复步骤1，观察有无屈肌反射；再用同样方法刺激左足趾，观察有无屈肌反射？

3. 剪断另一侧坐骨神经　取下脊蛙，在蛙左大腿背面皮肤做一纵形切口，用玻璃针分开肌肉，找出坐骨神经并剪断，将蛙挂起，然后用硫酸液刺激左足趾，观察有无屈肌反射?

4. 检查搔扒反射　用浸有 1% 硫酸液的滤纸片贴在蛙腹部皮肤，观察有无反应?

5. 捣毁脊髓　用金属探针插入脊蛙椎管捣毁脊髓，再重复步骤 4，观察有何种反应。

【注意事项】

（1）用硫酸刺激蛙足趾时间只能几秒钟，以免损伤皮肤。每次浸入硫酸的面积应一致，注意足趾不应触及小烧杯的底或边缘。

（2）每次硫酸刺激出现反应后，蛙足应立即用水清洗，并用纱布擦干，以免硫酸被稀释。

（3）剥皮时，注意足趾的皮肤必须剥干净。

实验三　ABO 血型鉴定

【目的】掌握 ABO 血型鉴定方法与原理；加深理解血型分型依据以及鉴定的意义；学会观察红细胞凝集现象。

【原理】血型是指红细胞膜上特异凝集原的类型。区分 ABO 血型的依据是根据红细胞膜上凝集原的种类和有无来分的。在同一个体的血浆中，不会含有与他自身红细胞抗原相对抗的抗体。在一定条件下，抗原与相应的抗体相遇时，会发生凝集反应。因此，用已知标准血清的抗体去测受试者红细胞膜上未知的抗原，根据是否发生凝集反应来确定血型（实验图 4）。

【对象】人。

【用品】75% 酒精棉球、一次性采血针、双凹玻璃片、试管、牙签、生理盐水、滴管、干棉球、抗 A 和抗 B 标准血清。

【步骤】玻片法鉴定血型。

（1）取清洁双凹玻璃片，标注 A 、B 两端。

（2）在 A 、B 两端各滴一滴已知的抗 A 和抗 B 标准血清。

（3）消毒、穿刺手指取血，滴一滴血于盛有 1ml 生理盐水的小试管中混匀，制备红细胞混悬液。

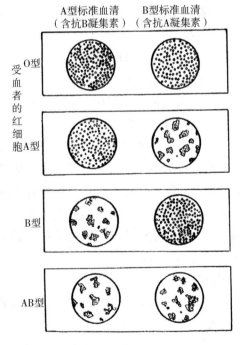

实验图 4　ABO 血型

（4）将红细胞混悬液分别加入两种血清中各一滴，用牙签搅匀，切勿两端混合。

（5）静置室温下 15min ，观察有无凝集现象，判断血型（实验图 4）。

【注意事项】

（1）采血时要注意无菌原则，避免交叉感染。

（2）搅拌和滴入红细胞悬液时避免把抗 A、抗 B 血清混合。

（3）注意区别凝集现象与红细胞沉淀。

实验四   渗透压对红细胞的影响

【目的】通过观察不同浓度的低渗溶液对红细胞的影响，加深理解机体内环境中渗透压对维持细胞正常形态及功能的重要性。学会正确判断是否溶血。

【原理】红细胞对低渗溶液具有一定的抵抗力，其大小可用脆性来表示。脆性大则抵抗力小，脆性小则抵抗力大。脆性大的红细胞在低渗溶液中易发生破裂而溶血。

【对象】人或家兔。

【用品】抗凝血、试管、试管架、滴管、1ml 吸管、1% NaCl 溶液及蒸馏水等。

【步骤】

1. 溶液配制   取小试管 10 支，依次标号排列在试管架上，按照下表配成不同浓度的氯化钠溶液。

实验表 2   10 种浓度低渗盐溶液的配制

试管编号	1	2	3	4	5	6	7	8	9	10
1% NaCl（ml）	1.40	1.30	1.20	1.10	1.00	0.90	0.80	0.70	0.60	0.50
蒸馏水	0.60	0.70	0.80	0.90	1.00	1.10	1.20	1.30	1.40	1.50
NaCl 的浓度	0.70	0.65	0.60	0.55	0.50	0.45	0.40	0.35	0.30	0.25

2. 加抗凝剂   用滴管吸取抗凝剂，在上述 1～10 支试管中各加 1 滴，摇匀，静置 30min。

3. 观察结果   按下列标准判断有无溶血、不完全溶血或完全溶血。

（1）上层清液无色、管底为浑浊红色，表示没有溶血。

（2）上层清液呈淡红色、管底为浑浊红色，为不完全溶血。最先出现此现象的 NaCl 溶液浓度为红细胞的最大脆性，正常人约为 0.45% NaCl 溶液。

（3）管内液体完全变成透明的红色，管底无细胞沉淀，为完全溶血。最先出现此现象的 NaCl 溶液浓度为最小脆性。正常人为 0.30% ~ 0.35% NaCl 溶液。

【注意事项】

（1）溶液的配置必须准确。

（2）观察结果时，避免摇动试管。

实验五   影响血液凝固的因素

【目的】观察影响血液凝固的因素，学会加速、延缓及阻止血液凝固的方法，加深理解血液凝固的基本原理。

【原理】血液凝固是血浆中可溶性纤维蛋白原通过一系列生化反应转变为不溶性纤维蛋白细丝的过程。改变反应条件或去除反应中的某个因子，可使凝血过程加速或延缓。

【对象】家兔。

【用品】哺乳类动物手术器械一套、试管及试管架、小烧杯、钟表、棉花、石蜡油、冰块、柠檬酸钠、竹签等。

【步骤】

1. 血源准备　将家兔麻醉、固定，手术分离其一侧颈总动脉，在近头端结扎。近心端用动脉夹夹住，在近心端动脉剪一小口插入动脉插管，结扎牢固，打开动脉夹即可取血。

2. 观察纤维蛋白原　在凝血过程中的作用　向小烧杯内放血 10ml，立即用竹签搅拌，使产生的纤维蛋白细丝缠绕在竹签上，取出竹签，用水洗去红细胞。观察竹签上的纤维蛋白，剩下的血液是否还会凝固？

3. 影响凝血因素的观察　取试管 6 支，分别按下表加入不同物质，加血后记下时间，然后每隔 20s 将试管倾斜，若液面不随着倾斜，则表示已凝固，记下凝固所需时间（实验表 3）。

实验表 3　影响凝血因素的观察

实验条件	凝血时间
（1）放棉花少许，加血 2ml	
（2）用石蜡油润滑试管表面，加血 2ml	
（3）取血 2ml，放在盛有碎冰块的小烧杯中	
（4）取血 2ml，放在盛有 37℃温水的小烧杯中	
（5）取血 2ml，加肝素 8U 混匀	
（6）取血 2ml，加柠檬酸钠 3mg 混匀，15min 后如不凝，可加 3% $CaCl_2$ 2 滴，观察是否凝固	

实验六　蟾蜍心脏起搏点的观察

【目的】观察蟾蜍心脏起搏点、心脏各部分活动顺序及心脏不同部位自律性的高低。

【原理】心脏活动具有自律性，但各部分的自律性高低不同。窦房结的自律性最高。其每次兴奋依次激动心房、心室，引起心脏各部分的顺序活动。正常生理情况下窦房结为心脏的正常起搏点，其他部位的自律细胞称为潜在起搏点，当窦房结的兴奋传导受阻时，潜在起搏点可取代窦房结引发心房或心室活动。两栖类动物的心脏起搏点称静脉窦。

【用品】蛙类手术器械一套，蛙板，玻璃板，蛙腿夹，滴管，细线，秒表；任氏液。

【对象】蟾蜍。

【准备】

1. 动物手术准备　用金属探针破坏蟾蜍脑和脊髓后，使其仰卧固定于蛙板上。用镊子提起剑突处皮肤，用粗剪刀剪一小口，由切口处向上呈"V"形剪开胸骨表面皮肤，提起剑突，将粗剪刀伸入胸腔内，紧贴胸壁（避免损伤心脏和血管）沿中线剪开胸骨，可见心脏包于心包中，仔细剪开心包，充分暴露出心脏。

2. 识别蛙心结构　如实验图5从心脏胸面可以看到一个心室，其上方有两个心房。心室右上角连着一个动脉干，动脉干根部膨大部分称动脉球。用玻璃分针将心尖翻向头端，于心脏背面两房下端可看到颜色较紫蓝的膨大部分为静脉窦。静脉窦与心房之间有一半月形白线，即窦房沟。心房与心室的交界处称房室沟。

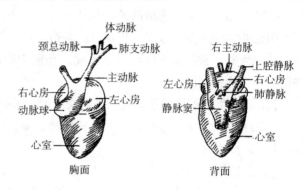

实验图5　蛙心外观

【步骤】

（1）观察静脉窦、心房、心室跳动顺序，并计数它们的跳动频率。

（2）用镊子在主动脉干下穿一线备用。用玻璃分针将心尖翻向头端，将线沿窦房沟进行结扎，阻断静脉窦和心房之间的兴奋传导（斯氏第一结扎），观察心房、静脉窦活动情况。

（3）待心房、心室恢复跳动后，分别计数静脉窦、心房、心室跳动频率。

（4）在房室沟做斯氏第二结扎，观察心房、心室活动变化情况。

待心室恢复跳动后，分别计数静脉窦、心房、心室跳动的频率，填入实验表4。

实验表4　蟾蜍心脏起搏点的观察

实验条件	静脉窦（次/min）	心房（次/min）	心室（次/min）
结扎前状态			
斯氏第一结扎			
斯氏第一结扎			

【注意事项】

（1）结扎应迅速、扎紧。

（2）实验中经常滴加任氏液，保持心脏湿润。

实验七　期前收缩和代偿间歇

【目的】学习在体蛙心跳动曲线的记录方法，并通过期前收缩与代偿间歇的观察，验证心肌有效不应期长的特征。

【原理】心肌每发生一次兴奋,其兴奋性会发生一系列的周期性改变。心肌兴奋后兴奋性变化的特点是有效不应期特别长,相当于机械收缩的整个收缩期和舒张早期。在此期中,任何强大的刺激均不能使之产生动作电位;在有效不应期之后,下一次窦房结的兴奋到达之前,受到一次"额外"的刺激,或窦房结以外传来异常兴奋,就可引起一次提前出现的兴奋和收缩,称为期前兴奋和期前收缩。期前兴奋也有自己的有效不应期,如果正常窦房结的节律性兴奋正好落在心室期前兴奋的有效不应期内,便不能引起心室的兴奋和收缩,出现一次兴奋"脱失",需待下一次正常节律性兴奋到达时,才能恢复正常的节律性收缩。因此,在期前收缩之后就会出现一个较长的心室舒张期,称为代偿间歇。

【用品】生物信号记录系统、张力换能器、蛙类手术器械、蛙板、刺激电极、铁支架、双凹夹、蛙心夹、丝线、滴管、任氏液。

【对象】蟾蜍。

【准备】

(1)用探针破坏蟾蜍的脑和脊髓,仰卧固定于蛙板,打开胸腔,暴露心脏。

(2)在心舒期用连线的蛙心夹夹住心尖约1mm,丝线另一端接张力换能器,张力换能器输入端接生物信号记录系统。

(3)将刺激电极固定,使其两极与心室相接触但不妨碍心肌收缩。

【步骤】

(1)观察正常心搏曲线。

(2)分别在心室收缩期和舒张期的早、中、晚期给予刺激,观察心搏曲线变化。

【注意事项】

(1)破坏蟾蜍的脑和脊髓要完全。

(2)经常滴加任氏液,保持心脏湿润。

实验八　人体心音听诊

【目的】了解听诊器的主要结构;学习心音听诊方法和部位;初步掌握第一和第二心音的特点;了解各心瓣膜听诊区。

【原理】心音是心动周期过程中心肌收缩和心瓣膜开闭引起震动所产生的声音。用听诊器在心前区的胸壁上可听见两个心音,即第一心音和第二心音。

【对象】人。

【步骤】

1. 确定听诊部位　受检查者面向亮处端坐于检查者前面,解开上衣。检查者肉眼观察或用手触诊受检查心尖搏动位置,弄清心脏各听诊区(实验表5)。

实验表 5　心脏各瓣膜听诊区

心瓣膜	听诊区位置
二尖瓣	左第五肋间锁骨中线稍内侧
三尖瓣	胸骨右缘第四肋间或胸骨剑突下
主动脉瓣	胸骨右缘第二肋间
肺动脉瓣	胸骨左缘第二肋间

2. 听心音　检查者戴好听诊器，以右手的拇指和中指轻持听诊器头（胸件），所示听诊顺序。通常是二尖瓣区→三尖瓣区→主动脉瓣区→肺动脉瓣区。注意区分第一心音与第二心音以及不同听诊区两心音的声音强度。

【注意事项】听诊器耳端的弯曲方向应与外耳道一致。听诊时，听诊器胸件不能在体壁滑动，橡皮管不可交叉扭转，以免摩擦干扰。如呼吸音影响心音时，可令受检者摒气。

实验九　人体心电图的描记

【目的】初步学习人体心电图描记方法，辨认正常心电图波形，一般了解心电图波形的测量方法。

【原理】心肌在发生兴奋时，首先出现一系列的电位变化，这些电位变化通过心脏周围的组织和体液传导到全身，在体表按一定的引导方法，把这些电位变化记录下来，所得到的图形称为心电图。

【用品】心电图机、导电膏、分规。

【对象】人。

【步骤】

（1）接好心电图机的电源线、地线和导联线。预热 3～5min。

（2）受试者仰卧，全身肌肉放松，在安置电极的手腕、足踝和胸前皮肤涂少许导电膏，安放好引导电极，导联线连接方法是红色－右手，黄色－左手，绿色－左足，黑色－右足（接地），白色－胸壁。

心前导联的电极安放位置是：

V_1　在胸骨右缘第四肋间。

V_2　在胸骨左缘第四肋间。

V_3　在 V_2 与 V_4 连线的中点。

V_4　在左锁骨中线与第五肋间相交处。

V_5　在左腋前线与 V_4 水平交点。

V_6　在左腋中线与 V_4 水平交点。

（3）调整心电图机放大倍数，使 1mV 标准电压推动描笔向上移 10mm，然后依次记录 Ⅰ、Ⅱ、Ⅲ、aVR、aVL、aVF、V_1、V_2、V_3、V_4、V_5、V_6 导联的心电图。记录完毕后，松解电极，将各控制旋钮转回原处，取下心电图纸，进行分析。

（4）心电图分析

①辨认波形　在心电图上辨认出 P 波、QRS 波群、T 波、P-R 间期和 Q-T 间期。

②测量波幅和时间当 1mV 标准电压使基线上移 10mm 时，纵坐标每一小格（1mm）代表 0.1mV。测量波幅时，凡向上的波形，其波幅应从基线的上缘测量至波锋的顶点；凡向下的波形，其波幅应从基线的下缘测量至波谷底。心电图的走纸速度一般分为 25mm/s 和 50mm/s 两种。常用的是 25mm/s，这时心电图纸上横坐标的每一小格（1mm）代表 0.04s。

③测定心率　测量相邻的两个心动周期中的 P 波或 R 波的间隔时间，按下列公式进行计算，心率 =60/R-R 间期（次/min），求出心率。如心动周期之间的时间间距显著不等时，可取五个心动周期的 R-R 间期的平均值，再代入公式，心电图中最大的 R-R 间期与最小的 R-R 间期相差大于 0.12s 以上，称为心律不齐。

【注意事项】

（1）连接线路时，切勿将电源线、导联线和地线接错位置。

（2）在变换导联时，必须将输入开关关上，再转动导联选择旋钮。

实验十　人体动脉血压的测定

【目的】学习间接测定动脉血压的方法及原理，并测定人体肱动脉的收缩压与舒张压。

【原理】血液在血管内流动，对单位面积血管壁的侧压力称为血压。测量部位通常为上臂肱动脉。通常血液在血管内流动时并没有声音，如果血流经过狭窄处形成涡流，即可发出声音。当用橡皮气球将空气打入缠缚于上臂的袖带内使其压力超过收缩压时，即完全阻断了肱动脉内的血流，此时听不到任何声音，也触不到桡动脉的脉搏。如徐徐放气减低袖带内压，当其压力低于肱动脉的收缩压而高于舒张压时，血流将断续地流过受压的血管，形成涡流而发出声音，此时听到的声音即为收缩压。然后继续放气，当外加压力等于舒张压时，则血管内血流便由断续变成连续，声音突然由强变弱或消失。此时听到的声音相当于舒张压。

【器材】听诊器、血压计。

【对象】人。

【步骤】

（1）让受试者脱去一臂衣袖，静坐桌旁 5min 以上。

（2）松开血压计的橡皮球气阀的螺丝帽，驱出袖带内的残留气体后将螺丝帽旋紧。

（3）让受试者前臂平放于桌上，手掌向上，使前臂与心脏位置等高，将袖带缠在该上臂，袖带下缘至少位于肘关节上 23cm，松紧以能放进二至三指为宜。

（4）将听诊器两耳件塞入外耳道，务必使耳件的弯曲方向与耳道一致。

（5）在肘窝内侧先触及肱动脉脉搏所在，将听诊器胸件放于上面。

【观察项目】

1. 测量收缩压　用橡皮球将空气打入橡皮袖带内，使血压表上水银柱逐渐上升到听诊器内听不到脉搏声音时，继续打气使水银柱再上升 160mmHg 左右，随即松开气球螺丝帽，徐徐放气，减少袖带内压力，在水银柱缓缓下降的同时仔细听诊，在开始听到"嘣"样的动脉音时，此时血压表上所示水银柱刻度代表收缩压。

2. 测量舒张压 继续缓慢放气，这时声音有一系列的变化，先由弱而强，而后由强突然变弱，最后则完全消失。在声音由强突然变弱这一瞬间，血压表上所示水银柱刻度即代表舒张压。

3. 血压记录法 血压的记录方法常以收缩压/舒张压 mmHg 表示。

【注意事项】

（1）室内必须保持安静，以利听诊。

（2）测血压前嘱受试者至少休息 5~10min。因体力劳动及精神紧张均可影响血压。

（3）上臂位置应与右心房同高，听诊器放在肱动脉搏动位置上面时不能压得太重，更不能压在袖带底下进行测量，还必须注意听诊器胸件不能接触太松以致听不到声音。

（4）发现血压超出正常范围时，应让受试者休息 10min 后重测。在受试者休息期间，可将袖带解下。

实验十一　哺乳动物心血管活动的调节

【目的】学习家兔动脉血压的直接描记法，观察心血管活动的神经、体液性调节。

【原理】机体对心血管活动的神经调节是通过各种神经反射实现的。其中最重要的反射是颈动脉窦和主动脉弓压力感受器反射。改变压力感受器的活动或刺激反射弧的传入、传出神经均会引起心血管活动的改变，进而导致动脉血压的变化。心血管活动还受体液因素的调节，其中最为主要的是肾上腺素和去甲肾上腺素。它们对心血管的作用既有共性，又有特殊性。通过静脉注射，改变血液中肾上腺素、去甲肾上腺素的浓度，也会改变心血管活动，从而使血压发生变化。

【用品】生物信号记录系统、压力换能器、兔手术台、哺乳类动物手术器械、动脉插管、动脉夹、保护电极、注射器、丝线、棉绳、20% 氨基甲酸乙酯、肝素、1:10 000去甲肾上腺素、1:10 000乙酰胆碱。

【对象】家兔。

【准备】

1. 动物麻醉与固定 用20% 氨基甲酸乙酯按每公斤体重 5ml 的剂量从耳缘静脉缓慢注入。麻醉后将动物仰卧位固定于手术台上，剪去颈部手术野的毛并湿润局部。

2. 颈部手术 沿颈部正中线切开皮肤 5~7cm，用止血钳钝性分离出气管，做到"T"形切口，插入气管插管，结扎固定。拉开气管两旁的肌肉，暴露并分离出左右两侧的血管神经，细心辨认并分离出减压神经（最细）、颈交感神经、迷走神经（最粗）和颈总动脉（实验图6），在其下方分别穿上不同颜色的湿丝线以便区分。

3. 插动脉插管 在左侧的颈总动脉下穿二条丝线，用一条丝线结扎其远心端，近心端夹一动脉夹。用眼科剪刀在紧靠远心端结扎处做一斜形切口（切勿将动脉剪断）。将连于压力换能器并充满肝素的动脉插管向心脏方向插入血管，用另一丝线扎紧插入

血管的插管部分，并用余线在插管的突起
上固定。仔细检查压力换能器与动脉插管
连接处，确保无漏液，小心松开动脉夹，
即可见少量血液冲入动脉插管，并随心搏
而波动。

【步骤】

1. 描记正常血压曲线　辨认一级波
（心搏波）和二级波（呼吸波），观察有无
三级波。

2. 夹闭颈总动脉　将未插管侧的颈总
动脉轻轻提起并用动脉夹夹闭 5～10s，观
察血压和心搏的变化。

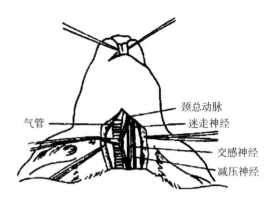

实验图 6　兔颈前部血管、神经比邻关系

3. 刺激减压神经　将减压神经置刺激电极上，启动连续刺激，观察血压和心搏的
变化。

4. 刺激迷走神经外周端　靠近头端结扎迷走神经，并在结扎点的上方剪断迷走神
经，提起迷走神经外周端置于刺激电极上，启动刺激，观察血压和心搏的变化。

5. 注射去甲肾上腺素　由耳缘静脉注入 1∶10 000 去甲肾上腺素 0.3ml，观察血压
和心搏的变化。

6. 注射乙酰胆碱　由耳缘静脉注射 1∶10 000 乙酰胆碱 0.2～0.3ml，观察血压和
心搏的变化。

实验十二　肺容量测定

【目的】学习肺量计的使用及肺容量的测定方法，要求每位同学都测出自己的肺活
量值。

【原理】肺的主要功能是进行气体交换，而肺通气可稳定肺泡的成分，保证气体交
换和机体新陈代谢的正常进行。利用肺量计可测定进出肺的气量便可知肺容量。

【对象】人。

【用品】改良肺量计（或肺功能机）、75% 乙醇棉球、钠石灰等。

【步骤】受试者闭目静坐（或立），消毒橡皮接口并口衔，然后用鼻夹夹鼻，练习
用口呼吸 2～3min 后，进行下列各项测定。

1. 潮气量　开动慢鼓，记录平静呼吸约 30s。各次吸气或呼气量的平均值，即为潮
气量。

2. 补吸气量　受试者在一次平静吸气之末，再继续吸气直至不能再吸气为止所吸
入的气量。

3. 补呼气量　受试者在一次平静呼气之末，再继续呼气直至不能再呼气为止所呼
出的气量。

4. 肺活量　受试者尽力做最大吸气后，随即从容缓慢地做最大呼气所呼出的气量，即为肺活量。如此连测 3 次，取其中最大值为标准。

【注意事项】

（1）每进行一次测定项目前，都须将指针调整到"0"位。

（2）排气时，应先打开浮筒顶端活塞，下压浮筒速度不宜快，以免水从筒内外溢。

（3）测量时，勿使皮管扭转，保证气流通畅。如发现皮管内有水泡声，应排除管内水后重测。

实验十三　胸膜腔负压的观察

【目的】通过直接观察动物胸内压及其随呼吸运动变化的规律，以加深理解胸膜腔负压的形成及其作用，并认识气胸的危害性。

【原理】胸膜腔是一个密闭的腔隙，其压力低于大气压，称为胸膜腔负压。肺回缩力是形成胸膜腔负压的主要因素，而胸膜腔负压是维持正常呼吸的必要条件，通过水检压计可测量胸膜腔负压。

【对象】家兔。

【用品】兔手术台、哺乳动物手术器械、粗圆嘴针头、水检压计、橡皮管、30ml 注射器、20% 氨基甲酸乙酯溶液、纱布、线等。

【步骤】

（1）麻醉并固定动物，用 20% 氨基甲酸乙酯溶液按 5ml/kg 量从兔耳缘静脉注入进行麻醉，然后固定在兔手术台上。

（2）将穿刺针通过橡皮管与水检压计相连。检压计内液面应与刻度上的"0"一致，并调整检压计的"0"刻度与胸膜腔的被测部位在同一水平。

（3）手术　将兔右胸部腋前线第 4～6 肋间区的毛剪去，然后切开皮肤 2～3cm，暴露肋间肌备用。并在上腹部沿腹白线切开 2～3cm，以备通过膈肌观察肺的张缩情况。

【观察项目】

（1）将粗圆嘴针头沿右侧胸部腋前线第 4～5 肋间隙肋骨上缘垂直刺入胸膜腔内，即可见水检压计内水柱向胸膜腔一侧升高，并随呼吸运动而明显波动，然后用胶布固定于胸壁。

（2）观察胸膜腔内负压的数值及随呼吸变化的情况，比较在吸气与呼气时的变化。

（3）用粗圆嘴针头垂直刺入右侧胸膜腔，使胸膜腔与大气相通，造成气胸，然后观察胸膜腔内压的变化，并通过上腹部切口，透过膈肌观察肺组织是否萎缩。

【结果分析】

（1）将实验结果做以下记录：

正常时胸膜腔内压（mmH_2O），吸气时_____，呼气时_____；

气胸时胸膜腔内压（mmH_2O），吸气时_____，呼气时_____。

（2）为什么胸膜腔内压低于大气压，而且吸气比呼气大？

（3）胸膜腔负压有何意义？

（4）气胸时可出现哪些病理情况？为什么？

【注意事项】

（1）穿刺针头与橡皮管和水检压计的连接必须严密，切不可漏气。

（2）穿刺针头刺入不能太深，以免刺破肺组织和血管，造成气胸和出血过多。

实验十四　呼吸运动的调节

【目的】观察并分析 CO_2 过多、缺 O_2、H^+ 浓度增加、切断迷走神经等刺激对呼吸运动的影响，学会对动物呼吸运动的描记方法。

【原理】呼吸运动有节律的进行并能适应机体代谢的需要，主要是通过神经和体液调节的结果。CO_2 和 O_2 等化学因素的改变，可导致呼吸运动的变化。呼吸频率和深度是观察呼吸变化的指标，故可通过呼吸频率和深度的变化来了解神经和体液因素对呼吸运动的影响。

【对象】家兔。

【用品】电脑一台（带生理实验分析软件），刺激器、张力换能器、兔手术台、哺乳动物手术器械、气管插管、2～5ml 注射器各 1 支、钠石灰气囊、大试管 1 支、橡皮管、20% 氨基甲酸乙酯、3% 乳酸溶液等。

【步骤】

（1）20% 氨基甲酸乙酯溶液，按 5ml/kg 量从兔耳缘静脉注入进行麻醉，然后固定在兔手术台上。

（2）剪去颈部毛，沿劲中线纵行切开皮肤 5～7cm，分离各层组织暴露气管，并穿线备用；再于颈动脉旁分离出两侧的迷走神经，并穿线备用；再在喉下方的气管上做一倒 "T" 形切口，插入气管插管，用预留好的线固定。

（3）利用橡皮管将张力换能器与气管插管相连，另一端与电脑的信号输入口相连，刺激器与刺激输出口相连。

【观察项目】

1. 增加吸入气中 CO_2　将气管插管开口侧插入大玻璃试管内，试管内的 CO_2 浓度可随着兔呼出气增加而逐渐升高，同时兔吸入的 CO_2 也逐渐增多，观察呼吸有何变化。

2. 造成缺 O_2　将气管插管开口侧通过一钠石灰瓶与盛有一定容量的气囊相连，使呼出的 CO_2 被钠石灰吸收。随着呼吸的进行，气囊内的 O_2 便越来越少，观察呼吸运动的变化。

3. 增大无效腔　将气管插管开口侧连接一长约 50cm 的橡皮管，使无效腔增大，观察对呼吸运动的影响。

4. 增加血液中 H^+ 浓度　由耳缘静脉注射 3% 乳酸溶液 2ml，观察呼吸运动的变化。

5. 剪断迷走神经　先剪断一侧，观察呼吸频率和深度变化；再剪断另一侧，观察呼吸频率和深度有何变化。

6. 刺激迷走神经中枢端 用刺激器刺激迷走神经中枢端15s，观察刺激期间呼吸频率和深度有何变化。

【结果分析】

观察结果分析请填入实验表6。

实验表6 呼吸运动的调节

观察项目	实验结果	分析
吸入气 CO_2 浓度增加	呼吸加深加快	
造成缺 O_2	呼吸加深加快	
增大无效腔	呼吸加深加快	
增加血液中 H^+ 浓度	呼吸加深加快	
剪断一侧迷走神经	呼吸不变	
剪断两侧迷走神经	呼吸深而慢吸气延长	
电刺激迷走神经中枢端	呼吸浅而快	

【注意事项】

（1）每项观察项目前后须有正常呼吸曲线作为对照。

（2）气管插管时需注意止血，保持呼吸道畅通。

（3）耳缘静脉注射乳酸溶液时勿漏出血管外。

实验十五　胃肠运动观察

【目的】观察正常情况下胃和小肠的运动形式及神经、体液因素对胃肠运动的影响。

【原理】消化道平滑肌具有一定的紧张性和节律性运动，神经和体液因素可使其运动发生变化。

【对象】家兔。

【用品】兔手术台、哺乳类动物手术器械、电刺激器、保护电极、注射器、20%氨基甲酸乙酯溶液、1∶1000乙酰胆碱、1∶1000去甲肾上腺素、阿托品注射液、生理盐水等。

【准备】

1. 动物麻醉固定 用20%氨基甲酸乙酯溶液耳缘静脉注射（5ml/kg），麻醉后背位固定与手术台上。

2. 寻找神经 剪去腹中线部分毛，由剑突下沿腹正中线切开皮肤，沿腹白线打开腹腔，在膈下食管末端及左侧肾上腺上方腹后壁处，分别找出迷走神经前支和左侧内脏大神经分离后穿线备用（也可在颈部找出一侧迷走神经）。

【观察项目】

（1）观察正常情况下的胃肠运动形式，注意其紧张度。

（2）刺激迷走神经　用中等逐渐加强电刺激膈下迷走神经（或结扎剪断颈部迷走神经，刺激其离中端），观察胃肠运动有何变化。

（3）刺激内脏神经　用中等逐渐加强电刺激左侧内脏大神经，观察胃肠运动变化。

（4）滴肾上腺素　将 1:10 000 肾上腺素液滴 5～10 滴于胃和肠壁上，观察胃肠运动有何变化。

（5）滴乙酰胆碱　将 1:10 000 乙酰胆碱溶液滴 5～10 滴于胃和肠壁上，观察胃肠运动有何变化。

（6）静脉注射新斯的明　从耳缘静脉注射新斯的明注射液 0.25～0.3mg，观察胃肠运动有何变化。

（7）静脉注射阿托品　在注射新斯的明注射液后，胃肠运动发生变化，迅速从耳缘静脉注射阿托品注射液 0.5mg，观察胃肠运动有何变化。

【注意事项】

（1）麻醉用药不宜过量，要求浅麻醉，电刺激强度适中。

（2）随时用生理盐水湿润暴露的肠管，以防表面干燥及腹腔温度下降而影响胃肠运动。

实验十六　人体体温测定

【目的】掌握人体体温的测定方法，比较运动前后体温的变化，加深理解体温相对稳定的意义。

【原理】体温一般指人体深部的平均温度而言。通常测量体温的部位有口腔、腋窝和直肠，尤以测量口腔和腋窝温度最常用。人体温度有一定的生理变动，但变化范围不超过1℃。

【对象】人。

【用品】体温计、75% 酒精棉球、干棉球、有盖消毒盘（盛消毒温度计用）。

【步骤】

（1）口腔温度测量法　受试者静坐数分钟。检查者从消毒盘中取出已消毒的体温计，用手腕部力量将体温计中水银甩降至35℃以下，然后将体温计的水银端斜放于受试者的舌下，闭口含体温计3min，取出用干棉球擦干，读数。

（2）腋温测量法　受试者解开衣钮静坐，用纱布擦干腋下。检查者将体温计水银端放于受试者腋窝顶部，屈臂夹紧体温计，测量10min后，取出读数。

（3）每小组2人，相互用口腔温度测量法和腋下温度测量法测量安静时的体温各一次，读数后记录。然后去室外运动5min，立即回室内测量口腔和腋下温度各一次，读数后记录。比较同一人，同一部位运动前后体温有何变化。

【注意事项】

（1）测量口腔温度前，受试者勿喝热水或冷饮，以避免误差。

（2）每次用体温计前应检查水银柱是否在35℃以下。甩体温表时应小心，防止碰坏表头。

（3）不能用高温灭菌法消毒体温计。实验过程中可用75%乙醇棉球擦拭消毒。实验后（或实验前）用1%过氧乙酸溶液浸泡体温计30min，然后以冷开水冲洗干净后，用消毒纱布拭干放入有盖消毒盘内备用。

实验十七　影响尿生成的因素

【目的】通过尿量的观察，分析各种因素对尿生成的影响。

【原理】尿的生成过程包括肾小球的滤过与肾小管和集合管的重吸收与分泌。凡能影响上述过程的因素，均能影响尿的生成而改变尿量。

【对象】家兔

【用品】兔手术台、哺乳类动物手术器械、生理实验多用仪、常用记录装置、记滴装置、电磁标、保护电极、塑料输尿管导管或膀胱插管、试管、试管架、酒精灯、试管夹、小烧杯、班氏试剂、20%氨基甲酸乙酯溶液、20%葡萄糖溶液、1∶1000去甲肾上腺素、垂体后叶素、速尿（呋塞米）、等渗盐水、丝线、纱布等。

【准备】

1. 动物麻醉与固定　用20%氨基甲酸乙酯，按5ml/kg从耳缘静脉注射进行麻醉。然后仰卧固定于手术台上。

2. 引流尿液　可选用输尿管插管法或膀胱插管法。

（1）输尿管插管法　自耻骨联合上缘沿腹正中线做一长约5cm切口，切开腹壁，暴露膀胱，并将膀胱轻拉向下翻转，找到膀胱三角，仔细辨认输尿管，用线将输尿管近膀胱端结扎，在结扎之上部剪一斜口，把充满等渗盐水的细塑料管向肾脏方向插入输尿管内，用线结扎固定，导管另端开口连至记滴装置上，以便记滴。

（2）膀胱插管法　在耻骨联合上缘，沿腹正中线做一长约3cm的切口，切开腹壁，将膀胱轻移腹外。在膀胱顶部做一荷包缝合，在缝合中心剪一小口，插入膀胱插管，收紧缝线关闭切口。手术完毕后，用温盐水纱布覆盖切口，将膀胱插管通过塑料管与记滴装置相连，以便记滴。

【步骤】

（1）开动记录装置，描记一段正常血压曲线和尿液滴数。

（2）静脉注射37℃生理盐水20ml，观察与记录血压和尿量的变化。

（3）静脉注射20%葡萄糖液20ml，观察和记录血压及尿量的变化。（在注射前与注射效应后要收集尿液，分别做尿糖定性试验）

（4）刺激一侧迷走神经，使血压降低6.6kPa，（50mmHg）左右，维持30s，观察和记录血压和尿量的变化。

（5）静脉注射1∶10 000去甲肾上腺素0.5ml，观察和记录血压及尿量的变化。

（6）静脉注射垂体后叶素2U，观察和记录血压及尿量的变化。

（7）静脉注射呋塞米（5ml/kg），观察和记录尿量的变化。

（8）由颈动脉插管处（或股动脉插管处）放血，使血压下降并维持在6.6kPa左右，观察和记录尿量变化；然后，再迅速输入生理盐水，观察和记录血压及尿量的变化。

【注意事项】

（1）为保证动物有足够尿量，实验前一天给兔多吃新鲜蔬菜。

（2）手术过程中操作应轻巧、仔细，避免损伤血管过多，造成出血较多影响手术视野；避免由于刺激输尿管而引起痉挛或插入管壁夹层，造成无尿现象。

（3）采取输尿管插管法，以两侧同插为好，在插好后接上Y型管，经此管流出的尿液滴在记滴器上，便于尿液滴数观察和记录。取膀胱插管法，要对准输尿管出口，膀胱回纳腹腔时，注意不要扭曲。

（4）为注射方便，可将注射针头固定在耳缘上供多次使用。若多次进行静脉注射，应保护耳缘静脉，即静脉注入部位先从耳尖部开始，逐步移向耳根部。

（5）注射麻醉药，速度宜慢，以免造成动物死亡，注射生理盐水和高渗葡萄糖液的速度宜快，并注意勿将空气推入造成气栓。

（6）各项实验必须在血压及尿量恢复后才能继续进行。

实验十八 视力测定

【目的】学会视力测定的方法，了解视力测定的原理。

【原理】视力亦称视敏度，指眼分辨物体微细结构的能力。以能分辨空间两点的最小视角作为标准，视角为1分角时的视力为正常视力。视力表是根据这个原理制定的。目前我国使用的"标准对数视力表"为5m距离两用式，这种视力表对受试者视力可用小数记录（V），也可用5分记录（L）。两种推算的公式为：

$$V（受试者视力小数记录） = \frac{d（受试者辨认某字的最远距离）}{D（正常视力辨认该字的最远距离）}$$

$$L（受试者视力5分记录） = 5 - \log a'（视角）$$

对数视力表每行字两边的数字，即依上式推算而来。表示在5m远处能辨认该行字母的视力。例如，受试者在5m远处能辨认第11行字母时，该行字的每一笔画两边发出的光线在眼球恰好形成1分视角，受试者视力：$L = 5 - \log 1 = 5$；$V = 55 = 1.0$

【对象】人。

【用品】对数视力表、指示棒、遮眼板、米尺。

【步骤】

（1）将标准视力表悬挂于光线均匀而充足的墙上，且视力表的第11行字母应与受试者眼睛在同一高度。

（2）受试者坐或站立在视力表前5m处，用遮眼板遮住一眼，另一眼注视视力表。

（3）检查者站在视力表旁，用指示棒自上而下指示表上字母，令受试者说出该字母缺口的朝向，直至能辨认清楚最小一行字母为止。依照表旁所注的数字来确定其视力。

（4）视力表中最上一行字是正常眼睛在50m距离处能够辨认的。若受试者对最上一行字也不能清楚辨认，则令其向前移动，直至能辨认清楚最上一行字为止。测量受试者与视力表的距离，再按上述公式推算出视力。

（5）用同样方法测试另一眼的视力。

【注意事项】

（1）光源应从受试者的后方射来，避免测试过程中由侧方射入光线干扰测定。

（2）测试过程中应用遮光板遮住一侧眼，不宜用手遮眼。

实验十九　视野测定

【目的】学会测定视野方法，测出正常人的各色视野。

【原理】视野是指单眼固定不动，注视正前方一点时，该眼所能看到的空间范围。正常视野范围：颞侧大于鼻侧；下方大于上方；各种颜色视野不同，白色最大，绿色最小。通过视野测定可帮助了解视网膜、视神经和视觉传导通路的功能如何。

【对象】人。

【用品】视野计，视野图纸，遮眼板，白、黄、红、绿各色视标，铅笔。

【步骤】

（1）受试者背对光源，面对视野计坐好。另其下颌置托颌架上，眼眶下缘嵌在眶托上，调整托颌架高度，使被测眼与圆弧中心点（白点或小镜子）位于同一水平面上。

（2）将圆弧旋至水平位置。用遮眼板遮住一眼，令受试者眼固定注视圆弧的中心点，测定者持白色视标沿圆弧内面，由周边向中心缓慢移动。同时询问受试者是否能看到视标，一旦受试者说出看不到时，测试者再移行视标，以便找出看见视标的精确位置。然后根据圆弧刻度，在视野纸上找出相应的经纬度方位，用铅笔表出。

（3）将圆弧架旋转45°角，依次重复上述测定方法，共测定4次，以8个方向（0°~180°）、（90°~270°）、（45°~225°）和（135°~315°）。在视野图纸上分别找出8个点，用铅笔分别连接起来，即为所求的视野范围。

（4）换各有色（黄、红、绿）视标，按上述方法测出各色视野。

（5）用同样方法，测出另一眼的视野。

【注意事项】

（1）受试者的眼睛必须始终注视中心点。

（2）测定视野的时间不宜过长，以免眼睛过于疲劳而影响实验结果。

实验二十　色盲检查

【目的】学会色盲检查的方法。

【原理】色盲可分全色盲和部分色盲两种，常见者为部分色盲。色觉是主观现象，色觉异常往往不易觉察，但可借色盲检查图检查出来。色盲检查图是根据各种类型的色盲患者，不能分辨某些颜色的色调，却能分辨其明亮度的特点，绘制成各种颜色的色调不同而明亮度相同，或各种颜色的色调相同而明亮度不同的色点，以色点组成数字或图形，使色盲者难以辨别，检查出色盲的类型。

【对象】人。

【步骤】

（1）在明亮、均匀的自然光线下，令受试者遮蔽一眼，先检查另一眼色觉。

（2）检查者向受试者逐页展示色盲检查图，令受试者在 5s 内读出图表上的数字或图形。如果读错、读不出来或发现正常人不能读出而受试者反能读出等情况，则可按色盲图中说明确定受试者属于哪类色盲。

（3）按上法再检查另一侧眼有无色盲。

【注意事项】检查最好选择在晴天，此外，检查过程中不得暗示。

实验二十一　瞳孔对光反射

【目的】学会瞳孔对光反射的检查方法，能进一步理解其生理意义。

【原理】瞳孔的主要功能是调节射入眼内的光量。当外界光线强时，瞳孔缩小，光线弱时，瞳孔开大。这种随光照强度的变化而反射性引起瞳孔的改变，称为瞳孔对光反射。通过对瞳孔对光反射，可了解包括中脑在内的反射弧是否正常。

【对象】人。

【用品】手电筒、遮眼板。

【步骤】

（1）在较暗处，让受试者背光静坐，观察其两眼瞳孔大小。然后用手电筒照射受试者一侧眼睛，观察该眼瞳孔是否缩小；停止照射，瞳孔是否开大。

（2）让受试者用遮眼板垂直放在鼻梁上，隔离照射眼球的光线。然后用手电筒照射受试者左眼，观察右眼瞳孔有何变化。30s 后，观察两侧瞳孔是否恢复原来大小。

【注意事项】受试者应注视远方，不可注视灯光，以免引起瞳孔调节，影响结果。

实验二十二　去大脑僵直

【目的】观察去大脑僵直现象，了解中枢神经系统对肌紧张的影响。

【原理】去大脑动物，由于切断了大脑皮质运动区和纹状体等部位与网状结构的功能联系，致使脑干网状结构抑制区活动减弱，而易化区活动加强。所以，去大脑动物出现四肢伸直、头尾昂起、脊柱挺硬等角弓反张状态，称为去大脑僵直。

【对象】家兔。

【用品】哺乳类动物手术器械、颅骨钻、咬骨钳、骨蜡、纱布、20%氨基甲酸乙酯溶液等。

【步骤】

（1）用20%氨基甲酸乙酯，按每公斤体重1g耳缘静脉注射进行麻醉并俯卧于手术台上。

（2）将动物头略抬高，沿颅顶正中线切开头皮，用手术刀柄剥离两侧肌肉和骨膜。暴露颅骨后，用骨钻在一侧钻一圆孔，再用咬骨钳逐渐扩大开口，应及时用骨蜡止血。用带齿小镊子夹起硬脑膜，剪开硬脑膜，暴露两侧大脑半球，用刀柄在大脑半球后缘轻轻将其翻开，暴露四叠体。取头部水平位，用手术刀背于上、下叠体（上、下丘）之间切断。

（3）给动物松绑，侧卧于手术台上，观察动物的姿势和全身肌紧张情况，是否出现僵直现象。

【注意事项】

（1）动物不宜麻醉太深，否则不易出现去大脑僵直甚至会导致死亡。

（2）开颅时，勿伤及矢状窦与横窦，以防大出血。

（3）脑干切断水平勿偏高或偏低。如偏高不会出现去大脑僵直现象，若偏低会伤及延髓呼吸中枢，导致呼吸停止而死。

课时分配

单元	学时		
	理论	实践	合计
1. 绪论	4	2	6
2. 细胞的基本功能	4		4
3. 血液	6	2	8
4. 血液循环	12	4	16
5. 呼吸	6	2	8
6. 消化与吸收	6	2	8
7. 能量代谢与体温	4		4
8. 排泄	8	2	10
9. 感觉器官的功能	4		4
10. 神经系统的功能	10	2	12
11. 内分泌	6		6
12. 生殖	2		2
13. 老年生理	2		2
合计	74	16	90

参考文献

［1］姚泰．生理学［M］．北京：人民卫生出版社，2005.

［2］姚泰．生理学［M］.6 版．北京：人民卫生出版社，2003.

［3］刘玲爱．生理学［M］．北京：人民卫生出版社，2003.

［4］彭波．生理学［M］．北京：人民卫生出版社，2005.

［5］郭争鸣．生理学［M］．北京：人民卫生出版社，2010.

［6］田仁．生理学［M］．西安：第四军医大学出版社，2011.

［7］刘奇，刘雪萍．抗衰老学［M］．北京：军事医学科学出版社，2006.

［8］叶传茂．诊断学基础［M］．上海：上海科学技术出版社，1995.

［9］岳利民．生理学［M］．北京：科学出版社，2002.

［10］顾洛．阎长栋．医用生理学［M］．北京：科学出版社，2002.

［11］盖一峰．人体解剖生理学［M］．济南：山东科学技术出版社，2005.

［12］倪江．生理学［M］．北京：中国协和医科大学出版社，2004.

［13］张光明．生理学［M］．北京：中国中医药出版社，2003.

［14］牛欣．生理学［M］．北京：湖南科学技术出版社，2007.

［15］丁报春．生理学［M］．北京：北京大学出版社，2006.

［16］韩昌洪．生物化学［M］．北京：人民卫生出版社，2005.

［17］朱大年．生理学［M］．北京：人民卫生出版社，2008.

［18］樊小力．生理学［M］．北京：人民卫生出版社，2002.

［19］胡还忠．医学机能学实验教程［M］．北京：科学出版社，2003.

［20］白波，高明灿．生理学［M］.6 版．北京：人民卫生出版社，2009.